BROMATOLOGIA

Revisão técnica:
Ana Amélia Machado Duarte
Graduada em Nutrição
Especialista em Nutrição e Dietética
Mestre e Doutora em Ciências da Saúde

Sandra Maria Pazzini Muttoni
Nutricionista e Professora
Especialista em Nutrição Clínica e Dietética
Especialista em Terapia Nutricional Parenteral e Enteral
Mestre em Medicina — Ciências Pneumológicas

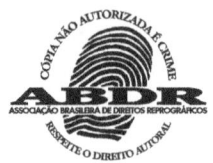

N594b Nichelle, Pryscila Gharib.
Bromatologia / Pryscila Gharib Nichelle e Fernanda Robert de Mello ; revisão técnica: Ana Amélia Machado Duarte e Sandra Maria Pazzini Muttoni. – Porto Alegre : SAGAH, 2023.

ISBN 978-65-5690-366-8

1. Nutrição – Bromatologia. I. Mello, Fernanda Robert de. II. Título.

CDU 613.2

Catalogação na publicação: Mônica Ballejo Canto – CRB 10/1023

BROMATOLOGIA

Pryscila Gharib Nichelle
Graduada em Nutrição
Mestre em Alimentação e Nutrição

Fernanda Robert de Mello
Graduada em Engenharia de Alimentos
Especialista em Desenvolvimento de Produto
para a Indústria Alimentícia
Mestre em Ciências dos Alimentos
Doutora em Tecnologia de Alimentos

Porto Alegre,
2023

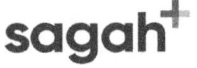

© Grupo A Educação S.A., 2023

Gerente editorial: *Arysinha Affonso*

Colaboraram nesta edição:
Editora responsável: *Dieimi Deitos*
Assistente editorial: *Yasmin Lima dos Santos*
Preparação de originais: *Lara Sant' Ana Pio de Almeida*
Capa: *Paola Manica | Brand&Book*
Editoração: *Ledur Serviços Editoriais Ltda.*

> **Importante**
>
> Os *links* para *sites* da *web* fornecidos neste livro foram todos testados, e seu funcionamento foi comprovado no momento da publicação do material. No entanto, a rede é extremamente dinâmica; suas páginas estão constantemente mudando de local e conteúdo. Assim, os editores declaram não ter qualquer responsabilidade sobre qualidade, precisão ou integralidade das informações referidas em tais *links*.

Reservados todos os direitos de publicação ao GRUPO A EDUCAÇÃO S.A.
(Sagah é um selo editorial do GRUPO A EDUCAÇÃO S.A.)

Rua Ernesto Alves, 150 – Floresta
90220-190 Porto Alegre RS
Fone: (51) 3027-7000

SAC 0800 703-3444 – www.grupoa.com.br

É proibida a duplicação ou reprodução deste volume, no todo ou em parte, sob quaisquer formas ou por quaisquer meios (eletrônico, mecânico, gravação, fotocópia, distribuição na Web e outros), sem permissão expressa da Editora.

APRESENTAÇÃO

A recente evolução das tecnologias digitais e a consolidação da internet modificaram tanto as relações na sociedade quanto as noções de espaço e tempo. Se antes levávamos dias ou até semanas para saber de acontecimentos e eventos distantes, hoje temos a informação de maneira quase instantânea. Essa realidade possibilita a ampliação do conhecimento. No entanto, é necessário pensar cada vez mais em formas de aproximar os estudantes de conteúdos relevantes e de qualidade. Assim, para atender às necessidades tanto dos alunos de graduação quanto das instituições de ensino, desenvolvemos livros que buscam essa aproximação por meio de uma linguagem dialógica e de uma abordagem didática e funcional, e que apresentam os principais conceitos dos temas propostos em cada capítulo de maneira simples e concisa.

Nestes livros, foram desenvolvidas seções de discussão para reflexão, de maneira a complementar o aprendizado do aluno, além de exemplos e dicas que facilitam o entendimento sobre o tema a ser estudado.

Ao iniciar um capítulo, você, leitor, será apresentado aos objetivos de aprendizagem e às habilidades a serem desenvolvidas no capítulo, seguidos da introdução e dos conceitos básicos para que você possa dar continuidade à leitura.

Ao longo do livro, você vai encontrar hipertextos que lhe auxiliarão no processo de compreensão do tema. Esses hipertextos estão classificados como:

Saiba mais

Traz dicas e informações extras sobre o assunto tratado na seção.

Fique atento

Alerta sobre alguma informação não explicitada no texto ou acrescenta dados sobre determinado assunto.

Exemplo

Mostra um exemplo sobre o tema estudado, para que você possa compreendê-lo de maneira mais eficaz.

Link

Indica, por meio de *links* e códigos QR*, informações complementares que você encontra na *web*.

https://sagah.maisaedu.com.br/

Todas essas facilidades vão contribuir para um ambiente de aprendizagem dinâmico e produtivo, conectando alunos e professores no processo do conhecimento.

Bons estudos!

---

* Atenção: para que seu celular leia os códigos, ele precisa estar equipado com câmera e com um aplicativo de leitura de códigos QR. Existem inúmeros aplicativos gratuitos para esse fim, disponíveis na Google Play, na App Store e em outras lojas de aplicativos. Certifique-se de que o seu celular atende a essas especificações antes de utilizar os códigos.

PREFÁCIO

A nutrição do organismo ocorre por diversos processos. Durante tais processos, os alimentos consumidos fornecem nutrientes que mantêm a homeostase corpórea. Sendo assim, é fundamental conhecer a composição dos alimentos para que se possa planejar adequadamente as refeições, para que elas ofereçam ao organismo os nutrientes necessários para a manutenção e/ou recuperação da saúde.

Neste contexto, o estudo da Bromatologia se torna fundamental na formação de Nutricionistas, pois os capacita para compreender a rotulagem de alimentos e, além disso, estudar quimicamente alimentos tanto *in natura* quanto processados e ultraprocessados, mostrando sua composição nutricional e seus benefícios ou malefícios à saúde. Estas informações trazem ao profissional o conhecimento necessário para orientar pacientes tanto na prevenção quanto no tratamento de doenças, colaborando, também, nas escolhas alimentares saudáveis.

O estudo bromatológico dos alimentos possibilita, ainda, evidenciar adulterações, contaminações e fraudes em produtos alimentícios, evidenciando a qualidade e a segurança (ou não) das indústrias alimentícias, questões estas que são muito atuais e de extrema importância para os consumidores.

SUMÁRIO

Introdução à bromatologia 13
Pryscila Gharib Nichelle
   Definições e princípios dentro da bromatologia 13
   Importância e aplicabilidade da bromatologia 15
   Estatística aplicada à bromatologia 18

Legislação bromatológica brasileira 23
Pryscila Gharib Nichelle
   Importância da legislação bromatológica brasileira 23
   Legislações bromatológicas brasileiras 27

Equipamentos básicos e técnicas básicas de laboratório
aplicadas à análise de alimentos 35
Pryscila Gharib Nichelle
   Equipamentos e instrumentos básicos utilizados em laboratório
     de análises de alimentos 36
   Normas de segurança de laboratórios de análise de alimentos 40
   Técnicas básicas em análises de alimentos 44

Métodos para análise de alimentos 49
Pryscila Gharib Nichelle
   Classificação de métodos de análises de alimentos 50
   Principais determinações físico-químicas e métodos de análise 53
   Escolha do método conforme a finalidade 56

Determinação da composição centesimal dos alimentos 61
Pryscila Gharib Nichelle
   Importância da composição centesimal para os consumidores 62
   Ensaios usados na análise centesimal 64
   Cálculo da composição centesimal 81

Amostragem e preparo para análise 89
Pryscila Gharib Nichelle
   Processo e preparo da amostragem 90
   Principais fontes de variabilidade na composição nutricional das amostras 92
   Limitações dos métodos de amostragem 93

Garantia de qualidade em laboratório de análises de alimentos 103
Pryscila Gharib Nichelle
- SGQ 104
- Fatores envolvidos na confiabilidade dos resultados 108
- PCCs de qualidade 111

Água: composição química e análise 115
Pryscila Gharib Nichelle
- Aspectos físico-químicos da água 116
- Métodos de análise da composição química da água 122
- Água mineral *versus* padrão de qualidade 127

Carboidratos: composição química e análise 133
Fernanda Robert de Mello
- Classificações químicas dos carboidratos e sua importância para a saúde 134
- Métodos de identificação e análise de carboidratos em alimentos 137
- Composição de carboidratos na rotulagem de alimentos 141

Proteínas: composição química e análise 147
Fernanda Robert de Mello
- Classificação química das proteínas 148
- Método de Kjeldahl para a análise de proteínas 153
- Relação das análises de proteínas com a rotulagem dos alimentos 155

Lipídios: composição química e análise 161
Fernanda Robert de Mello
- Propriedades e classificação dos lipídios 162
- Métodos de extração de lipídios 168
- Rotulagem nutricional dos lipídios em alimentos 171

Minerais: composição química e análise 179
Fernanda Robert de Mello
- Diferença química entre os microelementos 180
- Métodos químicos e espectrofotométricos de determinação de minerais 185
- Importância da identificação dos minerais nos alimentos 188

Vitaminas: composição química e análise 195
Fernanda Robert de Mello
- Grupos de vitaminas e sua composição química 196
- Métodos químicos e espectrofotométricos para determinação de vitaminas 200
- Importância da identificação das vitaminas nos alimentos 203

Fibras alimentares: classificação, propriedades e análise........ 209
Fernanda Robert de Mello
    Classificação e propriedades das fibras 210
    Métodos de análise da composição química das fibras 213
    Rotulagem das fibras em alimentos e sua relação com a saúde 215

Açúcares, mel e adoçante 223
Fernanda Robert de Mello
    Diferentes tipos de açúcares, mel e adoçantes..223
    Métodos de análise de açúcares, mel e adoçantes...230
    Analise da composição química de açúcares, mel e adoçantes....................236

Bebidas alcoólicas e não alcoólicas e sucos de frutas.................247
Fernanda Robert de Mello
    Classificação das bebidas alcoólicas e não alcoólicas e dos sucos de frutas.... 248
    Itens analisados em bebidas alcoólicas, não alcoólicas e suco de frutas...........254
    Métodos de análise da composição química de bebidas................................258

Introdução à bromatologia

Objetivos de aprendizagem

Ao final deste texto, você deve apresentar os seguintes aprendizados:

- Identificar os princípios da bromatologia.
- Estabelecer a importância e a aplicabilidade da bromatologia.
- Construir os processos básicos que envolvem as análises dos alimentos.

Introdução

A bromatologia consiste no estudo dos alimentos. Mais especificamente, é a ciência que estuda a composição química dos alimentos e as propriedades físicas, toxicológicas e contaminantes, bem como avalia o valor nutricional e calórico. Contudo, enfatiza os componentes centesimais, presentes em maior quantidade nos alimentos, ou seja, em concentração maior que 1%. Dessa forma, a bromatologia é um importante preditor de qualidade e segurança dos alimentos.

Neste capítulo, você vai estudar sobre os princípios e a importância da bromatologia, a diferença entre análise qualitativa e quantitativa e vai entender os processos de análise química dos alimentos, bem como a estatística aplicada à bromatologia.

Definições e princípios dentro da bromatologia

Bromatologia é a ciência que estuda a composição química dos alimentos e a palavra tem origem grega: *bromatos* (alimento) e *logia* (estudo) (SILVA; TASSI; PASCOAL, 2017).

Alimento é toda substância ou mistura de substâncias, no estado sólido, líquido ou pastoso, destinadas a fornecer energia e elementos naturais para a formação, o desenvolvimento e a manutenção do organismo. Os alimentos podem estar nos estados natural, semi-industrializado ou industrializado (SILVA; TASSI; PASCOAL, 2017).

Princípios

Além de identificar a composição físico-química dos alimentos e seus valores nutricionais, a bromatologia verifica se o alimento se encontra de acordo com as legislações e se há presença de componentes que prejudiquem a saúde, como adulterantes e aditivos prejudiciais. Isso viabiliza a tomada de decisão e complementação de ações da Vigilância Sanitária no intuito de resolver problemas de saúde pública (BOLZAN, 2013).

Com isso, existe atualmente uma conscientização geral atrelando a alimentação de uma população com a frequência de determinadas doenças. Estudos epidemiológicos mostram que existe uma correlação estatística entre os recursos nutricionais disponíveis em determinadas regiões e a frequência com que certas doenças se manifestam. O conhecimento dessas tendências permite prevenir, minimizar seus danos e reeducar o povo quanto à sua alimentação (SALINAS, 2002).

Outras faces da bromatologia dizem respeito à carga microbiológica e às respectivas características, por exemplo, realizar contagem de coliformes totais nos alimentos. Envolve também o estudo dos processos de produção dos alimentos (SILVA; TASSI; PASCOAL, 2017).

Dentre os compostos químicos avaliados dos alimentos estão a água, os carboidratos, as proteínas, os lipídios e os minerais. É também possível determinar componentes mais individuais: metais, especialmente metais pesados como chumbo e mercúrio, açúcares, como lactose, e aminoácidos específicos, como lisina (BOLZAN, 2013).

Para tanto, a escolha da metodologia analítica é de fato imprescindível para que os resultados das análises sejam fidedignos. Dessa forma, não basta apenas um laboratório com equipamentos de ponta, deve-se haver concordância entre o método e a análise desejada. Assim sendo, atualizações metodológicas envolvidas na análise de alimentos são requeridas para acompanhar o avanço tecnológico nessa área que vem crescendo significativamente, e é de especial importância que estejam disponíveis em laboratórios de saúde pública (SILVA; TASSI; PASCOAL, 2017).

Esses resultados são comumente utilizados pelas indústrias e outros órgãos de interesse, sendo que verificar a eficiência dos processos, garantir a qualidade e segurança dos alimentos e disponibilizar as informações nutricionais dos alimentos para a população são os objetivos (CECCHI, 2007).

Dentro do contexto do estudo dos alimentos, existem dois tipos de análise química: a **qualitativa** e a **quantitativa**. A primeira consiste em verificar a presença ou ausência de certo componente, não levando em consideração a concentração dele na amostra. Sendo assim, os possíveis resultados serão: positivo/negativo ou reagente/não reagente. Já na análise quantitativa, a concentração ou o teor do componente será determinado apresentando como resultado um valor numérico quantificado por uma unidade de volume, de massa ou de concentração (BOLZAN, 2013).

É importante mencionar que a bromatologia não envolve apenas uma área de ensino, isto é, engloba diversas áreas de conhecimento, como, química, botânica, bioquímica, biologia molecular, nutrição e zoologia. Portanto, é válido que aqueles que desejarem estudar sobre a temática tenham a base dessas ciências (BOLZAN, 2013).

Importância e aplicabilidade da bromatologia

Veja algumas especificações sobre a importância da bromatologia:

- conhecer a composição da matéria-prima e do produto acabado;
- segurança no consumo de alimentos;
- determinar o padrão de identidade e qualidade dos alimentos;
- controlar e garantir a qualidade da matéria-prima e do produto;
- desenvolver novos produtos e padrões de qualidade;
- conhecer os efeitos do processamento e da estocagem na qualidade do produto;
- estabelecer a composição nutricional nos rótulos;
- obter dados para o planejamento dietético;
- gerar banco de dados e validação de processo — criação de tabelas de composição de alimentos (SILVA; TASSI; PASCOAL, 2017).

Como podemos ver, a análise de alimentos atua em diversos segmentos dentro do controle de qualidade e todo o processo de fabricação e estocagem dos alimentos. Além dessas importâncias, a determinação de alguns componentes individuais de alimentos por grupos de pessoas pode ser de grande valia e estão descritos no Quadro 1 a seguir.

Quadro 1. Importância dos componentes dos alimentos

Componente do alimento	Importância
Açúcares	As pessoas acometidas pelo diabetes devem restringir a ingestão de açúcares.
Lipídios	Alguns grupos específicos da população (por exemplo, aqueles com elevada colesterolemia) devem restringir a ingestão de gorduras.
Metais pesados	Presentes como contaminantes nos alimentos, por serem extremamente tóxicos, devem ser evitados.
Lactose	Pessoas que sofrem de "intolerância à lactose" devem evitar a ingestão de alimentos que contenham lactose.
Fenilalanina	Pessoas que sofrem da doença genética chamada fenilcetonúria devem restringir seu consumo durante os primeiros anos de vida (a critério médico).
Lisina	É considerado um aminoácido essencial, que pode sofrer alterações químicas, por reações de escurecimento, tornando-se nutricionalmente indisponível.

Fonte: Adaptado de Bolzan (2013).

Assim sendo, o controle de doenças metabólicas hoje é possível graças aos recursos de que dispomos pelos avanços na bromatologia e na tecnologia de alimentos.

Já a aplicação de análises de alimentos abrange basicamente três grandes áreas: a indústria, as universidades e os institutos de pesquisa e os órgãos governamentais (SILVA; TASSI; PASCOAL, 2017).

Nas **indústrias** ocorre o controle rígido de qualidade, desde o recebimento da matéria-prima até a distribuição do produto final, sendo que este deve estar em conformidade antes mesmo de ser comercializado, visando também à vida de prateleira dos alimentos (CECCHI, 2007; SILVA; TASSI; PASCOAL, 2017).

Ademais, frequentemente é realizado investimento em pesquisas de novos produtos e/ou no aprimoramento de produtos pelas indústrias. Assim sendo, são necessárias novas análises acima nessas etapas (CECCHI, 2007; SILVA; TASSI; PASCOAL, 2017).

Os processos analíticos nas **universidades** e **institutos de pesquisa** envolvem pesquisas de novos produtos e de novas metodologias, prestação de serviços e controle de qualidade de produtos já existentes (CECCHI, 2007; SILVA; TASSI; PASCOAL, 2017).

Já nos **órgãos governamentais** a utilização se dá por fiscalização, registro e controle de qualidade na produção dos produtos alimentícios, bem como padronização de novos produtos (CECCHI, 2007; SILVA; TASSI; PASCOAL, 2017).

Classificação da análise de alimentos

A análise de alimentos pode ser classificada em três categorias:

1. **Controle de qualidade de rotina:** é utilizado para checar a matéria-prima e controlar o processamento e o produto acabado na indústria.
2. **Fiscalização:** é utilizada para verificar o cumprimento da legislação. São utilizados métodos analíticos precisos e exatos, preferencialmente oficiais. É realizada fiscalização, por exemplo, para verificar se alimentos que dizem ser *diet* ou *light* realmente o são, verificar adição de soda cáustica e água oxigenada no leite e verificar se o teor calórico dos alimentos condiz com o que está no rótulo.
3. **Pesquisa:** utilizada para desenvolver ou adaptar métodos analíticos de forma que sejam mais precisos, sensíveis, rápidos, simples e de baixo custo na determinação de certo componente do alimento (FELTES et al., 2016; BOLZAN, 2013).

De acordo com as fiscalizações, é possível identificar fraudes e adulterações nos produtos alimentícios. Outros exemplos que normalmente são identificados nas fiscalizações são: matéria-prima alterada ou impura; produtos coloridos ou aromatizados sem autorização prévia e não constando a informação no rótulo; data de fabricação alterada; conservação com substâncias proibidas; entre outros (SILVA; TASSI; PASCOAL, 2017).

Saiba mais

Por volta de 1820, já havia adulteração de alimentos, mas não como um fato relevante. As adulterações intencionais começaram a ficar frequentes e sérias perto de 1920. Nessa época, pressões regulatórias e métodos efetivos de detecção começaram a reduzir a frequência das adulterações e melhoraram a segurança dos alimentos até os nossos tempos.

Estatística aplicada à bromatologia

Na análise bromatológica quantitativa, é imprescindível que os resultados sejam expressos numericamente. Dessa forma, são necessários cálculos da média, desvio padrão e "n", útil para interpretação dos resultados finais (BOLZAN, 2013).

A média aritmética é a soma das determinações individuais do analito, o qual é a substância da amostra que será alvo da análise química, realizada na mesma amostra sob condições iguais, dividida pelo número de determinações. Esse cálculo resultará no valor numérico central dos resultados.

O desvio padrão é calculado também a partir dos valores das várias determinações individuais do analito, realizadas na mesma amostra sob as mesmas condições. Ele indicará a variabilidade (dispersão) dos resultados individuais em torno da média (aritmética) (SILVA; TASSI; PASCOAL, 2017; BOLZAN, 2013).

O "n" representa o número de determinações individuais do analito realizadas na mesma amostra sob as mesmas condições. Normalmente, é necessário grande número de repetições (determinações individuais) para obtenção de resultados confiáveis (SILVA; TASSI; PASCOAL, 2017; BOLZAN, 2013).

Exemplo

Na determinação de açúcares redutores em sacarose em uma amostra de uvas cristalizadas, obteve-se o seguinte resultado:
- Açúcares redutores em sacarose = 23,44 ± 2,11 g% (m/m) × n = 5.
- Assim, o teor de açúcares redutores em sacarose na referida amostra foi de 23,44% (média de cinco repetições) com desvio padrão (das cinco repetições) de 2,11 g% (BOLZAN, 2013).

Constituintes dos alimentos

O conjunto de propriedades apresentadas por um alimento condiz com a qualidade e a quantidade dos constituintes químicos presentes nele. Sabendo disso, de modo geral, esses constituintes químicos dos alimentos podem ser agrupados em duas categorias:

1. **Constituintes básicos ou nutritivos:** nestes se enquadram a água, os carboidratos, as gorduras, as proteínas, os minerais e as vitaminas.
2. **Constituintes secundários:** nestes se enquadram as enzimas, os ácidos orgânicos, os compostos voláteis, os pigmentos, as pectinas, as substâncias aromáticas, etc. (COSTA et al., 2015, CECCHI, 2007).

Essas substâncias são responsáveis pelas características nutritivas e/ou sensoriais dos alimentos, atuando de modo diverso (BOLZAN, 2013).

A análise de alimentos envolve o desenvolvimento dos métodos de identificação e técnicas adequadas com qualidade para uso no laboratório de controle, assegurando, assim, uniformidade do alimento processado e melhorias futuras de produtos (BOLZAN, 2013).

Sendo assim, existe uma tendência crescente de utilização de critérios subjetivos de sabor, aroma, textura, cor e outras qualidades. Desse modo, métodos de análise sensorial em alimentos estão aprimorando a introdução e o desenvolvimento de testes sensoriais estatísticos (avaliação de cerveja, vinho e café por métodos sensoriais). Contudo, alguns atributos dos alimentos, como cor e textura, podem ser medidos objetivamente, enquanto outros, como o aroma, não podem ser medidos por métodos químicos ou físicos, dependendo de métodos sensoriais (SALINAS, 2002; SILVA; TASSI; PASCOAL, 2017).

A composição química de componentes voláteis e não voláteis, os quais são responsáveis pelo aroma dos alimentos, ainda é pouco conhecida, no entanto, novos métodos de separação por cromatografia gasosa vêm sendo uma perspectiva futura de se conhecer a química dos constituintes flavorizantes de produtos lácteos, vegetais, frutas, carnes e peixes (CECCHI, 2007; SILVA; TASSI; PASCOAL, 2017).

Por outro lado, carboidratos, gorduras, óleos e proteínas são determinados por reações características de certos componentes comuns e, muitas vezes, a reação usada não tem um ponto final definido e é complicada por outras reações simultâneas e consecutivas (SOUZA et al., 2015; SILVA; TASSI; PASCOAL, 2017; CECCHI, 2007).

Ademais, existem métodos adicionais, bioquímicos, físicos, bacteriológicos e biológicos para interpretar os resultados de forma exata. Para isso, é necessário conhecer os processos envolvidos. Para determinados tipos de alimento, existem métodos desenvolvidos empiricamente e que são mais precisos ou reprodutíveis do que exatos ou corretos. A reprodutibilidade de métodos desenvolvidos empiricamente, adaptados sob certas condições, tem grande influência nos resultados (SOUZA et al., 2015; SILVA; TASSI; PASCOAL, 2017)

Adiante, o preparo de amostras para análise envolve a separação e a concentração do constituinte a ser determinado e a remoção dos elementos interferentes que são os maiores responsáveis pela limitação dos métodos. Há a necessidade de equipamentos de laboratório específicos para essas análises (BOLZAN, 2013).

Profissional analista

É importante que o analista avalie o que é geral e o que é particular para que procedimentos desnecessários sejam evitados. Ressalta-se que análises de alimentos necessitam de organização, entendimento, clareza e que haja gestão de qualidade do laboratório. Além disso, é importante a limpeza do laboratório, a atenção escrupulosa às técnicas e a precisão dos resultados (BOLZAN, 2013; SILVA; TASSI; PASCOAL, 2017).

É importante levar em conta a perecibilidade do produto analisado e sua suscetibilidade às transformações química, bem como às variações das propriedades física. Portanto, bons analistas devem ter características particulares, com temperamento calmo (BOLZAN, 2013).

Essas transformações mais acentuadas que ocorrem nos alimentos não processados, animais e vegetais se devem às rápidas alterações nas atividades enzimáticas presentes nos tecidos e à deterioração microbiana, o que acaba dificultando algumas vezes a acurácia da análise (COSTA et al., 2015).

A ocorrência de erros durante as análises químicas/bromatológicas é inerente ao processo analítico, ou seja, sempre ocorrerão erros durante a realização dos procedimentos, mesmo sob as mais adequadas condições de trabalho e treinamento, utilizando as técnicas mais robustas e os equipamentos mais modernos calibrados sob os mais criteriosos procedimentos (BOLZAN, 2013).

Dentro dessa perspectiva, resta ao analista a tarefa de minimizar ao máximo a ocorrência desses erros, para que eles não afetem significativamente os resultados finais da análise da amostra (BOLZA, 2013).

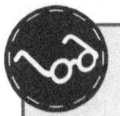

Referências

BOLZAN, R. C. *Bromatologia*. Frederico Westphalen, RS: UFSM, 2013. Disponível em: <http://estudio01.proj.ufsm.br/cadernos/cafw/tecnico_agroindustria/bromatologia>. Acesso em: 27 set. 2018.

CECCHI, H. M. *Fundamentos teóricos e práticos em análise de alimentos*. 2. ed. Campinas, SP: UNICAMP, 2007.

COSTA, W. D. et al. Análise físico-química, bromatológica e antibacteriana dos frutos de Tamarindus indica linn. *Cadernos de Cultura e Ciência*, ano 10, v. 14 n. 1, p. 86-95, set. 2015.

FELTES, M. M. C. et al. *Procedimentos operacionais padronizados de bromatologia de alimentos*. Blumenau, SC: Instituto Federal Catarinense, 2016.

SALINAS, R. D. *Alimentos e nutrição*: introdução a bromatologia. 3. ed. Porto Alegre: Artmed, 2002.

SILVA, C. O.; TASSI, E. M. M.; PASCOAL, G. B. *Ciência dos alimentos*: princípios de Bromatologia. São Paulo: Rúbio, 2017.

SOUZA, A. V. et al. Caracterização bromatológica de frutos e geleias de amora-preta. *Revista Brasileira de Fruticultura*, v. 37, n. 1, p. 13-19, mar. 2015.

Leitura recomendada

INSTITUTO ADOLFO LUTZ. *Métodos físico-químicos para análise de alimentos*. 4. ed. São Paulo: Instituto Adolfo Lutz, 2008.

Legislação bromatológica brasileira

Objetivos de aprendizagem

Ao final deste texto, você deve apresentar os seguintes aprendizados:

- Determinar a importância das legislações bromatológicas brasileiras.
- Identificar as principais legislações bromatológicas brasileiras.
- Estabelecer onde são aplicáveis as legislações bromatológicas brasileiras.

Introdução

Antigamente, a produção de alimentos era realizada de forma mais básica e natural, ou seja, havia pouco conhecimento do homem pela composição dos alimentos e ele mesmo produzia, colhia e consumia. Hoje em dia, com o aumento de indústrias alimentícias, a relação entre o consumidor e a produção dos alimentos se distanciou, fazendo com que o controle desses alimentos fosse mais dificultoso.

Contudo, a ciência dos alimentos proporcionou um conhecimento mais profundo sobre a composição dos alimentos, bem como suas propriedades físico-químicas e seu valor nutricional. De toda forma, o processo de produção de alimentos necessita estar de acordo com legislações para que o consumidor esteja assegurado.

Neste capítulo, você vai estudar sobre as principais legislações bromatológicas, bem como determinar a importância dessas legislações e as suas aplicabilidades dentro do aspecto bromatológico.

Importância da legislação bromatológica brasileira

A bromatologia estuda integralmente os alimentos e permite conhecer a sua composição qualitativa e quantitativa. Além disso, exprime o significado toxicológico de possíveis alterações e contaminações de forma a explicar como e por que ocorrem e como evitar, demonstrando qual tecnologia é a mais adequada para tratá-los (BOLZAN, 2013).

A bromatologia atua em diversos segmentos do controle de qualidade dos alimentos, desde o processamento ao armazenamento de alimentos processados. Pode-se relacionar, ainda, com a coleta, o transporte da matéria-prima e a venda do alimento natural ou industrializado, de modo a verificar se o alimento se enquadra nas especificações legais e detectar a presença de aditivos e edulcorantes prejudiciais à saúde (ARAÚJO, 2017).

Além disso, a legislação determina que a esterilização, as embalagens, os rótulos, os desenhos e os tipos de letras e tintas sejam adequados. Enfim, a legislação bromatológica permeia os diferentes aspectos que envolvem os alimentos e, dessa forma, garante a qualidade destes (BOLZAN, 2013).

Ainda que os avanços tecnológicos tenham proporcionado grande oferta de produtos alimentares, melhorando a conservação e diversificação de alimentos, corroboraram também para a contaminação e adulteração dos alimentos (CAVADA et al., 2012).

Portanto, a legislação bromatológica brasileira tem a função de estimular o uso de princípios nutricionais robustos na formulação de alimentos em benefício da saúde pública, permitir o uso de informações nutricionais suplementares, garantir que a rotulagem nutricional não descreva o produto de forma falsa ou enganosa e permitir que os consumidores tenham o direito de fazer escolhas conscientes (CAVADA et al., 2012).

Nesse sentido, com a legislação de alimentos no Brasil, principalmente nos últimos anos, e à luz dos novos conhecimentos científicos mundiais, torna-se inevitável a adequação de metodologia analítica para que os laboratórios possam cumprir as novas exigências legais.

Rotulagem de alimentos

Definições

É importante rever algumas definições para que possamos ir adiante:

- **Rotulagem:** é toda inscrição, legenda, imagem ou matéria descritiva ou gráfica, escrita, impressa, estampada, gravada, gravada em relevo ou litografada ou colada sobre a embalagem do alimento.
- **Embalagem:** é o recipiente, o pacote ou a embalagem destinada a garantir a conservação e facilitar o transporte e manuseio dos alimentos.

- **Embalagem primária ou envoltório primário:** é a embalagem que está em contato direto com os alimentos.
- **Embalagem secundária ou pacote:** é a embalagem destinada a conter a(s) embalagem(ns) primária(s).
- **Embalagem terciária ou embalagem:** é a embalagem destinada a conter uma ou várias embalagens secundárias.
- **Alimento embalado:** é todo alimento que está contido em uma embalagem pronta para ser oferecida ao consumidor.
- **Consumidor:** é toda pessoa física ou jurídica que adquire ou utiliza alimentos.
- **Ingrediente:** é toda substância, incluídos os aditivos alimentares, que se emprega na fabricação ou no preparo de alimentos e que está presente no produto final em sua forma original ou modificada.
- **Matéria-prima:** é toda substância que para ser utilizada como alimento necessita sofrer tratamento e/ou transformação de natureza física, química ou biológica.
- **Aditivo alimentar:** é qualquer ingrediente adicionado intencionalmente aos alimentos, sem propósito de nutrir, com o objetivo de modificar as características físicas, químicas, biológicas ou sensoriais, durante a fabricação, o processamento, a preparação, o tratamento, a embalagem, o acondicionamento, a armazenagem, o transporte ou a manipulação de um alimento. Isso, direta ou indiretamente, faz com que o próprio aditivo ou os seus produtos se tornem componentes do alimento. Essa definição não inclui os contaminantes ou as substâncias nutritivas que sejam incorporadas ao alimento para manter ou melhorar suas propriedades nutricionais.
- **Alimento:** é toda substância que se ingere no estado natural, semielaborada ou elaborada, destinada ao consumo humano, incluídas as bebidas e qualquer outra substância utilizada em sua elaboração, preparo ou tratamento, excluídos os cosméticos, o tabaco e as substâncias utilizadas unicamente como medicamentos.
- **Denominação de venda do alimento:** é o nome específico e não genérico que indica a verdadeira natureza e as características do alimento. Será fixado no regulamento técnico específico que estabelecer os padrões de identidade e qualidade inerentes ao produto.
- **Fracionamento de alimento:** é a operação pela qual o alimento é dividido e acondicionado, para atender a sua distribuição, comercialização e disponibilização ao consumidor (BRASIL, 2002).

Uma alimentação adequada e saudável é essencial para que um indivíduo estabeleça totalmente seu potencial de desenvolvimento e, dessa forma, obtenha saúde. Com as mudanças no padrão alimentar da população após a globalização, a subnutrição decresceu e aumentou o aparecimento de doenças crônicas não transmissíveis (DCNTs), que são doenças como obesidade, diabetes, hipertensão, etc. Esse acontecimento foi concomitante ao aumento de indústrias alimentícias no Brasil (CAVADA et al., 2012).

A industrialização, além de comprometer a qualidade nutricional dos alimentos, pode acentuar a ocorrência de doenças como obesidade, hipertensão arterial e diabetes. Assim sendo, os alimentos industrializados e também artesanais necessitam seguir uma série de conformidades legais para serem comercializados (ARAÚJO, 2017).

Dessa forma, a rotulagem nutricional é uma listagem padronizada dos principais nutrientes presentes no alimento. Tem como objetivo informar ao consumidor sobre as propriedades que o alimento contém e deve atender especificações quantitativas dos nutrientes e também informações adicionais. Tais informações da embalagem e rótulo são importantes para nortear os consumidores na hora da escolha (BRASIL, 2002).

Tal situação enfatiza a necessidade de ações e políticas públicas que possam fornecer ao consumidor informações mais precisas sobre a composição e a adequação nutricional dos produtos, como já é feita pela exigência da rotulagem nutricional obrigatória (BRASIL, 2003a). Sendo assim, os indivíduos são capazes de distinguir os produtos mais saudáveis dos menos saudáveis em termos de ingestão calórica, teor e tipo de gorduras e quantidade de sódio.

Normalmente, as informações nutricionais dos rótulos dos alimentos são as únicas fontes de informação que o consumidor tem na hora da compra. Por tal motivo, a capacidade de compreensão dessas informações é importante, além de ser essencial que as quantidades e os tipos de nutrientes sejam informados com veracidade (ARAÚJO, 2017).

A legislação é quem estabelece quais informações devem conter no rótulo, tendo em vista a segurança alimentar e nutricional, bem como a qualidade dos produtos. Assim, as análises bromatológicas dos componentes obrigatórios nos rótulos são de suma importância para a segurança dos alimentos, tornando-se indispensáveis e decisivas em certos momentos, quando há necessidade de equacionar e reduzir problemas de saúde pública, bem como redefinir ações e políticas de vigilância sanitária (FERREIRA; LANFER-MARQUEZ, 2007).

Legislações bromatológicas brasileiras

Tendo em vista a importância dos rótulos nutricionais como ferramenta orientativa para os consumidores nos quesitos de quantidade e qualidade, no ano de 1999, foi criada a Agência Nacional de Vigilância Sanitária (Anvisa), ligada ao Ministério da Saúde (MS). A partir desse marco, foi dado início à obrigatoriedade do uso de rotulagem nutricional em produtos alimentícios industrializados no Brasil (BRASIL, 2002).

Sendo assim, a Diretoria Colegiada da Anvisa criou, por meio de resoluções, regras que normatizam as rotulagens nutricionais e gerais no país. Portanto, a Resolução da Diretoria Colegiada (RDC) nº. 259/2002 e a RDC nº. 360/2003 são as principais legislações (BRASIL, 2002; BRASIL, 2003a).

A diferença entre rotulagem geral e rotulagem nutricional é que a rotulagem geral é toda a descrição destinada a informar o consumidor sobre características de produção, comercialização e embalagem, enquanto a rotulagem nutricional é toda a descrição destinada a informar o consumidor sobre as propriedades nutricionais dos alimentos (FERREIRA; LANFER-MARQUEZ, 2007).

A base para a elaboração das determinações das legislações mencionadas foi o *Codex Alimentarius*, o qual é o órgão internacional de normas de segurança e rotulagem de alimentos (ARAÚJO, 2017; FERREIRA; LANFER-MARQUEZ, 2007).

RDC nº. 259, de 20 de setembro de 2002

Regulamento técnico para rotulagem de alimentos embalados: "O presente Regulamento Técnico se aplica à rotulagem de todo alimento que seja comercializado, qualquer que seja sua origem, embalado na ausência do cliente, e pronto para oferta ao consumidor." (BRASIL, 2002, documento on-line).

É vedado aos alimentos embalados conter nos rótulos descrições ou qualquer tipo de informação que possa induzir o consumidor ao equívoco ou erro (BRASIL, 2002).

Exemplo

Você sabe o que os rótulos de alimentos não devem conter? Atribuir propriedades que não tenham ou não possam ser demonstradas. Por exemplo, produtos com frase/marca sugerindo que seu consumo auxilia o emagrecimento ou mantém a pele mais saudável.

Ademais, a rotulagem dos alimentos deverá ser feita exclusivamente nos estabelecimentos processadores, de forma que sejam habilitados pela autoridade competente do país de origem, para elaboração ou fracionamento (BRASIL, 2002).

De acordo com essa Resolução, os rótulos devem conter as seguintes informações:

- Denominação de venda do alimento.
- Lista de ingredientes e aditivos químicos.
- Indicação da origem.
- Apresentação do conteúdo líquido ou conteúdo drenado (se for o caso).
- Nome ou razão social e endereço do importador, no caso de produtos importados.
- Identificação do lote.
- Endereço completo do fabricante e do produtor.
- CNPJ, ou CPF para alimentos com dispensa de registro.
- Instruções sobre preparo e uso do alimento, excetuando os alimentos já prontos para consumo.
- Tradução de informações em língua estrangeira para a língua nacional.
- Prazo de validade.
- Advertências, quando for o caso (BRASIL, 2002).

RDC nº. 360, de 23 de dezembro de 2003

Regulamento técnico sobre rotulagem nutricional de alimentos embalados: "O presente Regulamento Técnico se aplica à rotulagem nutricional dos alimentos produzidos e comercializados, qualquer que seja sua origem, embalados na ausência do cliente e prontos para serem oferecidos aos consumidores." (BRASIL, 2003a, documento on-line).

Tendo em vista a necessidade do aperfeiçoamento constante de ações de controle sanitário na área de alimentos, sobretudo visando à proteção à saúde da população, a RDC nº. 360 foi criada (BRASIL, 2003a; CAVADA et al., 2012; ARAÚJO, 2017).

Essa Resolução descreve que a quantificação dos nutrientes é disposta de forma proporcional à quantidade de porção especificada no rótulo e apresenta a porcentagem do valor diário (%VD) para cada nutriente. Não é aplicável:

- Às bebidas alcoólicas.
- Aos aditivos alimentares e coadjuvantes de tecnologia.
- Às especiarias.
- Ás águas minerais naturais e as demais águas de consumo humano.
- Aos vinagres.
- Ao sal (cloreto de sódio).
- Ao café.
- À erva-mate.
- Ao chá e outros chás de ervas sem adição de outros ingredientes.
- Aos alimentos preparados e embalados em restaurantes e estabelecimentos comerciais, prontos para o consumo.
- Aos produtos fracionados nos pontos de venda a varejo, comercializados como pré-medidos.
- As frutas, os vegetais e as carnes *in natura*, refrigerados e congelados.
- Aos alimentos com embalagens cuja superfície visível para rotulagem seja menor ou igual a 100 cm² (BRASIL, 2003a).

A resolução obriga os produtores de alimentos a declarar as seguintes informações nutricionais:

- Valor energético em quilocalorias (kcal) ou em quilojoules (kj).
- Carboidratos (g).
- Proteínas (g).
- Gorduras totais (g).
- Gorduras saturadas (g).
- Gorduras trans (g).
- Fibra alimentar (g).
- Sódio (mg) (BRASIL, 2003a).

A legislação admite uma tolerância de +/- 20% de variação em relação aos valores dos nutrientes declarados no rótulo (BRASIL, 2003a). São nutrientes de declaração obrigatória:

- Aqueles exigidos por regulamentos técnicos específicos.
- Aquele sobre o qual se faça *claim* nutricional/declaração de propriedades nutricionais (BRASIL, 2003a).

São nutrientes de declaração optativa:

- vitaminas e minerais ($\geq$ 5% da ingestão diária recomendada [IDR] por porção);
- outros nutrientes (BRASIL, 2003a).

As vitaminas e os minerais podem ser optativamente declarados no rótulo, quando estiverem presentes em quantidade igual ou maior a 5% da IDR por porção indicada no rótulo (BRASIL, 2003a). Assim, qualquer declaração de propriedade nutricional deve vir acompanhada da apresentação de conteúdo do nutriente ao qual se refere o destaque nutricional.

A informação nutricional é expressa como *zero* ou *0* ou *não contém* para valor energético e/ou nutrientes quando o alimento contiver quantidades inferiores ou iguais às estabelecidas como não significativas (BRASIL, 2003a).

Ademais, em casos de resultados divergentes, os quais não possam comprovar fielmente a informação nutricional, é acordado pelas partes atuantes que seja utilizado métodos analíticos validados e reconhecidos internacionalmente (BRASIL, 2003a; SOUSA, 2012).

É importante que a mensuração dos nutrientes seja tratada com zelo, pois são estritamente ligados à alimentação saudável. Como exemplo, as fibras alimentares promovem a regulação do trato gastrointestinal, o sódio regula a pressão osmótica do sangue, do plasma e dos fluidos intracelulares, as gorduras trans e saturadas acarretam problemas cardiovasculares, carboidratos são necessários para fornecer energia para as células, etc. (SOUSA, 2012).

>  **Saiba mais**
>
> Em 2008, por meio de um estudo transversal realizado com 368 consumidores escolhidos aleatoriamente em 23 supermercados de Natal (RN), constatou-se que o elemento nutricional mais consultado foi o nutriente **gordura trans** (SOUZA et al., 2011).

RDC nº. 359, de 23 de dezembro de 2003

Regulamento técnico de porções de alimentos embalados para fins de rotulagem nutricional: "O presente Regulamento Técnico se aplica à rotulagem nutricional dos alimentos produzidos e comercializados, qualquer que seja sua origem, embalados na ausência do cliente e prontos para serem oferecidos aos consumidores." (BRASIL, 2003b, documento on-line).

Para fins de compreensão, algumas definições:

- Porção: quantidade média do alimento que deveria ser consumida por pessoas sadias, maiores de 36 meses de idade em cada ocasião de consumo, com a finalidade de promover uma alimentação saudável.
- Medida caseira: utensílio comumente utilizado pelo consumidor para medir alimentos.
- Unidade: cada um dos produtos alimentícios iguais ou similares contidos em uma mesma embalagem.
- Fração: parte de um todo (BRASIL, 2003b).

Tal Resolução foi criada com objetivo de normatizar e complementar o Regulamento Técnico sobre Rotulagem Nutricional de Alimentos Embalados e, dessa forma, estabelecer porções e medidas caseiras para diversos grupos de alimentos embalados para fins da rotulagem nutricional (BRASIL, 2003b; ARAÚJO, 2017).

A medida caseira do rótulo nutricional deve ser de fácil entendimento e ajustada para cada produto, especificando o utensílio, a capacidade e a dimensão aproximada e sua relação com uma porção correspondente na respectiva unidade de medida (g ou mg) (BRASIL, 2003b).

Aplicação dos rótulos

É possível observar a legislação presente no desenvolvimento de produtos, isto é, na aprovação de aditivos e insumos utilizados em formulações, nas determinações de ingredientes obrigatórios e na determinação de aspectos físico-químicos (CAVADA et al., 2012; ARAÚJO, 2017).

Além disso, a legislação está presente na produção, mais especificamente na determinação das condições higiênicossanitárias e nos parâmetros de processo, e no *marketing*, determinando dizeres e informações mínimas necessárias nos rótulos (SOUSA, 2012).

Na elaboração dos rótulos, existem três maneiras físicas para a disposição dos rótulos nutricionais:

- Modelo vertical.
- Modelo horizontal.
- Modelo linear (BRASIL, 2003a).

Há algumas regras para o desenvolvimento dos rótulos nutricionais, tais como: a informação nutricional deve ser expressa por porção, incluindo a medida caseira correspondente e em %VD, sendo excluída a declaração de gordura trans no VD; a informação nutricional pode ser expressa por 100 g ou 100 ml; para o cálculo de porcentagem do VD do valor energético e de cada nutriente do alimento serão utilizados os Valores Diários de Referência de Nutrientes (VDR) e a IDR; deve ser incluída a frase "seus valores diários podem ser maiores ou menores dependendo de suas necessidades energéticas"; as quantidades mencionadas devem corresponder ao alimento; pode-se declarar, também, informações do alimento preparado, desde que se indiquem as instruções específicas de preparação, se for o caso (BRASIL, 2002; BRASIL, 2003a).

Além disso, para os produtos que contenham micronutrientes em quantidade superior à tolerância, a empresa responsável deve manter à disposição os estudos que justifiquem a variação (BRASIL, 2002; BRASIL, 2003a).

Fique atento

Pesquisa realizada pelo Instituto Brasileiro de Defesa do Consumidor (IDEC), em 2013, identificou que, apesar de o consumidor reconhecer a importância das informações do rótulo para realizar escolhas mais saudáveis, ver e entender o conteúdo da tabela nutricional ainda é um problema: 30% afirmaram compreender parcialmente e 10% entendem nada ou muito pouco

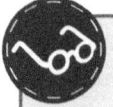

Referências

ARAÚJO, W. D. R. Importância, estrutura e legislação da rotulagem geral e nutricional de alimentos industrializados no brasil. *Revista Acadêmica Conecta FASF*, v. 2, n. 1, p. 35-50, 2017.

BOLZAN, R. C. *Bromatologia*. Frederico Westphalen, RS: UFSM, 2013. Disponível em: <http://estudio01.proj.ufsm.br/cadernos/cafw/tecnico_agroindustria/bromatologia>. Acesso em: 3 out. 2018.

BRASIL. Ministério da Saúde. Agência Nacional de Vigilância Sanitária. *Resolução nº 360, de 23 de dezembro de 2003*. Aprova regulamento técnico sobre rotulagem nutricional de alimentos embalados. Brasília, DF, 2003a. Disponível em: <http://portal.anvisa.gov.br/documents/33880/2568070/res0360_23_12_2003.pdf/5d4fc713-9c66-4512-b3c1--afee57e7d9bc>. Acesso em: 3 out. 2018.

BRASIL. Ministério da Saúde. Agência Nacional de Vigilância Sanitária. *Resolução nº 359, de 23 de dezembro de 2003*. Aprova regulamento técnico de porções de alimentos embalados para fins de rotulagem nutricional. Brasília, DF, 2003b. Disponível em: <http://portal.anvisa.gov.br/documents/33880/2568070/res0359_23_12_2003.pdf/76676765-a107-40d9-bb34-5f05ae897bf3>. Acesso em: 3 out. 2018.

BRASIL. *Resolução RDC nº. 259, de 20 de setembro de 2002*. Brasília, DF, 2002. Disponível em: <http://portal.anvisa.gov.br/documents/33880/2568070/RDC_259_2002.pdf/e40c2ecb-6be6-4a3d-83ad-f3cf7c332ae2>. Acesso em: 3 out. 2018.

CAVADA, G. S. et al. Rotulagem nutricional: você sabe o que está comendo? *Brazilian Journal of Food Technology*, v. 15, nesp., p. 84-88, maio 2012.

FERREIRA, A. B.; LANFER-MARQUEZ, U. M. Legislação brasileira referente à rotulagem nutricional de alimentos. *Revista Nutrição*, v. 20, n. 1, p. 83-93, jan./fev., 2007.

SOUZA, S. M. S. C. et al. Utilização da informação nutricional de rótulos por consumidores de Natal, Brasil. *Revista Panamericana de Salud Publica*, v. 29, n. 5, p. 337-343, 2011.

SOUSA, A. C. S. *Avaliação bromatológica de salsichas e adequação da rotulagem à legislação vigente*. 2012. Dissertação (Mestrado em Ciência de Alimentos)- Faculdade de Farmácia, Universidade Federal de Minas Gerais, Belo Horizonte, 2012.

Leitura recomendada

INSTITUTO ADOLFO LUTZ. *Métodos físico-químicos para análise de alimentos*. 4. ed. São Paulo: Instituto Adolfo Lutz, 2008.

Equipamentos básicos e técnicas básicas de laboratório aplicadas à análise de alimentos

Objetivos de aprendizagem

Ao final deste texto, você deve apresentar os seguintes aprendizados:

- Listar os equipamentos básicos utilizados para as análises de alimentos.
- Discutir os princípios e os conceitos sobre normas de segurança de laboratório durante o processo de análise de alimentos.
- Aplicar técnicas básicas de laboratório necessárias às análises de alimentos.

Introdução

Os alimentos são compostos por conjunto de macro e micronutrientes. Estes sofrem modificações químicas em razão das reações que derivam do metabolismo natural do produto, bem como a sua deterioração ou o processamento tecnológico a que o alimento é submetido. Com isso, as propriedades químicas e físicas dos alimentos devem ser conhecidas e as modificações compreendidas. A análise de alimentos é a área que permite esse conhecimento, contudo, é necessário uma série de cuidados e procedimentos adequados que garantam a confiabilidade dos resultados.

O processo de análise de alimentos envolve técnicas específicas, equipamentos e normas próprias, no que concerne ao controle de qualidade e segurança.

Neste capítulo, você vai estudar sobre os principais equipamentos utilizados em laboratórios de bromatologia, assim como determinar as normas básicas de segurança do laboratório e as técnicas necessárias para análises de alimentos.

Equipamentos e instrumentos básicos utilizados em laboratório de análises de alimentos

Na análise de alimentos, existem dois tipos de métodos, os convencionais, que utilizam vidrarias e reagentes, e os instrumentais, que utilizam equipamentos sofisticados. A seguir veja os principais equipamentos, instrumentos e utensílios utilizados em laboratórios de análises de alimentos.

Béquer: utilizado para aquecimento de líquidos, reações de precipitação, reações entre soluções, dissolução de substâncias sólidas e pesagem de sólidos. Apresenta bico para transferência e boca larga. Além disso, tem graduação aproximada e volume impreciso.

Fique atento

Deve-se evitar o uso de bastão de vidro contra as paredes e o fundo do Béquer, pois ele pode ser quebrado. Para levá-lo ao fogo, deve-se usar tripé com proteção de tela de amianto.

Erlenmeyer: empregado na dissolução de substâncias, em titulações, aquecimento de líquidos e reações químicas. Sua boca estreita evita que o líquido em seu interior espirre para fora e impede a evaporação de solventes voláteis.

Proveta: instrumento quase cilíndrico de medida para líquidos utilizada para a medição precisa de volumes maiores do que aqueles proporcionados pelas pipetas, bem como para a transferência de volumes de líquidos. Cuidado: não devem ser aquecidas.

Balão volumétrico: utilizado na preparação e na diluição de soluções, quando se deseja obter uma concentração que seja a mais exata possível. Tem volume definido e não pode ser aquecido, portanto, não pode ser seco em estufa.

Balão de fundo chato: utilizado como recipiente para conter líquidos ou soluções, ou mesmo para fazer reações de desprendimento de gases e no aquecimento demorado de líquidos, utilizando-se, para isso, o tripé com tela de amianto ou chapa de aquecimento. Pode ser com e sem boca esmerilhada. Os balões de boca esmerilhada são usados para sistemas de refluxo.

Pipeta graduada: usada para medir pequenos volumes ou volumes variáveis e não pode ser aquecida. Deve ser evitado seu uso em contato com líquidos viscosos que não escoam facilmente e, especialmente, extratos vegetais, pois estes podem ser resinosos, impregnando nas paredes da pipeta, dificultando, assim, sua limpeza.

Pipeta volumétrica: permite medir e transferir um único volume fixo de líquido. Não pode ser aquecida, pois tem grande precisão de medida, e deve ser evitado seu uso em contato com líquidos viscosos que não escoam facilmente.

Bureta: contém uma escala graduada rigorosa em mL e é usada para medidas precisas de líquidos e para análises volumétricas (titulações — consistem no processo que determina a quantidade de uma determinada substância em uma solução). Tem na extremidade inferior uma torneira de precisão para dispensar volumes rigorosamente conhecidos em tarefas como a titulação de soluções.

Barra magnética: tem função de agitar e homogeneizar a solução sem contato com o meio externo.

Espátulas: usada para retirar substâncias químicas sólidas dos seus frascos, especialmente em pesagens.

Pinça metálica ou tenaz: usada para manipular objetos aquecidos.

Dessecador: recipiente fechado que contém um agente de secagem chamado dessecante. A tampa é engraxada com graxa de silicone para que feche de forma hermética e é utilizado para guardar substâncias em ambientes com baixo teor de umidade. O agente dessecante mais utilizado é a sílica gel.

Pesa-filtro: recipiente destinado à pesagem de substâncias que sofrem alteração em contato com o meio ambiente — absorção de umidade, de gás carbônico, volatização, etc. Resiste bem ao aquecimento em estufa (110 °C), sendo usado na operação de secagem e na determinação de umidade. A tampa esmerilhada protege o conteúdo da ação da umidade e da poeira. Por ser de pequeno porte e presta-se bem para pesagem.

Bico de Bünsen: a função é de aquecedor a gás com chama de temperatura variável. É preciso ter atenção e verificar inicialmente se a válvula de ar do bico de Bünsen está fechada antes de começar a utilizá-lo. Caso esteja fechada, ligar o gás e a válvula e, posteriormente, acender o bico. É a fonte de aquecimento mais utilizada em laboratório.

Mufla: permite calcinar materiais. Calcinação é um processo endotérmico realizado com a finalidade de remover compostos voláteis em uma amostra, oxidar material orgânico, melhorar a condutividade elétrica, alterar a estrutura cristalina de determinadas substâncias, produzir óxidos, realizar decomposição térmica e remover impurezas indesejadas.

Cadinho: utilizado para aquecer substâncias a seco e com grande intensidade no processo de calcinação e na secagem, e em fusões de substâncias no bico de Bünsen ou na mufla. Pode ser fabricado em diferentes materiais, como metais (ferro, chumbo, platina ou titânio) ou cerâmicas (carbeto de silício ou alumina). Apresenta resistências térmicas variáveis, as quais devem ser previamente verificadas antes do uso pretendido para o material. Os cadinhos de porcelana, por exemplo, suportam temperaturas de até cerca de 1050 °C.

Tubo de ensaio: utilizado para reações químicas de pequena escala com poucos reagentes de cada vez. Pode ser aquecido com movimentos circulares e com cuidado diretamente sob a chama do bico de Bünsen.

Condensador: utilizado em processos de destilação e tem como finalidade condensar vapores gerados pelo aquecimento de líquidos em processos de destilação simples.

Gral com pistilo ou almofariz com pistilo: usado na trituração e na pulverização de sólidos.

Funil: usado na filtração, quando utilizado com um papel de filtro, e na transferência de líquidos de um recipiente para outro. Não deve ser aquecido.

Funil de separação: utilizado na separação de líquidos não miscíveis e na extração líquido/líquido.

Pipetadores: utilizados para sugar produtos químicos e biológicos. Usados na ponta de pipetas graduada ou volumétrica.

Pisseta: usada para lavagens, remoção de precipitados e armazenamento de água destilada.

Suporte universal: consiste em uma haste metálica vertical fixada a uma base metálica estável. Serve para sustentação de peças (vidrarias e equipamentos de bancada do laboratório).

Tela de amianto: serve como suporte para as peças a serem aquecidas, distribuindo uniformemente o calor recebido pela chama do bico de Bünsen.

Estufa: aparelho elétrico utilizado para dessecação ou secagem de substâncias sólidas e para a evaporação lenta de líquidos.

Capela: local onde se realizam as reações que liberam gases ou vapores tóxicos. O material sempre deve ser manipulado com a porta da capela abaixada e com a exaustão ligada.

Balança analítica: permite aferir massas de substâncias, sendo que massa é a medida da matéria contida em determinada região do espaço. Tem um grau de precisão alto.

Banho-maria: usado para aquecer substâncias sólidas e líquidas que não podem ser expostas diretamente ao fogo e que precisam ser aquecidas lenta e uniformemente.

Centrífuga: permite acelerar o processo de decantação, podendo trabalhar com volumes variáveis, dependendo do equipamento utilizado.

Destilador de proteínas Kjeldahl: usado para destilar amostras para a determinação de proteínas por meio do nitrogênio orgânico total.

Vidro de relógio: utilizado para cobrir béqueres em evaporação, para a pesagem de pequenas substâncias e para o recolhimento de sublimados.

Os instrumentos consistem em componentes óticos e eletrônicos e, portanto, seu funcionamento tende a se deteriorar com o tempo. É necessário, então, fazer frequentes padronizações e calibrações, de modo a monitorar esse desgaste. Mesmo controlando os desgastes, pode ocorrer falhas de uso dos equipamentos:

- Verificação do nível na balança analítica.
- Tempo de espera de aquecimento em alguns equipamentos.

Existe uma classificação quanto aos equipamentos em questão:

- **Equipamento e instrumento de medição**: dispositivo utilizado para uma medição, sozinho ou em conjunto com dispositivo(s) complementar(es).
- **Equipamentos críticos**: aqueles que interferem diretamente no resultado dos ensaios.
- **Equipamentos não críticos**: são aqueles que não interferem no resultado dos ensaios.

Os equipamentos críticos devem ser calibrados periodicamente e antes de serem colocados em uso, de modo a garantir a precisão e a exatidão destes.

Os certificados de calibração devem ser fornecidos por empresas ou laboratórios credenciados pela Rede Brasileira de Calibração (RBC), sempre que possível.

A frequência de calibração dos equipamentos críticos é estabelecida em função da utilização de cada equipamento. Em função disso, deve ser elaborado um plano de calibração e de manutenção (FELTES et al., 2016).

> **Fique atento**
>
> Quando a temperatura for crítica para o ensaio, deve ser elaborado um controle periódico e mantido próximo aos equipamentos (estufas, banhos-maria, muflas, geladeiras, etc.). O mesmo procedimento deve ser realizado para outros parâmetros críticos para os ensaios.

Normas de segurança de laboratórios de análise de alimentos

A rotina de trabalho em laboratório de bromatologia envolve grande quantidade de riscos, por isso, é necessário que o analista assegure que as orientações de segurança sejam seguidas para evitar acidentes indesejáveis.

As regras a serem seguidas são:

- É necessária a utilização de equipamentos de proteção individual (EPIs), como: guarda-pó de algodão com mangas compridas, luvas, óculos de proteção para olhos (ao manipular substâncias voláteis ou durante a agitação delas) e máscara de proteção respiratória adequada às substâncias manipuladas.
- Usar sempre calça comprida e sapatos fechados. Proibido o uso de bermuda, saia, vestido ou sapatos abertos.
- Cabelos compridos devem ser amarrados e não devem ser utilizados adornos (anéis, brincos, relógio, etc.).
- Ao utilizar produtos voláteis ou se realizar procedimentos que produzam gases, é necessária a utilização de capela, verificando anteriormente se a exaustão está funcionando.
- Manusear material de vidro com cuidado, principalmente quando estiver quente, deve-se utilizar pinças.
- Evitar testar amostras por odor.
- Nunca pipetar com a boca.
- Jamais utilizar a mesma pipeta para reagentes ou soluções diferentes. Cuidar para não trocar as pipetas que está usando.
- Ler sempre o rótulo de um reagente químico antes de usá-lo. Ficar atento nas condições de segurança para esse produto.
- Ao diluir um ácido, adicionar ácido sobre água.
- Nenhuma substância química (sólida ou líquida) pode ser descartada diretamente no lixo ou na pia. É importante seguir as instruções de descarte em frascos já separados para essa finalidade.
- Nunca deixar ou abrir frascos de líquidos inflamáveis (éter, álcool, acetona, benzeno, etc.) nas proximidades das chamas ou de equipamentos de aquecimento.
- Não deixar substâncias sem identificação sobre as bancadas, inclusive frascos para descarte de resíduos. Quando frascos forem reutilizados, efetuar imediatamente a troca do rótulo deles, para garantir a correta identificação da substância.
- Informar-se sobre a localização e o uso dos equipamentos de emergência.
- Conhecer a localização e o manuseio correto dos extintores de incêndio.
- Conhecer a localização e o manuseio correto dos chuveiros de emergência com lava-olhos.
- Manter o local de trabalho limpo e não colocar materiais nas extremidades do balcão.

- Nunca beber ou comer alimentos no laboratório.
- Não leve a mão à boca ou aos olhos quando estiver manuseando produtos químicos.
- Realizar os procedimentos com extrema atenção.
- Caminhe com atenção e nunca corra no laboratório.
- Evitar distrações no interior do laboratório.
- É expressamente proibido fumar no laboratório e nos corredores (BOLZAN, 2013; FELTES et al., 2016).

Produtos químicos/reagentes do laboratório de bromatologia

Em razão da grande diversidade de reagentes químicos e de soluções analíticas (diluições dos reagentes) utilizadas no laboratório de bromatologia e dos riscos de sua manipulação, é necessária a adoção de critérios específicos para seu armazenamento e rotulagem.

Os produtos químicos/reagentes são insumos adquiridos de fornecedores específicos, que contêm pureza conhecida (normalmente elevado grau de pureza), sendo utilizados na análise de forma pura (concentrada) ou na forma de soluções diluídas (soluções analíticas). A rotulagem desses produtos é realizada pelo fabricante e normalmente conta com as seguintes informações de interesse primário ao analista:

- Nome do reagente.
- Fórmula molecular.
- Massa molar (mol).
- Grau de pureza.
- Contaminantes (mesmo naqueles com elevado grau de pureza).
- Data de validade.

Já as soluções diluídas dos reagentes são soluções (normalmente aquosas) preparadas a partir dos reagentes concentrados, de acordo com metodologia específica, no próprio laboratório. Essas soluções devem ser rotuladas no momento do preparo. O rótulo deve ter as seguintes informações:

- Nome da solução (reagente).
- Concentração.
- Data de preparo.

- Data de aferição (quando necessário).
- Nome do laboratorista.

O laboratorista deve certificar-se de que o rótulo não será diretamente atacado pelo reagente e que não se desprenderá do frasco/recipiente.

Quanto ao armazenamento, as soluções diluídas e de uso frequente no laboratório de bromatologia podem ficar armazenadas no próprio laboratório, em local específico, de fácil acesso, sem correr riscos de acidentes.

Já os reagentes concentrados devem ficar armazenados em local separado (almoxarifado de produtos químicos), evitando incompatibilidades, seguindo as recomendações:

- Facilitar o acesso aos reagentes usados com maior frequência.
- Não guardar em prateleiras altas os frascos pesados.
- Solventes voláteis devem ser guardados sob refrigeração ou em ambientes com exaustão de gases e livre da ocorrência de faíscas.

Normas gerais para o armazenamento de substâncias químicas

O número de reagentes armazenados em um laboratório varia de acordo com o local, o tipo e o volume de trabalho a ser efetuado.

A quantidade a ser utilizada deve ser bem planejada, pois o acúmulo de material no local representa perda de espaço útil e pode oferecer risco de acidente. O ideal é que exista um almoxarifado central, de onde serão retirados os reagentes necessários ao trabalho, os quais devem ser devolvidos tão logo deixarem de ser necessários.

O almoxarifado deve ser um local fresco, bem iluminado, com ótima ventilação e isolado do restante do laboratório por paredes à prova de fogo. O sistema de iluminação, bem como toda a instalação elétrica, deve ser à prova de explosão, com acionamento externo ao almoxarifado. Equipamentos para combate a incêndios e para proteção pessoal devem estar à disposição dos usuários.

Todos os recipientes devem estar adequadamente rotulados e dispostos ordenadamente. O estado dos recipientes (integridade da embalagem e do rótulo) deve ser inspecionado periodicamente, e aqueles que não estiverem em boas condições devem ser imediatamente removidos ou reparados.

Para facilitar o armazenamento dos reagentes, deve-se dividi-los em categorias, a saber: inflamáveis, tóxicos, explosivos, oxidantes, corrosivos, sensíveis à água, gases comprimidos e substâncias radioativas (CECCHI, 2015).

É fundamental, ainda, verificar a incompatibilidade das substâncias, para evitar o armazenamento de substâncias incompatíveis no mesmo local. Os reagentes que devem ser mantidos em temperaturas inferiores à temperatura ambiente e deverão ser armazenados em câmara fria.

O tempo de armazenamento é um fator importante a ser controlado, pois pode representar riscos graves de acidente.

Técnicas básicas em análises de alimentos

Em análise de alimentos, os objetivos se resumem em determinar um componente específico do alimento, ou vários componentes, como no caso da determinação da composição centesimal. A determinação do componente deve ser por meio da medida de alguma propriedade física, como: medida de massa ou volume, medida de absorção de radiação ou medida do potencial elétrico.

Existem dois tipos básicos de métodos em análise de alimentos: métodos convencionais e métodos instrumentais (BOLZAN, 2013; FELTES et al., 2016).

Métodos instrumentais

Os métodos instrumentais, como o próprio nome diz, são realizados em equipamentos eletrônicos mais sofisticados. Sempre que possível, são utilizados os métodos instrumentais no lugar dos convencionas.

Em alguns casos, os métodos instrumentais não são utilizados em razão do alto custo dos equipamentos eletrônicos, da não existência de equipamento para análise, do método convencional ser o método oficial e, em alguns casos, do convencional poder apresentar melhores resultados.

Métodos convencionais

São aqueles que não necessitam de nenhum equipamento sofisticado, isto é, utilizam apenas a vidraria e os reagentes. Geralmente são utilizados em gravimetria e volumetria.

- Gravimetria: consiste em isolar o componente desejado na forma de uma espécie química bem definida e pesar a parte isolada.

- Volumetria: baseado na medida do volume de uma solução de concentração conhecida (solução padrão) equivalente a quantidade do componente desejado.
- Medidas físico-químicas.
  - Refratometria ou índice de refração = relação entre o seno do ângulo de incidência (luz) e o seno do ângulo de refração. Característica para cada substância (óleos, gorduras, mel, geleia, cerveja, sucos, etc.).
  - pH = –log [H$^+$]. pH diminui com o aumento da [H$^+$].
  - Acidez indica pureza e qualidade de alimentos fermentados (CECCHI, 2015).

Métodos de análise — tipos

1. **Métodos oficiais:** são os métodos determinados por uma legislação ou agência de fiscalização.
2. **Métodos padrões ou de referência:** são métodos desenvolvidos por organizações ou grupos de estudos colaborativos e que foram validados.
3. **Métodos de rotina:** são os métodos oficiais ou padrão que podem ser modificados na rotina de alguns laboratórios.
4. **Métodos modificados:** são métodos oficiais ou padrões que sofreram alguma modificação.
5. **Métodos automatizados:** possibilitam a obtenção de resultados com maior rapidez, elevado grau de exatidão e reprodutibilidade.

Escolha do método analítico

Em alimentos, a escolha do melhor método de análise é um passo muito importante, em razão de o alimento ser uma amostra muito complexa, em que os vários componentes da matriz podem estar interferindo entre si. Por isso, em muitos casos, um determinado método pode ser apropriado para um tipo de alimento e não fornecer bons resultados para outro. Portanto a escolha do método vai depender do produto a ser analisado (CECCHI, 2015).

Para a escolha do método, é necessário levar em consideração:

- Quantidade relativa do componente analisado.
- Exatidão requerida.
- Composição química da amostra.
- Recursos disponíveis.

Quanto à quantidade relativa do componente analisado, quando os componentes são maiores (mais de 1%), deve-se utilizar métodos analíticos clássicos ou convencionais, como os gravimétricos e volumétricos. Já para componentes menores (0,01 –1%) e micro (menos de 0,01%), deve-se utilizar métodos instrumentais.

Quanto à exatidão requerida, quando o composto analisado for maior que 10% da amostra, utilizar métodos clássicos por gravimetria e volumetria — sendo que podem alcançar uma exatidão de 99,9%. Quando o composto analisado for menor que 10% da amostra, a exatidão cai bastante, portanto, utilizar métodos instrumentais que apresentam mais exatidão.

Já quanto à composição química da amostra, pode ser necessário realizar extração ou separação para não ter interferências potenciais em razão da complexidade das amostras.

Com relação aos recursos disponíveis, muitas vezes não é possível utilizar o melhor método de análise em função do seu alto custo, que pode ser limitante em função do tipo de equipamento ou até mesmo do tipo de reagente ou pessoal especializado.

Fatores que dificultam as análises de alimentos

- Amostras: interferentes presentes na estrutura, imprecisão nas coletas e armazenagem indevida.
- Reagentes: contaminação, validade, armazenagem e conservação.
- Equipamentos, instrumentos e vidrarias: calibração, limpeza, assepsia, esterilização, estado de manutenção e conservação.
- Número de repetições.
- Erros operacionais e pessoais.
- Interpretação dos resultados.
- Margem de erro.

Referências

BOLZAN, R. C. *Bromatologia*. Frederico Westphalen, RS: UFSM, 2013. Disponível em: <http://estudio01.proj.ufsm.br/cadernos/cafw/tecnico_agroindustria/bromatologia>. Acesso em: 8 out. 2018.

CECCHI, H. M. *Fundamentos teóricos e práticos em análise de alimentos*. 2. ed. Campinas: Unicamp, 2015.

FELTES, M. M. C. et al. *Procedimentos operacionais padronizados de bromatologia de alimentos*. Blumenau, SC: Instituto Federal Catarinense, 2016.

Leitura recomendada

INSTITUTO ADOLFO LUTZ. *Métodos físico-químicos para análise de alimentos*. 4. ed. São Paulo: Instituto Adolfo Lutz, 2008.

Métodos para análise de alimentos

Objetivos de aprendizagem

Ao final deste texto, você deve apresentar os seguintes aprendizados:

- Reconhecer as classificações dos métodos de análises de alimentos.
- Identificar as principais determinações físico-químicas na análise de alimentos.
- Avaliar a escolha do método de análise de alimentos conforme a finalidade.

Introdução

A bromatologia estuda a composição química dos alimentos e as características que os tornam aptos para consumo. É importante conhecer técnicas e métodos adequados que permitam conhecer a composição centesimal dos alimentos, ou seja, determinar o percentual de umidade, proteínas, lipídeos, fibras e carboidratos que permitam o cálculo do volume calórico do alimento. Além disso, a análise bromatológica tem o papel de avaliar a qualidade e a segurança dos alimentos e servir como base de orientação nutricional por meio dos rótulos nutricionais.

Dessa forma, o conhecimento da composição dos alimentos consumidos no Brasil é fundamental para se alcançar a segurança alimentar e nutricional. As informações de uma tabela de composição de alimentos são pilares básicos para a educação nutricional, o controle da qualidade dos alimentos e a avaliação da ingestão de nutrientes de indivíduos ou populações.

Para que os resultados sejam confiáveis e, assim, permitam o auxílio em todos os sentidos mencionados, é preciso que as análises sigam métodos validados e deve haver controle desde o plano de amostragem.

Neste capítulo, você vai estudar sobre as classificações dos métodos de análises de alimentos, bem como as principais determinações físico-químicas e a escolha do método de acordo com a finalidade.

Classificação de métodos de análises de alimentos

Análises de alimentos são utilizadas para diversos fins, como fiscalização e controle de qualidade de produtos existentes, o que envolve fabricação e estocagem de alimento processado, bem como para pesquisa de novos produtos e novas metodologias analíticas, além de caracterização de alimentos *in natura*, sendo alimentos novos e desconhecidos.

A qualidade de um alimento depende de vários fatores:

- Nutricional.
- Higiênico-sanitário.
- Sensorial.
- Tecnológico.

No que concerne ao aspecto nutricional, há influência da composição química, da presença de compostos essenciais, da adequação e do padrão de aminoácidos, da digestibilidade e da ausência de antagonistas.

Já com relação à qualidade higiênico-sanitária de alimentos, é importante que haja conhecimento da quantidade e qualidade de micro-organismos. A qualidade depende também da presença de substâncias estranhas, como insetos, pelos, fezes e urina de ratos, fragmentos de madeira e metais, e presença de agentes químicos, como detergente, contaminantes, agrotóxicos e inseticidas (CECCHI, 2015).

Sobre os aspectos sensoriais, a qualidade depende da cor, se contém corantes artificiais ou naturais, da aparência que é influenciada pelo nível de processamento, da conservação, da embalagem, da cultura e também da textura. Além disso, o sabor e o aroma também contam.

Com relação aos aspectos tecnológicos, envolvem o processamento em que se busca conhecimento mais agregado e maior garantia. Ademais, o acondicionamento influi de acordo com as mudanças sociais, ou seja, pressões ecológicas e no que diz respeito ao barateamento e à praticidade. Além disso, depende de melhorias dos sistemas de distribuição, criação de serviços ao consumidor e uso intensivo da internet (BOLZAN, 2013).

Portanto, a classificação dos métodos da análise de alimentos é estabelecida pela avaliação da análise físico-química, pelas avaliações microbiológicas e pelas avaliações sensoriais.

Avaliação físico-química de alimentos

Consiste em:

- Caracterização de alimentos.
- Avaliação da susceptibilidade do alimento à contaminação e deterioração.
- Determinações normalmente avaliadas:
  - pH e acidez;
  - composição nutricional;
  - água disponível (atividade da água).
- Seleção de tratamentos mais adequados:
  - tratamentos térmico e não térmico;
  - embalagens;
  - condições de armazenamento.

Princípios analíticos

Análise da composição centesimal:

- Volumetria proteínas.
- Gravimetria fibras, cinzas, umidade e lipídeos.

Métodos físicos (FELTES et al., 2016):

- Eletroquímicos potenciômetro (pH).
- Cromatográficos camada delgada (aflatoxinas); vitaminas, proteínas, carboidratos; e ácidos graxos (AG).
- Espectofotométricos.
- Absorção visível (pigmentos); UV (vitaminas); refratometria (óleos e açúcares); atômica (oligoelementos); e infravermelho (umidade, proteínas e teor de óleo).
- Emissão chama (oligoelementos).
- Fluorescência vitaminas.

Métodos reológicos:

- Texturômetros.
- Penetrômetros.
- Viscosímetros.

Avaliações microbiológicas de alimentos

Associa-se com micro-organismos patogênicos e deteriorantes e indica as condições higiênico-sanitárias. As falhas no processamento de alimentos podem gerar transmissão e doenças aos indivíduos, isto é, micro-organismos patogênicos podem estar presentes na produção, na colheita/abate/captura, no processamento propriamente dito, na embalagem, no transporte, na preparação, na manutenção e/ou no consumo.

Ações de fiscalização por órgãos oficiais da Vigilância Sanitária e Saúde Pública nessas avaliações são fortemente aplicáveis (CECCHI, 2015).

Avaliações sensoriais

Essas avaliações identificam características ou propriedades de interesse. É importante que o método mais adequado seja escolhido, bem como o método estatístico mais aplicável para avaliar os resultados.

As avaliações sensoriais são muito utilizadas em pesquisas e desenvolvimento de novos produtos e processos. Concomitantemente, são aplicáveis na reformulação de produtos já existentes no mercado. Servem também para avaliar a diferença entre produtos similares e concorrentes.

No controle de qualidade, as avaliações sensoriais são utilizadas no controle da matéria-prima e do processamento e no controle de produto acabado e vida de prateleira. As análises consistem em avaliar individualmente os julgamentos, sendo necessário que haja conforto para o provador, ou seja, proporcionar cadeiras confortáveis, ar-condicionado e um ambiente livre de distrações.

Existe uma tendência crescente para utilizar critérios subjetivos de sabor, aroma, textura, cor e outras qualidades. Os métodos de análise sensorial em alimentos estão melhorando com a introdução e o desenvolvimento de testes sensoriais estatísticos (avaliação de cerveja, vinho e café por métodos sensoriais). Alguns atributos dos alimentos, como cor e textura, podem ser medidos objetivamente. Outros atributos, como o aroma, não podem ser medidos por métodos químicos ou físicos, dependendo de métodos sensoriais.

Não há conhecimento suficiente da composição química dos componentes voláteis ou não voláteis responsáveis pelo aroma, mas novos métodos de separação por cromatografia gasosa são uma perspectiva futura de se conhecer a química dos constituintes flavorizantes de produtos lácteos, vegetais, frutas, carnes e peixes (FELTES et al., 2016).

Principais determinações físico-químicas e métodos de análise

Há uma diversidade de matrizes alimentícias e uma grande variedade de metodologias disponíveis para análise, razão pela qual se torna indispensável a padronização para a quantificação de macro e micronutrientes em diferentes alimentos.

Análise de alimentos envolve o desenvolvimento dos métodos de identificação e qualidade com técnicas adequadas para uso no laboratório de controle para assegurar a uniformidade do alimento processado e para futuras melhorias no produto. Os métodos para análises de alimentos diferem muito das análises quantitativas inorgânicas. Carboidratos, gorduras, óleos e proteínas são determinados por reações características de certos componentes comuns.

Quando há possibilidade de empregar métodos exatos, como na determinação do nitrogênio total orgânico, um fator arbitrário é usado para expressar o resultado em termos do constituinte desejado, ou seja, o teor de proteína. Existem métodos adicionais, bioquímicos, físicos, bacteriológicos e biológicos para interpretar os resultados de forma acurada. Precisamos conhecer os processos envolvidos. Para determinados tipos de alimento, existem métodos desenvolvidos empiricamente e que são mais precisos ou reprodutíveis do que exatos ou corretos.

A reprodutibilidade de métodos desenvolvidos empiricamente, adaptados sob certas condições, tem grande influência nos resultados analíticos. O conhecimento para a realização das análises é limitado pela complexidade das reações usadas, pela presença de substâncias interferentes e pela inespecificidade do próprio método. Há necessidade de equipamentos de laboratório específicos para essas análises.

O Quadro 1 mostra as determinações de análises que podem ser utilizadas para cada classe de alimento.

Quadro 1. Determinações de análises que podem ser utilizadas para cada classe de alimento

Classe de alimentos	Determinações
Carnes e produtos cárneos	▪ pH, aditivos, corantes artificiais, nitritos, pesticidas hormônios, antibióticos e antioxidantes artificiais ▪ Reação de Éber para gás sulfídrico e amônia
Ovos e produtos de ovos	▪ Reação de Kreis ▪ pH e densidade ▪ Análise eletroforética das proteínas
Pescados e derivados	▪ pH, bases voláteis totais e histamina ▪ Reação de Éber para gás sulfídrico
Leite e derivados	▪ Acidez, estabilidade ao álcool a 68%, densidade, gordura e sólidos totais ▪ Extrato seco total e desengordurado ▪ Crioscopia e índice de refração do soro cúprico
Leite pasteurizado	▪ Fosfatase e peroxidase
Leite em pó	▪ Prova de reconstituição ▪ Prova de rancidez
Cereais e amiláceo	▪ Umidade, acidez, teor de amido, teor de glúten e atividade de água
Conservas vegetais, frutas e produtos de frutas	▪ pH, acidez, sólidos totais, sólidos, sólidos solúveis (o Brix), insolúveis totais em água, relação Brix/acidez, açúcares redutores e totais, vitamina C e atividade de água
Açúcares e produtos correlatos	▪ Poder adoçante (sensorial), sacarose (desvio polarimétrico direto), umidade, cor e cinzas
Mel	▪ Sólidos insolúveis em água ▪ Hidroximetilfurfural ▪ Reações de adulteração: reações de Lund, Fiehe e Lugol ▪ Atividade diastática

Fonte: Adaptado de Instituto Adolfo Lutz (2008).

> **Exemplo**
>
> Um artigo de 2015 teve como objetivo realizar caracterização bromatológica de frutos e geleias de amora-preta. As avaliações realizadas são as descritas a seguir. A umidade (teor de água) foi determinada pelo método de secagem em estufa por meio da perda de peso da amostra aquecida a 105°C ± 1°C, até peso constante. A proteína bruta foi calculada a partir dos teores de nitrogênio total, utilizando fator de conversão de 6,25. O nitrogênio total foi determinado pelo método Kjeldahl, utilizando solução digestora com ácido sulfúrico em bloco de aquecimento. Para os açúcares (redutores, totais e sacarose), foi utilizada a metodologia descrita por Somogy (1945) e Nelson (1944). O aparelho utilizado foi o espectrofotômetro Micronal B 382, sendo a leitura realizada a 535 ηm. Para o cálculo de sacarose, os teores de açúcares redutores são diminuídos dos teores de açúcares totais e multiplicados por um fator (0,9). Os lipídeos foram determinados pelo método de extração Soxhlet, utilizando como extrator o éter de petróleo. A determinação da fibra alimentar foi realizada por diferença de peso dos papéis de filtro antes e após as digestões em metodologia descrita por Horwitz (2005). Pectina total, solúvel e porcentagem de solubilização: a extração das substâncias pécticas foi realizada segundo a técnica descrita por McCready e McComb (1952). Por fim, os minerais (n, P, K, ca, Mg, S, B, cu, Fe, Mn e zn): o material foi moído em moinho tipo "Willey".

Em análise de alimentos, os objetivos se resumem em determinar um componente específico do alimento, ou vários componentes, como no caso da determinação da composição centesimal. A determinação do componente deve ser feita por meio da medida de alguma propriedade física, como medida de massa ou volume, medida de absorção de radiação, medida do potencial elétrico, etc.

Existem dois tipos básicos de métodos em análise de alimentos: métodos convencionais e métodos instrumentais. Os primeiros são aqueles que não necessitam de nenhum equipamento sofisticado, isto é, utilizam apenas a vidraria e reagentes, e geralmente são utilizados em gravimetria e volumetria. Os métodos instrumentais, como o próprio nome diz, são realizados em equipamentos eletrônicos mais sofisticados. São utilizados, sempre que possível, os métodos instrumentais no lugar dos convencionas.

Análises bromatológicas comuns

O método usado para as análises que se fazem normalmente é o chamado **Wendee**. Por esse método é que se tem a análise proximal dos alimentos, desde 1864. O sistema de Weende, também chamado sistema de análise proximal, foi criado por Henneberg, em 1860, na Weende Experimental Station, na Alemanha. As técnicas ainda são quase as mesmas, com exceção do nitrogênio, que é feito segundo o método de Kjeldahl.

As análises clássicas comumente feitas visam a obter as seguintes informações sobre os alimentos: matéria seca (MS), proteína bruta (PB), fibra em detergente neutro (FDN), fibra em detergente ácido (FDA), extrato etéreo (EE), cinza ou matéria mineral (MM) e digestibilidade *in vitro* da MS (DIVMS). Tais componentes, na realidade, não são compostos quimicamente definidos, mas, sim, grupos de compostos químicos, como PB, que realmente inclui vários compostos químicos, sendo os mais comuns os aminoácidos. Da mesma forma, EE inclui não apenas triglicerídeos, mas também outros compostos solúveis em éter.

Escolha do método conforme a finalidade

Confiabilidade dos resultados e tratamento estatístico

A confiabilidade dos resultados dependerá de alguns fatores, portanto, deve-se considerar esses fatores antes de optar por um determinado método analítico. São eles:

- Especificidade.
- Exatidão.
- Precisão.
- Sensibilidade.

Especificidade

Está relacionada com a capacidade do método analítico em medir o composto de interesse, independentemente da presença de substâncias interferentes. Quando o método for específico, o interferente não será computado com o composto de interesse, ou ele poderá ser descontado.

Exatidão

Mede quão próximo o resultado de um dado método analítico se encontra do resultado real previamente definido. A exatidão de um método pode ser medida de duas maneiras. No primeiro caso, determina-se a porcentagem de recuperação do composto de interesse que foi adicionado à amostra numa quantidade previamente conhecida. A segunda maneira de verificar a exatidão de um método é comparar os resultados com aqueles obtidos por outros métodos analíticos já definidos como exatos.

Precisão

Determinada pela variação entre vários resultados obtidos na medida de um determinado componente da mesma amostra. Isto é, é o desvio padrão entre as várias medidas e a média.

Sensibilidade

Pode ser medida em um método ou em um equipamento e descreve o quanto a resposta muda com a variação da concentração do analito. Exemplo: em métodos sensíveis, uma pequena diferença na concentração do analito causa grande variação no valor do sinal analítico medido (DAMODARAN; PARKIN; FENNEMA, 2010).

Limite de detecção

Consiste na menor quantidade ou concentração de um dado componente, que pode ser detectado pelo método, com certo limite de confiabilidade, utilizando determinado procedimento experimental.

O limite de detecção pode ser aumentado:

- Aumentando a resposta da medida: numa medida colorimétrica, podemos usar reagentes colorimétricos que forneçam maior absorção da radiação.
- Aumentado o poder de leitura do equipamento, em análise instrumental.

Em razão dessas variáveis, normalmente não é possível otimizar todas essas condições em só método, por isso, deve-se decidir a escolha de um método em função do objetivo da análise, ou seja, quais atributos devem ser priorizados. O método ideal deve ser exato, preciso, prático, rápido e econômico (BOLZAN, 2013).

> **Fique atento**
>
> Durante a execução de uma análise, vários erros podem estar associados às medidas realizadas. A medida precisa está relacionada com a concordância das medidas entre si, ou seja, quanto menor a dispersão dos valores, maior a precisão; portanto, está relacionado com a reprodutibilidade das medidas.

Método de análise da amostra

O método ideal deve apresentar aqueles atributos essenciais como exatidão, precisão, especificidade e sensibilidade, além de ser rápido, prático e econômico. Porém, não é possível satisfazer todas essas condições ao mesmo tempo e o analista deve decidir, em função do objetivo da análise, quais atributos devem ser priorizados. Por exemplo, em muitos casos, queremos ter apenas uma ideia da quantidade de um composto na amostra. Nesse caso, podemos escolher um método menos preciso e, consequentemente, mais rápido, mais prático e econômico.

Métodos de análises — tipos

As análises laboratoriais visam a separar os componentes dos alimentos em frações de digestibilidade e metabolização previsíveis, a um custo analítico baixo e utilizando métodos rápidos. Contudo, existem alguns tipos de métodos de análise:

- Métodos oficiais: são os métodos testados e aprovados, determinados por uma legislação ou agência de fiscalização.
- Métodos padrões ou de referência: métodos testados e desenvolvidos por organizações ou grupos de estudos colaborativos e que foram validados.
- Métodos rápidos: métodos que reduzem o tempo de análise normalmente utilizado, porém de forma geral, apresentam menor exatidão na medida (em relação ao método oficial). É útil em análises na determinação

aproximada, como teor de umidade, teor de proteína e teor de gorduras em alimentos.
- Métodos modificados: são métodos oficiais ou padrões que sofreram alguma modificação para criar alguma simplificação, ou adaptação, segundo as condições existentes, ou, ainda, remover substâncias interferentes. Normalmente incluem os métodos de rotina.
- Métodos automatizados: utilizam equipamentos automatizados (CECCHI, 2015).

Métodos oficiais de análise de alimentos

Há uma série de metodologias de análise de alimentos na literatura. Todavia, para análises oficiais, como para a expedição de laudos técnicos, é preciso empregar metodologias oficiais ou especificadas pelos órgãos competentes.

Os métodos oficiais são desenvolvidos e padronizados no mundo todo e qualquer laboratório que utilize esses métodos deve apresentar resultados similares para um determinado procedimento. Além da metodologia oficial, os laboratórios credenciados pelos órgãos competentes devem passar por um processo de inspeção periódica quanto à calibração de equipamentos e vidrarias e ao nível de preparação (treinamento) de seus laboratoristas.

Dentre os métodos oficiais, destacam-se:

- *Official Analytical Chemists International* (AOAC): é o mais conhecido e um dos mais completos *compendium* (súmula dos conhecimentos) de análise de alimentos, o qual contém praticamente todo o tipo de análise (engloba produtos em geral) que se deseja realizar em alimentos.
- *American Associationof Cereal Chemists* (AACC): consiste no *compendium* específico de análise de cereais e seus subprodutos.
- *American Oil Chemists' Society* (AOCS): consiste no *compendium* específico de análise de óleos, gorduras e seus subprodutos.
- *Standart Methods for the Examination of Dairy Products*: consiste no *compendium* específico de análise de leite e seus subprodutos.
- *Standart Methods for Examination of Waterand Wastewater*: consiste no *compendium* específico de análise de água e resíduos aquosos.

Além desses métodos internacionais, vários outros têm sido adotados como oficiais em alguns países, em razão do custo e da dificuldade em executá-los. No Brasil, têm sido adotadas metodologias do Instituto Adolfo Lutz, do Laboratório

Nacional de Referência Animal (LANARA), além de metodologias específicas descritas em resoluções e instruções normativas (Ministério da Agricultura, Ministério da Saúde e Agência Nacional de Vigilância Sanitária [Anvisa]).

Ao mesmo tempo em que fornecem subsídios aos epidemiologistas que estudam a relação entre a dieta e os riscos de doenças ou aos profissionais para a prática clínica, esses dados podem orientar a produção agrícola e as indústrias de alimentos no desenvolvimento de novos produtos e apoiar políticas de proteção ao meio ambiente e de biodiversidade.

São necessárias também para a rotulagem nutricional, a fim de auxiliar consumidores na escolha dos alimentos. Adicionalmente, em um mercado altamente globalizado e competitivo, dados sobre a composição de alimentos servem para promover a comercialização nacional e internacional de alimentos.

Referências

BOLZAN, R. C. *Bromatologia*. Frederico Westphalen, RS: UFSM, 2013. Disponível em: <http://estudio01.proj.ufsm.br/cadernos/cafw/tecnico_agroindustria/bromatologia>. Acesso em: 21 out. 2018.

CECCHI, H. M. *Fundamentos teóricos e práticos em análise de alimentos*. 2. ed. Campinas: Unicamp, 2015.

DAMODARAN, S.; PARKIN, K. L.; FENNEMA, O. R. *Química de alimentos de Fennema*. 4. ed. Porto Alegre: Artmed, 2010.

FELTES, M. M. C. et al. *Procedimentos operacionais padronizados de bromatologia de alimentos*. Blumenau, SC: Instituto Federal Catarinense, 2016.

INSTITUTO ADOLFO LUTZ. *Métodos físico-químicos para análise de alimentos*. 4. ed. São Paulo: Instituto Adolfo Lutz, 2008.

Leitura recomendada

MORETTO, E. et al. *Introdução à ciência de alimentos*. 2. ed. Florianópolis: Ed. UFSC, 2008.

Determinação da composição centesimal dos alimentos

Objetivos de aprendizagem

Ao final deste texto, você deve apresentar os seguintes aprendizados:

- Identificar a importância da análise centesimal dos alimentos para a saúde do consumidor.
- Interpretar os ensaios usados para a análise centesimal dos alimentos em laboratório.
- Aplicar cálculos para definição da composição centesimal usando as tabelas de composição dos alimentos.

Introdução

A composição centesimal dos alimentos consiste em reconhecer a disponibilidade dos alimentos e, dessa forma, conhecer as características físico-químicas deles e seus nutrientes.

Para a população em geral, é de extrema importância o conhecimento do que cada alimento é composto em termos nutricionais e microbiológicos. Dessa forma, as orientações nutricionais se tornam mais palpáveis, além da possibilidade de promover a segurança alimentar e nutricional.

Neste capítulo, você vai estudar sobre a importância, os ensaios usados para a composição centesimal dos alimentos e, ainda, sobre a aplicabilidade dos cálculos da definição da composição centesimal.

Importância da composição centesimal para os consumidores

A composição da centesimal demonstra a proporção dos nutrientes em um alimento. Sendo assim, cada nutriente é expresso na sua proporção em relação a 100 g do produto.

Os objetivos da composição centesimal são reconhecer a disponibilidade dos alimentos e as suas características físico-químicas, bem como a composição dos nutrientes e a importância da variedade e da diversidade de alimentos na dieta dos indivíduos e da coletividade.

Além disso, as análises são necessárias para elaboração de programas de nutrição, saúde e educação. A importância da composição centesimal também percorre as áreas da agricultura, indústria e *marketing* de alimentos, visto que o Brasil é um país detentor de uma vasta biodiversidade e grande extensão territorial. Além disso, tem diferentes espécies nativas de alimentos, que tem grande importância socioeconômica e enorme potencial de exploração comercial (ROCHA et al., 2012).

Falando em vasta diversidade de alimentos que o Brasil tem, ainda existem diversos alimentos, especialmente se tratando da biodiversidade, que não foram estudados por análises bromatológicas.

Na área da nutrição, as análises centesimais permitem fornecer subsídios para o diagnóstico do estado de saúde e nutrição de uma população por meio da avaliação do consumo alimentar. No plano individual, o acompanhamento do padrão alimentar é um importante subsídio para o estabelecimento da situação de risco nutricional, determinado, de um lado, por carências específicas e, de outro, por práticas alimentares inadequadas (CECCHI, 2015).

É com base nesse teor de nutrientes que se dá a avaliação da dieta, permitindo decidir sobre sua adequação ou inadequação.

O crescente interesse nas relações entre dieta e saúde reflete um consenso da comunidade científica de que tais relações existem não apenas para doenças relacionadas à desnutrição, mas também para muitas doenças crônicas dos países desenvolvidos e em desenvolvimento, tais como doenças cardiovasculares, diversos tipos de cânceres, diabetes, obesidade, osteoporose e doenças hepáticas. Há outras substâncias nos alimentos que também podem afetar a saúde, com os compostos bioativos e fatores antinutricionais.

Por outro lado, quando se pretende desenvolver um novo produto alimentício e lançá-lo no mercado, é fundamental submetê-lo a análises de composição centesimal (ROCHA et al., 2012).

Com base nas análises de composição centesimal dos alimentos é que são elaboradas as tabelas de composição de alimentos, as quais são vastamente utilizadas em avaliações do consumo de alimentos de indivíduos. As entrevistas individuais e de populações para a coleta de dados utilizam inquéritos alimentares como recordatório de 24 horas e questionário de frequência alimentar.

No Brasil, as tabelas de composição de alimentos são geralmente compilações de pesquisas realizadas em diversas regiões do país, e até mesmo fora do país. Por essa razão elas não levam em conta as variações na composição dos alimentos, que ocorrem em função de variáveis genéticas e ambientais. As tabelas também não dão conta de precisar os ingredientes adicionados na preparação dos alimentos, especialmente óleos e gorduras.

Para evitar decisões ou conclusões equivocadas, as tabelas precisam ser confiáveis, atualizadas e mais completas quanto possível, baseadas em análises originais conduzidas de acordo com plano de amostragem representativo e métodos validados, a fim de fornecer informações que verdadeiramente representem a composição dos alimentos do país (BOLZAN, 2013).

Exemplo

Principais tabelas de composição de alimentos:
- Tabela Brasileira de Composição de Alimentos (TACO) — 2011.
- Tabela Sonia Tucunduva Philippi — 2013.
- Tabela Instituto Brasileiro de Geografia e Estatística (IBGE) — 2008-2009.
- Tabela de composição química de alimentos (Guilherme Franco).

Composição centesimal

O princípio é fornecer valor nutritivo e valor calórico dos alimentos. Com as análises, é possível detectar se o alimento está dentro dos padrões mínimos e máximos encontrados na legislação.

Por convenção, os grupos homogêneos de substâncias que constituem os alimentos são:

- Umidade ou voláteis a 105°C.
- Cinzas ou resíduo mineral fixo (RMF).
- Lipídeo, gorduras ou extrato etéreo.

- Proteína bruta ou extrato nitrogenado.
- Carboidratos, glicídeos, açúcares ou sacarídeos.
- Fibras ou substâncias insolúveis.

O conhecimento da composição de alimentos consumidos nas diferentes regiões do Brasil é um elemento básico para ações de orientação nutricional baseadas em princípios de desenvolvimento local e diversificação da alimentação, em contraposição à massificação de uma dieta monótona e desequilibrada (CECCHI, 2015).

Ensaios usados na análise centesimal

Umidade

É uma das medidas mais importantes e utilizadas na análise de alimentos. Está relacionada à estabilidade, qualidade e composição de produtos alimentícios. Presença de umidade/água em alimentos afeta a sua estocagem (por exemplo, produtos estocados com umidade excessiva estão sujeitos à rápida deterioração em razão do crescimento de fungos que desenvolvem toxinas como a aflatoxina), a sua embalagem (por exemplo, velocidade de escurecimento em vegetais e frutas desidratadas ou absorção de oxigênio em ovo em pó podem se elevar com o aumento da umidade, em embalagens permeáveis à luz e ao oxigênio) e o seu processamento (por exemplo, a umidade do trigo na fabricação de pão e produtos de padaria).

Considera-se geralmente como umidade a água presente em um alimento. Essa água se apresenta de duas maneiras:

- **Umidade de superfície:** é a água presente na superfície externa, como no grão de trigo. Essa umidade é facilmente evaporada.
- **Umidade absorvida:** é a água encontrada no interior de certos alimentos ou produtos alimentícios, sem, no entanto, combinar-se quimicamente com eles. Essa umidade muitas vezes está concluída, tornando sua evaporação mais difícil. Nesse caso, o material a ser submetido à eliminação de água por evaporação deve ser reduzido a partículas pequenas para possibilitar a sua liberação.

Métodos

A umidade de um alimento pode ser determinada basicamente por dois processos, que, por sua vez, apresentam várias derivações:

Métodos gravimétricos

Baseiam-se na perda de peso da amostra após remoção da água por evaporação:

a) com o emprego de calor;
b) sem o emprego de calor.

Técnica gravimétrica com o emprego de calor

Esse método está baseado na determinação de perda de peso do produto submetido ao aquecimento. O método de determinação de umidade por aquecimento em estufa a 105°C é o processo mais usual.
Material:

- Estufa regulada a 105°C.
- Cápsula de vidro, pesa-filtro de vidro ou cápsula de inox.
- Dessecador.
- Balança analítica.

Procedimento:

- Pesar a cápsula vazia ou pesa-filtro (destampado) previamente aquecida em estufa a 105°C por um período de 2 horas, resfriar em dessecador (tampado) por 20 minutos e anotar o peso. Pesar cerca de 5 g de amostra média na cápsula e aquecer em estufa a 105°C por período de 1 a 3 horas. Esfriar em dessecador até temperatura ambiente (~20minutos) e pesar. Repetir procedimento até que a diferença entre duas pesadas consecutivas não seja superior a 0,01g (peso constante).

Técnica determinação gravimétrica sem o emprego do calor

Este método é utilizado quando se deseja preservar princípios termolábeis e, em casos especiais, como o dos alimentos muito açucarados, que tendem a se caramelizar. Esse processo apresenta algumas vantagens, sendo que a principal é a rapidez com que são fornecidos os resultados.

> **Saiba mais**
>
> Chama-se produto dessecado à fração do alimento privado de substâncias voláteis a 105°C (umidade).

Material:

- Dessecador + ácido sulfúrico.
- Cápsula de alumínio ou porcelana.
- Bomba de vácuo.
- Balança analítica.

Procedimento:
Pesar exatamente cerca de 2-5 g da amostra a ser analisada e colocar no interior de um dessecador no qual foi previamente adicionado ácido sulfúrico. Promover o vácuo. Realizar movimentos no dessecador nas primeiras 12 horas. Após 24 horas, abra o material. Repetir a operação até que a diferença entre pesagens não seja superior a 0,01g. Cálculo idêntico à técnica anterior (FELTES et al., 2016).

Cinzas ou resíduo mineral fixo

A fração "cinzas" compreende o resíduo mineral fixo que não é destruído pela queima do produto. Sua composição depende, até certo ponto, da temperatura e do tempo em que se pode processar a ignição. As cinzas podem ser calculadas em relação ao produto e em relação ao produto dessecado. Evidentemente, os valores numéricos obtidos serão diferentes em cada caso, havendo, portanto, a necessidade de se exprimir, no resultado, as condições em que se processou a determinação.

Consideram-se cinzas totais o resultado da incineração do produto à temperatura de 500-550°C em mufla, ou à do "vermelho sombrio", em bico de gás. A ignição deve ser prolongada até que a cinza mostre cor uniforme. Normalmente essa cor é branca ou cinzenta, ocorrendo casos em que apresenta cor vermelha ou avermelhada, ou verde ou esverdeada, por causa do excesso de certos elementos presentes. De qualquer modo, as cinzas não devem apresentar pontos de carvão.

As cinzas deverão ficar brancas ou levemente acinzentadas (em caso contrário, esfriar, adicionar 0,5 mL de água, secar e incinerar novamente). Algumas gotas de azeite comestível, adicionadas inicialmente à amostra facilitam a carbonização. Algumas amostras contendo sais de metais alcalinos, que retêm proporções variáveis de dióxido de carbono nas condições da incineração, são tratadas, inicialmente, com solução de carbonato de amônio ou ácido sulfúrico diluído e, após secagem do excesso do reagente, aquecidas e pesadas.

O resíduo é, então, denominado *cinzas carbonatadas* ou *cinzas sulfatizadas*, respectivamente. Muitas vezes é vantajoso combinar a determinação direta de umidade e a determinação de cinzas, incinerando o resíduo obtido na determinação de umidade.

A determinação de cinzas insolúveis em ácido, geralmente ácido clorídrico a 10%, p/p, dá uma avaliação da sílica (areia) existente na amostra. Alcalinidade nas cinzas é outra determinação auxiliar, no conhecimento da composição (FELTES et al., 2016).

Dificuldades práticas que envolvem a obtenção das cinzas:

a) **Materiais muito ricos em fósforo:** uma massa vítrea envolve o carvão inicialmente formado, tornando-o dificilmente atingível. Nessas condições, com paciência, procura-se desintegrar o bloco formado, colocando cuidadosamente sobre o material, que, então, deverá estar frio, uma gota de água destilada ou ácido nítrico.

b) **Produtos muito gordurosos:** há quase sempre formação de espuma, que acarreta a perda da amostra. A ignição deve ser lenta e paciente.

c) **Produtos com elevado teor de material alcalino:** a dificuldade reside em obter, em dois ou mais ensaios, resultados concordantes. De fato, pequenas variações no tempo ou na temperatura de ignição ocasionam variações devidas a maior ou menor decomposição dos carbonatos e volatilização dos cloretos. Há ainda o perigo de hidratação das cinzas quando fora do dessecador, ou mesmo de perdas mecânicas, por serem leves e fofas.

O material rico em água deve ser previamente dessecado, cuidado que previne o sobressalto e a consequente perda durante a determinação. A ignição deve ser gradual, com assistência do analista. Só depois de formado o bloco de carvão poderá o analista deixar que a operação prossiga sem supervisão direta. É aconselhável, quando a operação for executada em bico de gás, colocar o cadinho ligeiramente inclinado sobre a chama. Os cadinhos empregados podem ser de porcelana, quartzo, aço inoxidável, níquel ou platina. O uso de cada tipo depende do caso considerado, porém, para os trabalhos rotineiros de determinação de composição centesimal, são perfeitamente aceitáveis os cadinhos de porcelana ou quartzo.

O tempo necessário para uma perfeita incineração depende tanto da temperatura empregada quanto do tipo de material examinado, assim como a sua quantidade. Pode variar de alguns minutos a algumas horas.

O teor de cinzas em alimentos pode variar dentro do limite de 0,1 a 15%, dependendo do alimento e das condições em que este se apresenta.

Determinação da fração RMF

Fundamento

Consiste na queima da matéria orgânica presente no alimento a uma temperatura de 550°C. O método está baseado na determinação da perda de peso do material submetido ao aquecimento, sendo, portanto, um método gravimétrico.

A perda de peso nos fornece o teor de matéria orgânica do alimento. A diferença entre o peso original da amostra e essa perda fornece a quantidade de cinzas presente no produto. Nem sempre esse resíduo representa toda a substância inorgânica presente na amostra, pois alguns sais podem sofrer redução ou volatilização nesse aquecimento. Pode ser denominado como um método por incineração.

Material:

- Forno mufla regulado à temperatura de 500-550°C.
- Cadinhos de porcelana.
- Chapa elétrica.
- Dessecador.
- Balança analítica.

Procedimento:

Pesar o cadinho vazio, previamente calcinado em mufla a 550°C por 1 hora, esfriar em dessecador e anotar o peso. Pesar com exatidão, neste cadinho previamente calcinado e pesado, cerca de 3-5g de amostra, dessecada no caso de alimento rico em água. Começar a incineração aos poucos, em bico de gás ou chapa elétrica, procurando aquecer igualmente todas as faces do cadinho. Quando o produto estiver transformado em massa de carvão e cessar o desprendimento de fumaça, transferir o cadinho para mufla a 550°C, deixando-o por espaço de tempo suficiente para total destruição da matéria orgânica. Esperar a temperatura baixar de 80°C, retirar e colocar em dessecador. Pesar em seguida e até peso constante (FELTES et al., 2016).

Lipídeo, gorduras ou extrato etéreo

Essa fração inclui principalmente as gorduras, embora englobe também outras substâncias solúveis no éter, tais como ceras, resinas, alguns pigmentos, etc. A fração assim separada pode ser considerada como a média das substâncias graxas presentes no produto.

Método de Soxhlet

Fundamento

O processo é eminentemente gravimétrico. É um método de extração descontínua ou intermitente. O reagente permanece em contato com a amostra por um tempo, que dependerá da temperatura de destilação e do tamanho do tubo extrator.

O método de **Soxhlet** fundamenta-se no fato de que o solvente atua diversas vezes sobre a amostra, a fim de retirar, por solubilização, toda a gordura. O solvente é aquecido, evapora e, ao atingir a parte superior, condensa-se e cai sobre a amostra, da qual se está extraindo a gordura.

O sifão permite que o solvente orgânico volte ao balão e se renove continuamente, possibilitando um trabalho em circuito fechado, pelo tempo que for necessário. Assim, a determinação quantitativa de lipídeos pelo método de Soxhlet baseia-se na extração intermitente da fração lipídica por meio de solvente orgânico adequado, determinando-se gravimetricamente a quantidade de lipídeos, após extração e remoção do solvente.

Entretanto, o resíduo obtido não é constituído unicamente por triglicerídeos, mas por todos os compostos que, nas condições de determinação, possam ser extraídos pelo solvente (vitaminas, fosfatídeos, esteróis, óleos essenciais, etc.).

O solvente usado para essa determinação é o éter etílico, que deve ser anidro, pois traços de umidade provocariam a dissolução de açúcares e outras substâncias que, assim, seriam erroneamente incluídas na fração gordurosa.

A extração pode ser levada a efeito num extrator intermitente, sendo o mais comum o aparelho de Soxhlet. Nesse aparelho, o produto a ser extraído fica completamente protegido da indesejável elevação de temperatura.

O material colocado no cartucho deve ser previamente dessecado, pois assim o éter penetrará mais rapidamente em sua massa, além de ser prevenida a possível extração conjunta de substâncias indesejáveis, solúveis em água, bem como o carreamento da própria água, o que provocaria um erro.

O material deve estar finamente dividido para permitir melhor atuação do solvente. Em se tratando de material líquido, esse deve ser colocado sobre fibra de amianto recentemente calcinada e resfriada. A seguir, deve ser dessecado e só então levado para o cartucho do Soxhlet. Material que se aglomera facilmente, formando pastas consistentes, deve ser manipulado com areia lavada e seca, antes de ser levado ao cartucho.

O tempo de extração é variável, dependendo da natureza do produto examinado. Há indicação do ponto final do processo, quando uma gota do solvente recém-destilado não acusa mais presença de gordura (teste da mancha na folha de papel). Ao término da extração, deve-se recuperar por destilação o solvente utilizado.

Material:

- Cartuchos de Soxhlet.
- Extrator de Soxhlet.
- Balão de fundo chato.
- Éter etílico (anidro) ou éter de petróleo.
- Estufa a 105°C.
- Balança analítica.

Procedimento:

Transferir quantitativamente para o cartucho de Soxhlet previamente desengordurado a amostra que foi dessecada para determinação da umidade, identificando o cartucho com lápis. Cobrir a amostra com um pedaço de algodão desengordurado e colocá-lo no tubo extrator. Pesar o balão de fundo chato de 250 mL, previamente seco em estufa a 105°C por 1 hora e resfriado no dessecador. Pesar o balão de fundo chato e levar para a capela colocando no conjunto extrator de Soxhlet. Adicionar o solvente suficiente para a extração e proceder à extração por aproximadamente 6 horas com éter etílico. Evaporar o solvente e colocar o balão com o resíduo em estufa a 105°C por 30 minutos. Resfriar em dessecador até temperatura ambiente. Pesar, repetir o procedimento de aquecimento e resfriamento até peso constante.

> **Saiba mais**
>
> O tempo de extração é variável, dependendo da natureza do produto examinado. Tem-se indicação do ponto final do processo, quando uma gota do solvente recém--destilado não acusa mais presença de gordura (teste da mancha na folha de papel). Ao término da extração, deve-se recuperar por destilação o solvente utilizado.

Terminada essa etapa, dois procedimentos são possíveis.

a) Dessecar o material extratado até peso constante. A diferença de peso entre a tomada de ensaio e o produto final corresponde à quantidade de extrato etéreo da amostra. Calcular para 100 g.

b) Separar o éter por destilação (até cerca de 9/10 do volume), eliminar o éter residual em banho-maria e secar o balão em estufa até que duas pesagens consecutivas não apresentem variações de peso. Essa pesagem corresponde, diretamente, à quantidade de extrato etéreo da tomada de ensaio. Calcular para 100 g do produto. Para esse caso, o balão do extrator de Soxhlet deverá ser previamente tarado.

Método de Bligh e Dyer

Nesta técnica o alimento é homogeneizado com pequenas porções da mistura de metanol e clorofórmio de forma a separar a fase miscível em água do alimento. A adição de mais clorofórmio e água promove a separação em duas fases com a fração lipídica contida na camada do clorofórmio.

Procedimento:

Em um tubo de ensaio com tampa, pesar entre 2,0 a 2,5 g da amostra com teor de gordura acima de 20% ou entre 3,0 a 3,5 g para amostras com teor de gordura abaixo de 20%. Adicionar exatamente 10 mL de clorofórmio, 20 mL de metanol e 8 mL de água destilada. Agitar vigorosamente (observar se há vazamento). Colocar o tubo no agitador rotativo por 30 minutos. Após isso, adicionar exatamente 10 mL de clorofórmio e 10 mL de solução de sulfato de sódio 1,5%. Agitar vigorosamente por 2 minutos e centrifugar a 1000 rpm. Succionar a camada metanólica superior e descartar. Filtrar a camada inferior em papel de filtro qualitativo com sulfato de sódio anidro (retira resíduo de água). Transferir 5 mL do filtrado para um béquer de 50 mL previamente padronizado e pesado. Evaporar o solvente em estufa a 105°C, esfriar em dessecador e pesar novamente. Realizar os cálculos.

Proteína bruta ou extrato nitrogenado

O conteúdo em proteína bruta do alimento é determinado por meiodo seu conteúdo em nitrogênio, embora o nitrogênio possa ser proveniente de outros componentes, não somente das proteínas, componentes como ácidos nucléicos, protídeos, aminoácidos, sais de amônio, nitratos, bases púricas, etc.

A determinação do nitrogênio total nos fornece a informação muito reduzida do valor de proteínas de um alimento. Conhecendo a proporção de uma proteína em particular, multiplica-se o valor do nitrogênio pelo fator desta e, assim, estima-se o conteúdo em proteína.

Existem vários métodos para dosar o nitrogênio. O método de Kjeldahl-descrito há quase um século, tem passado por modificações e desde então é o mais indicado para amostras de origem biológica. Neste método, por meio de uma digestão ácida todo nitrogênio da amostra, é transformado em amônio (NH_4^+), o qual é posteriormente separado por destilação e finalmente dosado pela titulação. O método é basicamente dividido em três etapas:

1. **Digestão:** o nitrogênio orgânico é transformado em amônia e os compostos orgânicos são convertidos em CO_2, H_2O e NH_4^+.
2. **Destilação/neutralização:** a amônia é separada por destilação e recolhida em uma solução receptora.
3. **Titulação:** determinação quantitativa da amônia recolhida contida na solução receptora. Dependendo da técnica, a separação da amônia é

omitida, fazendo-se a sua determinação diretamente no material, após digestão.

Em face das diferentes temperaturas exigidas para a decomposição das substâncias orgânicas, pois algumas substâncias não se decompõem à temperatura normal de ebulição do ácido sulfúrico, torna-se necessário aumentar a severidade de reação, pela adição de determinados sais, sendo os mais comuns o sulfato de potássio ou de sódio (que elevam o ponto de ebulição do ácido sulfúrico de 180°C para, aproximadamente, 400°C e, pela formação de S_2O_7, tornam a digestão mais rápida).

Mesmo assim, a oxidação da matéria orgânica ainda é relativamente lenta, podendo ser acelerada pela adição de catalisadores ou agentes oxidantes. Os sais de cobre ($CuSO_4$ $5H_2O$) e selênio metálico (Se) são os mais comumente usados.

O uso de uma combinação de catalisadores é benéfico, porque promove melhor efeito associativo do que cada um dos catalisadores separadamente. O uso da mistura cobre/selênio não acarreta perda de nitrogênio, desde que a concentração do sulfato seja alta, ou seja, quando a concentração do sulfato for baixa, o uso da mistura poderá acarretar perda de nitrogênio.

Quando se usa o método micro-Kjeldahl, em ebulição lenta, 30 minutos serão suficientes para assegurar uma digestão adequada, após tornar-se claro o material que está sendo digerido, enquanto que no método macro-Kjeldahl uma hora de ebulição é o mínimo aconselhável.

As reações que se passam durante o processo da determinação dos compostos nitrogenados podem ser assim resumidas:

Digestão: durante a fase de digestão, coloca-se no balão Kjeldahl a amostra embrulhada, de preferência, em papel impermeável, juntamente com a mistura digestora e o ácido sulfúrico (H_2SO_4) concentrado. Faz-se o aquecimento em blocos de aquecedores.

O carbono contido na matéria orgânica é oxidado e o dióxido de carbono (CO_2) se desprende. No final da digestão, o material fica completamente claro, depois de passar por uma fase bastante escura, no início da digestão. Além dos aminoácidos presentes nas proteínas, existe nitrogênio sob forma de amina, amida e nitrila, que são transformados em gás amônia (NH_3).

Esse gás formado reage com o H_2SO_4, formando $(NH_4)_2SO_4$, conforme indicaram as reações. O sulfato de amônio formado, que fica no balão, ao se esfriar, forma cristais.

Destilação: pode ser feita por aquecimento direto ou por arraste a vapor, sendo preferível este último. O sulfato de amônio é tratado com hidróxido de sódio (NaOH 1+1), em excesso, e ocorre a liberação do gás amônia (NH_3).

Ao adicionar o NaOH (1+1), devem ser usadas algumas gotas de fenolftaleína, no destilador, para garantir um ligeiro excesso de base. O gás NH_3 desprendido é então recebido em um Erlenmeyer contendo ácido bórico (H_3BO_3) com indicador, previamente adaptado ao conjunto de destilação.

O processo termina quando todo o NH_3 se desprendeu. O H_3BO_3 contendo indicador que, no início, era de cor rosa (laranja), adquire a cor verde à medida que se vai formando o $NH_4H_2BO_3$.

Titulação: é a última fase. O $NH_4H_2BO_3$ é titulado com uma solução padrão de HCl 0,01N ou 0,1N com fator conhecido até a viragem do indicador.
Material:

- Ácido sulfúrico isento de nitrogênio.
- Catalisador misto:
  - Sulfato de potássio 100 g.
  - Sulfato de cobre 10 g.
  - Selênio 2 g-solução de ácido clorídrico 0,1 mol/mL ou 0,01 mol/mL fatorado.
  - Solução indicador misto (vermelho de metila 0,50% + 0,75% verde de bromocresol em álcool etílico).
- Solução de hidróxido de sódio a 50%.
- Ácido bórico 4%.

Procedimento — utilizado o micro-Kjeldahl:

1. Pesar cerca de 1 g (0,2 g quando micro-Kjeldahl) da amostra em papel impermeável embrulhada, transferir para um balão de Kjeldahl identificado e adicionar cerca de 2 g (1 g para MK) do catalisador misto ($CuSO_4$ e K_2SO_4) e 20 mL (5,0 mL para MK) de ácido sulfúrico concentrado.
2. Aquecer até ebulição em capela química por cerca de 4 a 6 horas (até atingir 400°C para MK). Nesta fase da digestão, será observado um escurecimento do líquido e, depois, ao passo que o aquecimento vai se prolongando, passa a pardo, ficando finalmente incolor. Para MK — continuar a digestão até as paredes internas do tubo ficarem perfeitamente límpidas, a fumaça branca de SO_2 (dióxido de enxofre) praticamente cessar e o líquido apresentar coloração verde-esmeralda límpida.

> **Fique atento**
>
> A função do catalisador é reduzir o tempo de digestão. O clareamento do líquido não indica o fim da digestão. Para se ter certeza de que a operação está terminada, adicionar à mistura um cristal de permanganato de potássio, se este não descorar, não há matéria orgânica no digerido.

3. Adicionar ao digerido frio cerca de 50 mL (10 mL para MK) de água destilada. Colocar em um Erlenmeyer 10mL de ácido bórico a 4% e cinco gotas de indicador misto (vermelho de metila + verde de bromo cresol). Conectar o tubo ao sistema de destilação e ligar o aparelho. Adicionar cuidadosamente com agitação a solução de hidróxido de sódio a 50%, até alcalinização completa (cor marrom escura). Destilar até obtenção de aproximadamente 50 mL de solução, recebendo o destilado no Erlenmeyer com ácido bórico a 4% (cor verde do líquido).
4. Titular o destilado com solução de HCl 0,1 mol/L ou 0,01 mol/L (H_2SO_4 0,02N para MK) de acordo com o conteúdo teórico de N presente na amostra. Viragem do indicador (verde → róseo). Anotar o volume de ácido utilizado. Realizar os cálculos.

Carboidratos, glicídeos, açúcares ou sacarídeos

Fundamento

Corresponde ao extrato livre de nitrogênio (*nitrogenfreeextract*) estando também excluída a fração lipídica. Engloba diversos compostos, tais como: féculas e amido, açúcares, gomas, resinas, ácidos orgânicos, etc. Pode ser determinada por cálculo, uma vez determinada a fração precedente. Nesse caso, engloba também o erro eventual de todas as determinações prévias.

O teor de glicídeos em alimentos varia de praticamente 0 para as carnes, até teores bastante elevados no caso das farinhas, uma vez que estas apresentam cerca de 75%. Outros exemplos são: ervilha 14,5%, laranja 10%, couve 6%, espinafre 4,3% e alface 1%.

Fibras ou substâncias insolúveis

A fração fibra é constituída por polissacarídeos não digeríveis: celulose, hemicelulose, lignina, pectina e gomas. O conteúdo de fibra crua é determinado pelo seguinte método: a amostra sofre digestão ácida (ácido sulfúrico 1,25%) seguida de uma digestão alcalina (hidróxido de sódio 1,25%).

O resíduo dessas digestões representa a fibra crua. Na determinação da fibra crua, partes dos polissacarídeos não digeríveis são removidas pelas digestões ácida e alcalina.

O conteúdo em fibra alimentar tem maior significado nutricional. Novos métodos são empregados atualmente para sua determinação. A amostra é digerida por enzimas (proteases, α-amilase e amiloglicosidade) e o resíduo da digestão enzimática representa a fibra alimentar.

O conteúdo em fibra alimentar geralmente é mais elevado que o conteúdo em fibra crua, porque, além do resíduo obtido pelas digestões ácida e alcalina, o resíduo da digestão enzimática contém polissacarídeos não hidrolisados pelas enzimas digestivas.

O teor de fibra em alimentos varia de acordo com sua origem. Alimentos de origem vegetal apresentam de 0,5 a 1,5% de fibra.

Determinação de fibra alimentar total

A fibra alimentar total (FAT) é definida fisiológica e nutricionalmente como os constituintes orgânicos da dieta que são resistentes à hidrólise das enzimas digestivas do homem. Consiste principalmente de polissacarídeos não amiláceos, tanto as solúveis como as insolúveis (celulose, hemicelulose, pectinas e hidrocoloides) e lignina.

Para sua determinação, utiliza-se um método enzimático/gravimétirco. Esse método baseia-se na gelatinização e hidrólise parcial do amido com uma alfa-amilase termorresistente, seguida de hidrólise de proteína com uma protease e hidrólise do amido residual com uma amiloglucosidade.

A FAT é precipitada pela adição de etanol 95%, seguido de filtração e lavagem do resíduo com solventes. Após secagem e pesagem dos resíduos, é feita a determinação de proteína e cinza nos resíduos.

Material:

- Cadinho de filtração: com disco sinterizado, grosso, tamanho dos poros ASTM 40-60 μm.
- Vácuo.

- Estufa com circulação de ar.
- Dessecador.
- Mufla.
- Banho-maria com agitação.
- Béqueres.
- Balança analítica.
- pHmetro.
- Pipetas.
- Agitador e barra magnética.

Procedimentos:

Em quatro béqueres de 600 mL, forma alta, pesar com precisão de 0,1 mg quantidade de produto correspondente a 1,0 g da amostra. A diferença de massa das duas tomadas de ensaio não deve exceder a 20 mg. Adicionar em cada béquer 50 mL de tampão fosfato 80 mM pH 6,0.

Preparar o teste em branco: 2 béqueres de 600 mL com 50 mL de tampão fosfato 80 mM pH 6,0. Adicionar a quantidade de alfa-amilase termorresistente. Cobrir cada béquer com papel alumínio, pressionando firmemente ao redor da borda. Colocar as amostras cobertas em banho-maria com agitação a 95 a 100°C por 30 minutos, com agitação contínua. Começar a contagem quando todos os béqueres estiverem no banho quente.

Retirar os béqueres do banho e deixar esfriar a temperatura ambiente. Ajustar o pH das soluções a 7,3 a 7,5, adicionando solução de NaOH a 0,275 mol/L. Lavar o eletrodo com água destilada. Adicionar a cada béquer 5 mg de protease (pesar 50 mg e diluir em 1 mL de tampão fosfato e pipetar 0,1 mL). Cobrir com papel alumínio e colocar em banho-maria a 60°C por 30 minutos, sob agitação constante.

Retirar os béqueres do banho e deixar esfriar a temperatura ambiente. Ajustar o pH das soluções a 4 a 4,6, adicionando solução de HCl a 0,035 mol/L. Lavar o eletrodo com água destilada. Adicionar a cada béquer a quantidade de amiloglucosidade (AGM). Cobrir com papel alumínio e colocar em banho-maria a 60°C por 30 minutos, sob agitação constante. Colocar junto béqueres contendo 250 mL de etanol a 95%.

Retirar os béqueres do banho e adicionar imediatamente em cada um deles os 250 mL de etanol a 95% pré-aquecido. Cobrir cada béquer e deixar em repouso por 1 hora a temperatura ambiente. Pesar os cadinhos contendo celite em balança, precisão de 0,1 mg. Filtrar a solução etanólica sob ligeiro vácuo, sem resuspender o resíduo. Transferir todo o resíduo quantitativamente para o cadinho com pequenas porções de etanol a 78%.

Lavar cada resíduo três vezes com 20 mL de etanol a 78%, duas vezes com 10 mL de etanol a 95% e duas vezes com 10 mL de acetona. Uma goma pode se formar com algumas amostras. Quebre a superfície desse filme com uma espátula para melhorar a filtração.

Secar os cadinhos com resíduos durante uma noite em estufa a 105°C. Colocá-los em dessecador para esfriar. Pesar e calcular os resíduos.

Determinação de proteína

Transferir o conteúdo total do cadinho (Celite + resíduo) para o tudo de proteína. Determinar nitrogênio total segundo o método de Kjeldahl.

Determinação de cinzas

Colocar os cadinhos, resíduos e branco, na mufla e aquecer por 5 horas a 525°C. Deixar os cadinhos em dessecador por uma hora e pesar.

> **Fique atento**
>
> Para evitar a quebra dos cadinhos, estes são colocados com a mufla desligada ou no máximo com a temperatura a 150°C. da mesma maneira, após a calcinação, a mufla deve ser desligada e os cadinhos retirados somente quando a mesma temperatura atingir cerca de 200°C.

Fibra bruta

Fundamento

O método para análise de fibra crua envolve uma hidrólise da amostra pela solução de ácido sulfúrico 0,255 mol/L, seguida pela hidrólise com solução de hidróxido de sódio 0,313 mol/L. Após as hidrólises, a amostra é incinerada e a fibra é representada pela diferença entre a amostra antes da ignição e a amostra após a ignição.

Esse método, como uma estimativa da fibra nos alimentos tem muitos defeitos, pois cerca de 80% da hemicelulose, 50 a 90% de lignina e 20 a 50%

da celulose são removidos pela extração ácida e alcalina (FELTES et al., 2016; INSTITUTO ADOLFO LUTZ, 2008).

- Amostra triturada e seca.
- Extração da gordura com éter etílico ou éter de petróleo.
- Aquecimento por 30 minutos em ebulição com H_2SO_4 0,255 mol/L.
- Filtrar e lavar o resíduo com água destilada quente.
- Aquecer 30 minutos em ebulição com NaOH 0,313 mol/L.
- Filtrar, lavar com água quente e finalmente com álcool.
- Secar em estufa e pesar.
- Fibra crua.

Material:

- Solução de ácido sulfúrico a 0,255 mol/L (H_2SO_4).
- Solução de hidróxido de sódio 0,313 mol/L (NaOH).
- Álcool absoluto, éter etílico e água destilada (fria e quente).
- Papel de filtro (pesado) e vidro de relógio.
- Balança analítica.

Procedimento:

- Pesar cerca de 1 a 2 g da amostra seca e desengordurada (para desengordurar proceda a uma extração total por meio de éter e evapore totalmente o éter, ou então pode ser usada amostra em que foi determinado o extrato etéreo) sobre vidro de relógio. A amostra deve estar desengordurada para evitar um excesso de saponificação da gordura durante a hidrólise básica e, consequentemente, prevenir a formação de espuma. Transferir a amostra para o frasco do digestor adaptado a um refrigerante de refluxo com placa elétrica preaquecida.

Digestão ácida:

- Aqueça a solução de ácido sulfúrico 0,225 mol/L a ebulição. Adicione essa solução aquecida no frasco digestor até completar 150 mL.
- Adapte o frasco digestor na placa elétrica preaquecida e desça lentamente o refrigerante de refluxo. Deixe a digestão ocorrer por 30 minutos.

- Enquanto a digestão ocorre, coloque o papel-filtro no funil de Buchner. Após 30 minutos de digestão, filtre a vácuo em funil e Buchner a digestão ácida ainda quente sobre papel-filtro de boa capacidade filtrante.
- Lavar com água destilada quente (100 mL) o frasco digestor vazio e lave o resíduo sobre o papel-filtro. Quando a filtração estiver praticamente terminada, iniciar a digestão alcalina com a solução de NaOH a 1,25%.

Digestão alcalina:

- Aqueça a solução de hidróxido de sódio 0,313 mol/L a ebulição.
- Adapte um funil comum em frasco digestor vazio utilizando a solução de hidróxido de sódio 0,313 mol/L quente para lavar o papel-filtro. Complete com essa solução até 150 mL.
- Adapte o frasco digestor na placa elétrica preaquecida e desça lentamente o refrigerante de refluxo. Deixe a digestão ocorrer por 30 minutos.
- Enquanto a digestão alcalina ocorre, pese um papel-filtro previamente seco na estufa. Anote o peso do papel. Adapte o peso do papel. Adapte esse papel-filtro no funil de Buchner.
- No final da digestão, filtre a digestão alcalina sobre esse papel-filtro. Com água destilada quente (100 mL), lavar o frasco digestor vazio e lavar o resíduo sobre o papel-filtro.
- Lave o resíduo presente no papel-filtro com 20 mL de álcool etílico.
- Se necessário, lavar depois com cerca de 20 mL de éter etílico, tendo o cuidado de projetar o jato sobre a massa de fibra para que haja penetração do líquido nela.
- Retire o papel-filtro contendo o resíduo do funil e evapore o álcool na estufa por 15 minutos, colocando o papel-filtro sobre um vidro de relógio.
- Dobre o papel-filtro contendo o resíduo e pese o papel-filtro + resíduo na balança (INSTITUTO ADOLFO LUTZ, 2008).

Valor calórico

A partir da composição centesimal (teores de proteínas, lipídeos e glicídeos), é possível calcular o valor calórico em 100 g do alimento (kcal em 100 g do produto).

Cálculo da composição centesimal

Umidade

Técnica gravimétrica com e sem o emprego de calor:
Relacionar a perda de peso para 100 g da amostra.

$$\% \text{ de Umidade} = \frac{100 \times Po}{P}$$

Onde:

Po = perda de peso em gramas (amostra úmida — amostra seca).
P = peso da amostra inicial.

A seguir, no Quadro 1, são apresentados os valores de umidade de alguns alimentos.

Quadro 1. Valores de umidade dos alimentos

Alimento	Umidade
Leite em pó	4
Queijos	40-75
Manteiga	15
Sorvetes	65
Frutas	65-95
Carnes e peixes	50-70
Cereais	<10
Produtos lácteos	87-91
Creme de leite	60-70
Margarina e maionese	15
Molhos de salada	40
Vegetais	66
Açúcar	<1

Cinzas ou resíduo mineral fixo

Para calcular as porcentagens de cinzas dos alimentos, você precisa saber que:

$$\% \text{ de Cinzas} = \frac{100 \times N}{P}$$

Onde:

N = gramas de cinzas (peso do cadinho + cinzas − peso do cadinho + amostra).
P = peso da amostra inicial.

A seguir, no Quadro 2, são apresentadas porcentagens de cinzas de certos alimentos.

Quadro 2. Porcentagens de cinzas em alimentos

Alimentos	% Cinzas
Farinha de peixe	15,0
Farinha de trigo	0,8
Leite	6,0
Cacau	5,4
Feijão	4,0
Açúcar	0,0
Repolho	0,7

Lipídeos, gorduras ou extrato etéreo

Método de Soxhlet

Calculada a quantidade de substâncias lipídicas para 100g de produto seco, relacione-a para 100g de produto integral.

$$\text{Extrato etéreo g \%} = \frac{P4 \times (100 \text{ g amostra integral})}{\text{Peso da amostra integral (g)}}$$

P1 = peso do balão (g).
P2 = peso da amostra seca (g).
P3 = peso do balão + extrato etéreo (g).
P4 = peso de extrato etéreo (P3-P1).
P4_____ P2
Extrato etéreo g%_____ (100-% umidade)
Extrato etéreo g% = P4 x (100-% umidade)
P2
Ou
P4_____ Peso amostra integral
Extrato etéreo g% _____ 100 g amostra integral

Método de Bligh e Dyer

Você pode utilizar o seguinte cálculo:

$$\% \text{ de lipídios} = \frac{\text{peso dos lipídios (g)} \times 4 \times 100}{\text{Peso da amostra (g)}}$$

Proteína bruta ou extrato nitrogenado

Veja as informações para o cálculo:

1 EqHCl _____ 1 Eqnitrogênio
1 mol/L (1 Eq/1000 mL ____ 14 g nitrogênio
1 mol/L (1 mL) _____ 0,014 g nitrogênio
0,1 mol/L (1mL) _____ 0,0014 g nitrogênio

Sabendo-se que 1 mL de HCl 0,1 mol/L neutraliza 0,0014 g de nitrogênio, o volume de HCl 0,1 mol/L gasto na titulação multiplicado por 0,0014 nos dará a quantidade de nitrogênio presente na amostra.

Relacionar o resultado obtido para 100 g de produto integral ou 100 g do produto seco:

1 mL (0,1 mol/L) _____ 0,0014 g nitrogênio
Vol. de HCl x fator _____ X g nitrogênio (que reagiu com N)
X g nitrogênio _____ Peso da amostra (g)
Y g% nitrogênio _____ 100 g da amostra

$$Y \text{ g \% nitrogênio} = \frac{\text{Vol. de HCl} \times \text{Fator} \times 0{,}0014 \text{ g nitrogênio} \times 100}{\text{Peso da amostra (g)}}$$

O total de ácido bórico consumido pela destilação menos o número de mL de HCl 0,1 mol/L gasto na titulação multiplicado por 0,0014 nos dará a quantidade de nitrogênio presente na amostra % de N.

Fator de conversão

A maioria dos alimentos (carnes, ovos, leguminosas, verduras, tubérculos, raízes e similares) temem média 16% de nitrogênio, portanto:

16 g N _____ 100 g proteínas
1 g N _____ X g
X g = 100/16 = 6,25

O teor de proteína bruta de um alimento é obtido pela multiplicação do teor de N — total pelo fator de conversão (6,25). Ou relacionar o resultado obtido para 100 g de produto integral ou 100 g do produto seco direto

$$\frac{V \times f \times 0{,}0014 \times 6{,}25 \times 100}{P} = \text{proteína (g/100 g) p/p da amostra}$$

Para MK:

$$\% \text{ de proteína} = \frac{V^* \times 0{,}00028 \times fc \times Fc \times 100}{\text{Peso da amostra}}$$

V* = volume gasto na titulação da amostra — volume gasto na titulação do branco; fc = fator de correção da solução de ácido sulfúrico; Fc = fator de conversão (proteína animal = 6,25, leite = 6,38, cereais/leguminosas = 5,7) 0,00028, pois a concentração da solução é 0,02 mol/L.

Carboidratos, glicídeos, açúcares ou sacarídeos

Somar os números correspondentes às percentagens das cinco determinações precedentes (umidade, cinzas, lipídeos, proteínas e fibra). Diminuir o número obtido de 100. A diferença correspondente ao valor da fração "Nifext" para 100 g do produto.

$$\text{Nifext} = 100 - (U + RMF + L + P + F)$$

Fique atento

É preciso observar que todos os resultados sejam expressos da mesma forma para o produto dessecado ou integral (g%).

Fibras ou substâncias insolúveis

Determinação de proteína

Calcular o conteúdo de proteína usando o fator 6,25.

$$P = VH_2SO_4 \times NH_2SO_4 \times \text{fator de correção do ácido} \times 0{,}014 \times 6{,}25$$

Determinação de cinzas

$$C = (\text{peso do CAD} + \text{cinzas}) - \text{Peso do cad.}$$

Cálculo da fração fibra crua

O peso da fibra total é dado pela diferença apresentada do peso do papel. Calcule para 100 g de material seco e integral.

$$\text{Fibra crua (\% ou g/100 g)} = \frac{S \times 100}{P}$$

S = massa em g do resíduo da amostra no papel.
P = massa em g da amostra inicial.

Fique atento

Quando se utiliza um papel-filtro específico, com teor de cinzas conhecido, pode-se dobrar o papel-filtro contendo a fibra em um cadinho calcinado e pesado e determinar as cinzas totais do resíduo fibra. O teor de cinzas obtido menos o peso das cinzas do papel-filtro específico, representam a parte mineral da fibra na tomada de ensaio. A diferença entre a parte mineral da fibra e a fibra total nos dará a fração de fibra do alimento.

Valor calórico

O valor calórico ou valor energético de um alimento pode ser calculado conhecendo a quantidade de carboidratos, proteínas e lipídeos presentes nele, sabendo que o consumo de cada um destes fornece para o corpo:

Valor calórico (Kcal em 100 g) = P (%) × 4,0 + L (%) × 9,0 + C (%) × 4,0

Onde:

P = conteúdo de proteínas (%).
L = conteúdo de lipídeos (%).
C = conteúdo de carboidratos (%).

A composição centesimal de um alimento exprime de forma grosseira o valor nutritivo desses alimentos. Podemos, a partir da composição centesimal, verificar a riqueza do alimento em alguns grupos homogêneos considerados, assim como verificar, por cálculo, o valor calórico desse alimento.

Veja o Quadro 3 a seguir.

Quadro 3. Fator de conversão dos diversos componentes dos alimentos em kcal/g e kilojoules/g

Componentes	Kcal/g	Kjoule/g
Lipídeos	9,0	37
Proteínas	4,0	17
Carboidratos expressos em monossacarídeos	4,0	16
Amido	3,9	
Sacarose	4,0	16
Glicose e frutose	4,0	16

1 caloria equivale a 4,1833 joules.

Referências

BOLZAN, R. C. *Bromatologia*. Frederico Westphalen, RS: UFSM, 2013. Disponível em: <http://estudio01.proj.ufsm.br/cadernos/cafw/tecnico_agroindustria/bromatologia>. Acesso em: 22 out. 2018.

CECCHI, H. M. *Fundamentos teóricos e práticos em análise de alimentos*. 2. ed. Campinas: Unicamp, 2015.

FELTES, M. M. C. et al. *Procedimentos operacionais padronizados de bromatologia de alimentos*. Blumenau, SC: Instituto Federal Catarinense, 2016.

INSTITUTO ADOLFO LUTZ. *Métodos físico-químicos para análise de alimentos*. 4. ed. São Paulo: Instituto Adolfo Lutz, 2008.

ROCHA, D. A. et al. Método de obtenção e análise da composição centesimal do polvilho da fruta-de-lobo (Solanumlycocarpum ST. HIL). *Revista Brasileira de Fruticultura*, v. 34, n. 1, p. 248-254, mar. 2012.

Leituras recomendadas

COSTA, W. D. et al. Análise físico-química, bromatológica e antibacteriana dos frutos de Tamarindus indica linn. *Cadernos de Cultura e Ciência*, ano 10, v. 14 n. 1, p. 86-95, set. 2015.

SALINAS, R. D. *Alimentos e nutrição*: introdução a bromatologia. 3 ed. Porto Alegre: Artmed, 2002.

SILVA, C. O.; TASSI, E. M. M.; PASCOAL, G. B. *Ciência dos alimentos*: princípios de Bromatologia. São Paulo: Rúbio, 2017.

SOUZA, A. V. et al. Caracterização bromatológica de frutos e geleias de amora-preta. *Revista Brasileira de Fruticultura*, v. 37, n. 1, p. 13-19, mar. 2015.

Amostragem e preparo para análise

Objetivos de aprendizagem

Ao final deste texto, você deve apresentar os seguintes aprendizados:

- Definir os termos usados no processo de amostragem e no preparo de amostras e a importância do uso de técnicas para amostragem e preparo das amostras.
- Identificar as principais fontes de variabilidade na composição nutricional em amostras.
- Aplicar métodos de amostragem e construção de protocolos de coleta, manuseio e preparo de amostras.

Introdução

A amostragem de alimentos consiste em obter amostras representativas do material a ser analisado. É importante que a amostragem seja feita meticulosamente e sob critérios precisos e racionais desde o processo de colheita até a análise final, pois a exatidão analítica depende de todo esse cuidado.

Ao analisar um produto, a primeira etapa a ser seguida é a coleta de amostra e esta deve ser previamente planejada. Após realizar a coleta, a amostra deve ser identificada e acondicionada, evitando qualquer alteração nela.

As amostras de alimentos podem ser coletadas nos locais de fabricação, preparo, depósito, acondicionamento, transporte e pontos de venda. Devem ser retiradas várias amostras e colhidas em diferentes pontos do local de interesse, que serão homogeneizadas formando uma amostra média, de onde podem ser retiradas amostras parciais, antes que sejam enviadas ao laboratório.

Neste capítulo, você vai estudar sobre os termos usados no processo e preparo de amostragem, além de identificar as principais variabilidades na composição nutricional das amostras e visualizar a aplicabilidade dos métodos e das técnicas do processo de amostragem.

Processo e preparo da amostragem

Qualquer procedimento analítico se inicia com o procedimento de amostragem do alimento. Dessa forma, é necessário conhecer e aplicar os procedimentos adequados para que os resultados se mostrem fidedignos e apresentem a exatidão requerida.

A finalidade do processo de amostragem é obter uma pequena parte do todo que o represente em todos os seus constituintes. Cada alimento, segundo sua composição e características, tem um procedimento de amostragem específico (BOLZAN, 2013).

Inicialmente, você verá a seguir os termos básicos utilizados no processo de amostragem.

Termos utilizados

Amostra: trata-se de uma porção selecionada de uma quantidade maior de material. Consiste no termo geral usado para uma unidade obtida da quantidade total do alimento.

Protocolo de amostragem: é um procedimento predeterminado para a seleção, a retirada, a preservação e a preparação da amostra. Também é chamado de plano de amostragem.

Característica: quer dizer a propriedade, ou constituinte, a ser medida ou observada, isto é, consiste na descrição do alimento, dos nutrientes e outras análises.

Homogeneidade: significa a medida na qual uma propriedade ou constituinte está uniformemente distribuída. Contudo, os alimentos são geralmente heterogêneos ou deve-se assumir que o são.

Erro de amostragem: é a parte do erro total associada ao uso de apenas uma fração da população total do alimento, extrapolando para toda a população. Isso decorre da heterogeneidade da população. Deve-se obter amostras replicadas ao estimar a composição da população de um alimento, pois a natureza dos alimentos é heterogênea.

Lote: é uma quantidade de alimento que se sabe, ou se presume que é produzida em condições uniformes. É importante sempre anotar o número do lote ao realizar a amostragem.

Unidade: são unidades isoladas e identificáveis do alimento, adequadas para serem retiradas da população como amostras e que podem ser individualmente descritas, analisadas ou combinadas. Essas unidades são base da maior parte do trabalho de análise dos alimentos (por exemplo, uma maçã, um cacho de bananas ou um prato pronto).

Normas gerais para colheita das amostras destinadas para análises

As amostras de produtos alimentícios que serão destinadas à análise poderão ser colhidas nos locais de fabricação, preparo, depósito, acondicionamento, transporte e exposição à venda em condições técnicas adequadas dos procedimentos ou todo o processo ficará comprometido.

A amostra colhida em quantidade suficiente para a realização da análise deverá ser devidamente armazenada, livre de possíveis alterações e identificada. As amostras que são facilmente deterioráveis serão conservadas em refrigerador ou congelador. É importante que o processo da colheita até a análise seja realizado em curto espaço de tempo.

A necessidade do planejamento prévio visa à quantidade das amostras, bem como à espécie do produto e aos parâmetros a serem analisados. Assim, a amostra deverá ser representativa do lote, do estoque ou da partida, em proporção adequada à quantidade do produto existente no local da colheita.

As condições em que a amostra foi recebida, como embalagem e temperatura, devem ser registradas no laudo analítico. O agente responsável pela amostragem deverá ser a autoridade sanitária treinada, tanto na parte tecnológica como na analítica.

O treinamento tecnológico, no que se refere ao processo de fabricação dos alimentos, possibilitará a aquisição de informações úteis que devem ser registradas no termo de colheita da amostra a ser analisada, bem como instruir os produtores, na tentativa de corrigir possíveis deficiências nas instalações, no equipamento.

Quando nenhuma instrução específica é fornecida, a regra geral é colher amostras correspondentes a $\sqrt{x} + 1$, sendo x igual ao número de unidades do lote. Ordinariamente, quando se refere a grandes cargas, por exemplo, existentes em indústrias e armazéns, devem ser colhidas não menos que 12 unidades e não mais que 36, sendo que cada unidade deverá ser proveniente de recipientes diferentes.

Principais fontes de variabilidade na composição nutricional das amostras

Dados de composição de alimentos não podem ser considerados absolutos, pois são materiais biológicos, apresentam variações em função de inúmeros fatores como safra, clima, variedade, solo, formulação, preparação, etc. Além disso, os valores apresentados em uma tabela representam uma estimativa média, referente a um determinado número compilado de amostras ou alimentos.

A variabilidade na composição dos alimentos é inerente e não pode ser considerada com erro, porém, deve ser levada em consideração. É de primordial importância a adoção de cuidados, que envolvam desde a identificação detalhada do alimento até o controle da qualidade analítica, para garantir a qualidade das informações.

Exemplos de variabilidade quanto às amostras:

- Amostras geográficas:
    - Em um país pode haver uma ampla diversidade de solos e condições climáticas.
    - Há variações na comercialização do alimento e na preparação do alimento entre as diferentes regiões de um país.
    - Dados geograficamente identificados podem ser apresentados na base de dados como suplemento às médias nacionais e/ou regionais.
- Amostras sazonais:
    - As variações sazonais da composição precisam ser ajustadas pelos protocolos combinados.
    - Os alimentos de origem vegetal são particularmente propensos à variação, por exemplo conteúdo de água, carboidrato e vitamina.
    - O peixe varia especialmente o conteúdo de gordura.
- Leite e laticínios exibem variações nas vitaminas em razão de diferenças sazonais dos padrões de alimentação.

- Estado fisiológico e amadurecimento:
  - O grau de amadurecimento de plantas e a idade dos animais causam variações na composição.
  - As concentrações de açúcares, ácidos orgânicos e vitaminas variam em muitas plantas e há variação de gorduras e alguns minerais em animais.
  - O armazenamento das plantas afeta o conteúdo de água, vitamina e os níveis de alguns nutrientes orgânicos: metabolismo residual da planta durante o armazenamento.
- Cultivar e raça:
  - Podem ser uma fonte importante de variações para alguns nutrientes.
  - É aconselhável documentar a variação do cultivar ou raça na base de dados.

Exemplo

Outro exemplo, a variação, pode se dar em razão de a carne de frango apresentar composição diferente entre a ave inteira e suas partes. Pode haver diferença também entre produto congelado e resfriado, principalmente em relação ao teor de umidade.

Limitações dos métodos de amostragem

Para todos os métodos, os dados de composição obtidos só podem ser uma estimativa da composição do alimento, pois estão sujeitos às limitações impostas pela variação da composição dos alimentos.

Métodos de amostragem

A amostragem constitui um conjunto de operações executadas dentro de uma especificação, assegurando que a amostra coletada contenha todas as características da matriz.

É uma série de etapas executadas com as quais se obtém do material em estudo uma porção pequena de tamanho apropriado para o trabalho em laboratório.

Amostragem para análise fiscal e de controle

As amostras para análise fiscal devem ser colhidas em triplicata: uma delas é deixada em poder do detentor ou depositário do produto para eventual perícia de contraprova e as outras duas são encaminhadas ao laboratório, respectivamente, para análise e perícia desempatadora, se necessário.

Quando não é possível realizar a colheita em triplicata, a análise fiscal será realizada em amostra única. Os procedimentos para a realização das análises fiscais estão previstos em legislações específicas.

A análise de controle é efetuada no laboratório após o registro do alimento no órgão competente de Vigilância Sanitária e também para aqueles dispensados da obrigatoriedade de registro no Ministério da Saúde, quando há necessidade de provar a conformidade do produto com o seu respectivo padrão de identidade e qualidade (INSTITUTO ADOLFO LUTZ, 2008).

Acondicionamento

As amostras colhidas deverão ser imediata e devidamente acondicionadas. Esse armazenamento deve impedir qualquer alteração na amostra. O tipo de acondicionamento ou de recipiente vai depender do estado físico do produto, se líquido, sólido ou semissólido, e também do tipo de análise que será realizada.

Saiba mais

Recomenda-se o uso de recipientes de vidro, louça e outras embalagens semelhantes para gordura, frituras, produtos úmidos ou higroscópicos (carnes e outros). As amostras de substâncias líquidas são geralmente acondicionadas em frascos plásticos ou de vidro.

Lacração

A lacração dos invólucros das amostras fiscais e de controle evita qualquer alteração deliberada do conteúdo da embalagem. O uso pode ser por lacre ou por vedação hermética, para que em caso de violação esta se torne evidente. Poderão ser usados como invólucros sacos de plástico ou papel resistentes para acondicionar amostras de todos os tipos de alimentos.

O uso de sacos de papel lacrados será especialmente recomendado quando o fechamento for dificilmente conseguido por outro método.

Rotulagem

Cada amostra colhida deverá ser rotulada para que não sejam confundidas. Pode ser feita da seguinte forma: escrever as características da amostra diretamente no papel do invólucro do recipiente. Nos recipientes em que é difícil escrever, poderão ser fixados e amarrados rótulos ou etiquetas com as características da amostra (INSTITUTO ADOLFO LUTZ, 2008).

Transporte

A amostra deverá ser remetida para o laboratório de análise em curto espaço de tempo. Devem ser tomadas precauções, como temperatura, acondicionamento e critérios de coleta, para assegurar que o resultado da análise não seja comprometido pela utilização de um método inadequado de transporte que acarrete longas demoras ou no qual a amostra esteja sujeita à deterioração.

Termo de colheita

O responsável pela colheita da amostra deverá submetê-la ao laboratório de análise, juntamente com um termo de colheita contendo todas as informações necessárias para o analista, por exemplo:

- A data da colheita e motivo de apreensão.
- Origem da mercadoria e a data de sua produção ou aquisição.
- Tipo e duração da armazenagem.
- Nome e endereço do fabricante ou detentor.
- Quantidade em estoque da mercadoria, após a colheita da amostra.
- Os números dos lacres das amostras colhidas.
- Tipo de exame necessário ou uma breve descrição do motivo que originou tal colheita.

No caso de alimentos perecíveis que necessitem de refrigeração, é essencial mencionar a temperatura em que se encontravam no momento da colheita (INSTITUTO ADOLFO LUTZ, 2008).

Colheita de amostras de produtos não homogêneos em grandes estoques

Quando produtos não apresentarem homogeneidade ou estiverem com tendência a apresentar separação de fases, as amostras deverão ser tomadas em vários pontos ou de vários recipientes da partida.

Quanto maior for a partida de mercadorias a serem testadas, para verificação de sua qualidade média, maior será o número de recipientes individuais dos quais as porções deverão ser retiradas. Depois, estas serão perfeitamente misturadas e a quantidade de amostra a ser remetida para análise deverá ser tirada da mistura resultante.

Nos recipientes com produtos granulados (por exemplo, cereais), os componentes não são igualmente distribuídos, porque as partículas menores, como terra, areia e pequenas sementes, ou as mais pesadas caem no fundo do recipiente. Por essa razão, as diferentes camadas deverão ser levadas em conta para a obtenção da amostra média.

Líquidos que se separam em camadas devem ser cuidadosamente misturados antes da tomada da amostra. Líquidos contidos em pequenos barris ficam melhor homogeneizados quando se rola o barril.

O conteúdo de latas deve ser homogeneizado por agitação, antes da tomada da amostra para análise. Pequenas porções de líquido são homogeneizadas passando-as diversas vezes de um recipiente para outro, mexendo-as e agitando-as.

A amostra de líquidos que não se separam em fases, sempre que possível, deve ser tomada do centro do recipiente, com sifão ou pipeta. Líquidos parcial ou completamente gelados deverão ser perfeitamente homogeneizados, como foi acima descrito, antes da retirada da amostra.

Conduta para obtenção da amostra de produtos pré-embalados

Em produtos pré-embalados ou acondicionados em vasilhames, o menor recipiente ou vasilhame exposto à venda ao consumidor deverá ser coletado como amostra.

Quando as amostras forem adquiridas em grandes vasilhames, o produto deverá ser perfeitamente misturado, se não for homogêneo ou apresentar tendência à separação de fases. O conteúdo de cada vasilhame deverá corresponder ao respectivo padrão mínimo (CECCHI, 2015).

Coleta de água para determinações físico-químicas gerais

Para determinações físico-químicas gerais em água, como cor, turbidez, dureza e outros parâmetros, a colheita pode ser feita em frasco de água mineral de primeiro uso, com sua tampa original. O frasco e sua tampa devem ser enxaguados com a água a ser coletada por seis vezes.

Se a colheita for feita em torneiras, deixe a água escorrer naturalmente durante três minutos aproximadamente. Após a colheita, fixe a tampa para evitar vazamentos e identifique a amostra, que deve ser transportada sob refrigeração.

Coleta e preservação de amostra de água para a determinação de metais totais

Na colheita de água para a determinação de metais totais, devem ser utilizados frascos de polipropileno ou polietileno de alta densidade com tampa do mesmo material. A capacidade do frasco dependerá da técnica a ser utilizada para a quantificação dos metais. Frascos de vidro borossilicato poderão ser utilizados.

- **Preparo dos frascos para coleta**: usar frascos previamente lavados e descontaminados quimicamente com ácido nítrico e enxaguados em água destilada e deionizada.
- **Coleta da amostra**: no ponto de amostragem, abra o frasco e colha a água evitando o contato da boca do frasco com as mãos ou qualquer objeto metálico (incluindo torneiras), para evitar problemas de contaminação. No caso de torneiras, deixe-as abertas com a água escorrendo por cerca de três minutos.

Feche o frasco imediatamente após a colheita da amostra e agite para homogeneizar o conservante. Para cada ponto de amostragem, colha dois frascos de água. Use 0,5 mL de ácido nítrico (HNO_3) a 40% para 100 mL de amostra. No caso da determinação de mercúrio, para cada frasco de colheita de 100 mL, coloque 2 g de cloreto de sódio (NaCl) (previamente testado para verificar a ausência de mercúrio) e adicione 5 mL de HNO_3 a 40%.

O laboratório deve fornecer os frascos contendo o conservante. Em cada ponto de amostragem, colha dois recipientes para a determinação de mercúrio e outros dois para os outros metais.

Coleta e preservação de amostra de água para a determinação de solventes orgânicos

Utilize frascos de vidro com capacidade de 500 mL, com tampas de vidro ou outro material inerte, à prova de vazamentos, lavados com detergente neutro, esfregando muito bem as paredes com gaspilhão, e retire totalmente o detergente com água. Adicione aos frascos 1 mL de ácido clorídrico (HCl) 6M, como conservante. Ajuste o fluxo da torneira em 500 mL/min. Se a amostra contiver cloro livre ou combinado, adicione como agente redutor 50 mg de tiossulfato de sódio ($Na_2S_2O_3$) ou 250 mg de ácido ascórbico ($C_6H_8O_6$) para 500 mL de amostra de água. As amostras devem ser transportadas, o mais rápido possível, em caixas isotérmicas com gelo reaproveitável ou gelo embalado em saco plástico.

Coleta e preservação de amostra de água para a determinação de agrotóxicos

Utilize frascos de vidro com capacidade de 2000 mL, com tampas de vidro ou outro material inerte, como tampa de rosca com batoque de teflon, à prova de vazamentos. Lave com detergente neutro, esfregando muito bem as paredes internas com gaspilhão, e retire totalmente o detergente com água. Enxágue o frasco e sua tampa com a água a ser analisada por seis vezes.

Amostragem e processos

A amostragem consiste basicamente de três etapas:

1. Coleta de porções no lote (ou lotes) do material: obtenção da amostra bruta.
2. Redução da amostra bruta a um tamanho adequado ao trabalho de laboratório: amostra de laboratório.
3. Homogeneização da amostra analítica: amostra para análise (CECCHI, 2015).

Preparo da amostra

Pré-tratamento da amostra

Examine cuidadosamente as condições da amostra. Retire partes representativas dela e em quantidade suficiente para análise em triplicata e eventuais repetições do ensaio. Conserve ao abrigo de umidade, luz e contaminações. Quando necessário, mantenha em temperatura mais baixa que a do ambiente. Se houver necessidade, a amostra deve ser homogeneizada em liquidificador ou multiprocessador.

1. Retirar partes da amostra para a análise em quantidade suficiente para determinações em triplicata e outras repetições, quando necessário. Caso as amostras estejam congeladas, deixá-las na geladeira para descongelarem, de modo que possam ser posteriormente utilizadas à temperatura ambiente.

> **Fique atento**
>
> Se for necessário, conservar a amostra a uma temperatura menor do que a ambiente (< 25°C).

Amostras sólidas

Quando possível, homogeneizar a amostra agitando a embalagem antes ou após a abertura. No último caso, evite o uso de utensílios de metal.

1. Para farinhas e grãos, homogeneizar a amostra agitando a embalagem antes ou após a abertura.
2. Para carnes, separar os ossos, a pele ou o couro (identificar essas informações sobre as características da amostra que está sendo preparada para posterior análise dos dados).
3. Para pescados, retirar componentes não comestíveis (espinha).

Dependendo do tipo de análise, quando as amostras forem hortaliças *in natura*, devem ser lavadas, descascadas (quando for o caso) e somente as partes comestíveis devem ser utilizadas.

Amostras sólidas em pó ou grânulos

1. Retirar partes representativas da amostra, em quantidade suficiente para determinações em triplicata e repetições.
2. Fragmentar a amostra.
3. Triturar em gral ou multiprocessador.
4. Realizar o quarteamento manual.
   - Com o auxílio de uma espátula, espalhar a amostra sobre uma folha grande de papel filtro, material plástico e/ou inox de superfície plana.
   - Misturar bem a amostra, formando um retângulo/quadrado.
   - Separar em quatro partes.
   - Devolver dois segmentos opostos para o pacote.
   - Misturar as outras duas partes.
5. Repetir o processo de separação de quatro partes ou o necessário para fazer toda a análise.
6. Continuar até obter material suficiente para análise em triplicata.
7. Acondicionar em embalagens, lembrando-se de tirar todo o ar de seu interior.
8. Identificar a amostra com os seguintes dados: identificação do produto, nome do projeto, responsável e data de preparo da amostra.

Amostras líquidas

1. Agitar a amostra a fim de homogeneizar completamente.
2. Filtrar, se necessário.
3. Transferir, com o auxílio de uma pipeta, um volume de 10 mL da amostra, se for líquida, ou, com o auxílio de uma espátula, um volume de 10 g, se for sólida, para um cadinho de porcelana previamente preparado.
4. Evaporar em banho-maria.
5. Aquecer em estufa a 105°C por 2 horas.
6. Esfriar em dessecador até temperatura ambiente.

> **Fique atento**
>
> Antes de fazer a filtração de produtos gaseificados, deve-se transferir o produto para um béquer seco e agitar com o bastão de vidro, ou utilizar o banho de ultrassom até eliminar o gás.

Inspeção da amostra

Inspecione cada amostra, anotando marcas, códigos, rótulos e outros fatores de identificação. Examine cuidadosamente cada amostra para verificar indicações de anormalidade que se manifestem em seu aspecto físico, como formação de gás, cheiro, alteração de cor e condições da embalagem, e anote o resultado. Antes de abrir os enlatados, observe se há estufamento das latas e, depois de abertos, o estado interno destas.

Sorvetes e gelados

1. Deixar em repouso à temperatura ambiente (para liquefazer a amostra).
2. Homogeneizar.
3. Guardar na geladeira em frasco com rolhas.

Produtos semissólidos ou misturas líquidas ou sólidas

Produtos como queijo e chocolate devem ser ralados grosseiramente. Tire a amostra por método de quarteamento.

Pastas semiviscosas e líquidos contendo sólidos

Produtos como pudins, sucos de frutas com polpa, geleias com frutas e doces de massa com frutas devem ser homogeneizados em liquidificador ou multiprocessador.

No caso de se desejar a análise em separado dos diferentes componentes da amostra (balas, bombons, compotas, conservas e recheios), proceda inicialmente à separação dos componentes por processo manual ou mecânico.

Referências

BOLZAN, R. C. *Bromatologia*. Frederico Westphalen, RS: UFSM, 2013. Disponível em: <http://estudio01.proj.ufsm.br/cadernos/cafw/tecnico_agroindustria/bromatologia>. Acesso em: 23 out. 2018.

CECCHI, H. M. *Fundamentos teóricos e práticos em análise de alimentos*. 2. ed. Campinas: Unicamp, 2015.

INSTITUTO ADOLFO LUTZ. *Métodos físico-químicos para análise de alimentos*. 4. ed. São Paulo: Instituto Adolfo Lutz, 2008.

Leituras recomendadas

DAMODARAN, S.; PARKIN, K. L.; FENNEMA, O. R. *Química de alimentos de Fennema*. 4. ed. Porto Alegre: Artmed, 2010.

FELTES, M. M. C. et al. *Procedimentos operacionais padronizados de bromatologia de alimentos*. Blumenau, SC: Instituto Federal Catarinense, 2016.

MORETTO, E. et al. *Introdução à ciência de alimentos*. 2. ed. Florianópolis: Ed. UFSC, 2008.

Garantia de qualidade em laboratório de análises de alimentos

Objetivos de aprendizagem

Ao final deste texto, você deve apresentar os seguintes aprendizados:

- Nomear os sistemas de gestão de qualidade (SGQs) para laboratório de análise de alimentos.
- Interpretar os fatores envolvidos na confiabilidade dos resultados.
- Explicar os pontos críticos de controle (PCCs) de qualidade.

Introdução

A falta de gestão em laboratórios de pesquisa e análises de alimentos gera incertezas quanto à realização das atividades envolvidas no processo e implica em resultados duvidosos, sendo extremamente importante elaborar procedimentos operacionais padronizados e implementar um sistema de garantia da qualidade. A gestão da qualidade total (GQT) é uma opção para a reorientação gerencial das organizações.

Um SGQ é basicamente o conjunto de recursos e regras mínimas, implementado de forma adequada, com o objetivo de orientar cada parte do processo de análise de alimentos, de modo que a execução seja de maneira correta e no tempo devido, a sua tarefa, em harmonia com as outras.

É importante também que o sistema adotado se adeque à norma referente e à cultura da organização, para não ser visto simplesmente como burocracia para o atendimento aos requisitos das normas, mas, sim, como um processo de satisfação de todas as partes interessadas: clientes, colaboradores, sociedade e acionistas.

Neste capítulo, você vai estudar sobre os SGQs em laboratórios de análises de alimentos, bem como identificar os fatores envolvidos na confiabilidade dos resultados e os PCCs de qualidade.

SGQ

Os SGQs têm o objetivo de verificar todos os procedimentos do laboratório de análises de alimentos e como esses processos podem melhorar a qualidade dos produtos.

O tema *qualidade* recebeu crescente atenção nas últimas décadas em razão de um novo contexto de grande competitividade imposto pelo mercado. Hoje, os SGQs estão cada vez mais presentes em empresas e organizações dentro de praticamente todos os setores industriais e comerciais, com intuito de atender às expectativas dos clientes. Com isso, a implementação do sistema de qualidade em laboratório possibilita obter dados mais corretos e confiáveis.

A qualidade abrange as funções que vão desde o planejamento de projetos, os processos laboratoriais de controle de qualidade, a manutenção e os serviços e tem o enfoque de organização.

Diferentemente de empresas e organizações com fins lucrativos, laboratórios de ensino e de pesquisa como o Laboratório de Controle de Processos têm a finalidade de desenvolver trabalhos inovadores, contribuindo para a formação de profissionais e a inovação social e tecnológica da região onde está inserido. Os SGQs são, no entanto, aplicáveis a qualquer tipo de instituição, mesmo que sua implantação em órgãos públicos ainda não seja uma prática corrente no Brasil, não sendo encontrados dados sobre o assunto na literatura.

International Organization for Standardization (ISO)

O organismo internacional que dita as normas dos sistemas de gestão é a **ISO**, criada em Genebra, na Suíça, em 1947. É uma instituição sem vínculos governamentais, que atua na área de qualificação de produtos, processos, materiais e serviços.

Antes disso, cada local, estado ou país ditava a sua própria regra. Era preciso unificar os procedimentos para facilitar o comércio internacional, apoiar o crescimento da economia de forma sustentável e equilibrada, visando à saúde e ao meio ambiente, e proporcionar a inovação.

O sistema da qualidade, como define a norma ISO, inclui à estrutura organizacional procedimentos, processos e recursos indispensáveis, ou seja, é o necessário pra que os processos sejam executados de forma que gerem os resultados esperados.

Para isso, é seguido um conjunto de atividades de apoio ao seu gerenciamento que envolve as seguintes atividades: definição do processo, estruturação de documentos e procedimentos padrões, treinamento dos envolvidos, auditoria, análise crítica, ações preventivas e corretivas e controle das atividades.

A empresa poderá apenas implementar o sistema e melhorar os processos, mas para que o resultado seja reconhecido, será necessário que outra empresa especializada em auditoria de gestão da qualidade faça esse serviço. Assim, obtêm-se um certificado da qualidade, isso dependerá da área onde a empresa atua e também das normas que regem essa área. Sendo assim, existem dois tipos de certificados válidos:

- **Certificado de acreditação:** baseado na norma ABNT NBR ISO/IEC 17025, relacionada aos Requisitos Gerais para a Competência de Laboratórios de Ensaio e Calibração, e a ABNT NBR ISO 15189, que diz respeito aos laboratórios de análises clínicas.
- **Certificação:** a empresa baseia-se na norma NBR ISO 9001, por exemplo.

Acreditação

O certificado de acreditação é obtido por meio das normas ISO/IEC 17025 e ISO 15189 e é realizado pelo Instituto Nacional de Metrologia, Normalização e Qualidade Industrial (Inmetro). O objetivo é verificar se a organização está atendendo aos requisitos estabelecidos pela norma e se tem competência para realizar determinada atividade. Uma empresa que tem essa acreditação terá maior credibilidade diante de seus concorrentes.

Certificação

A certificação pode ser implantada em qualquer empresa pública ou privada. Obter essa certificação significa que a empresa atende os requisitos da qualidade, de acordo com a norma ABNT NBR ISO 9001, ou outro sistema de gestão, por exemplo, gestão ambiental ou de tecnologia da informação. Os benefícios de implantar esse sistema são que a empresa passa uma imagem segura para o cliente e para os colaboradores, além de aumentar a produção e reduzir os custos.

Um dos sistemas de gestão da qualidade mais aceito e adotado em todo o mundo é o referendado pela Norma ISO 9001:2000. Apesar das críticas ou restrições de alguns segmentos à sua utilização, cada vez mais organizações em todo o mundo têm implantado sistemas da qualidade com base nessa norma que é uma diretriz para organizações que buscam a qualidade de seus processos e produtos, compondo-se de requisitos que, devidamente implantados, aprimoram a eficiência de seus processos.

Contribuindo para a consolidação do tema, a ISO transcreveu os conceitos até então vagos e mesclados na série de normas ISO 9000. Na versão publicada no ano de 2000, essas normas tornaram-se mais conceituais, aplicando as abordagens de gerenciamento por processos, foco no cliente e utilização racional dos recursos materiais e humanos, ou seja, nessa nova versão, houve um foco maior na melhoria contínua.

A norma ISO 9001:2000, reconhecida internacionalmente, é genérica. Não é uma norma de produto, mas se aplica a qualquer ramo da manufatura ou prestação de serviços. Observa-se que, para a prática da qualidade, a questão do envolvimento das pessoas e equipes e o entendimento dos conceitos e ferramentas empreendidas são fatores comuns. Segundo a NBR ISO 9000:2000, SGQ é um sistema de gestão para dirigir e controlar uma organização, no que diz respeito à qualidade. O sistema estabelece a política e os objetivos, bem como os meios de atingi-los (ASSOCIAÇÃO BRASILEIRA DE NORMAS TÉCNICAS, 2008).

A ISO aprova normas técnicas, que são tipos de padronização, como as normas da ABNT. Realiza classificações referentes aos códigos de países, cria normas de procedimento e processos, que fazem parte da gestão da qualidade (ISO 9000), etc. Cada país ligado à ISO tem um representante de normas e certificação.

A representante da ISO no Brasil é a **Associação Brasileiras de Normas Técnicas** (ABNT). As normas mais populares são: ISO 9000 e ISO 9001, conjunto de normas publicadas que especifica os itens necessários para a implantação de um SGQ em empresas. Foi publicada inicialmente em 1987. Além disso, existem as normas ISO 14000, que trata das principais diretrizes do sistema de gestão ambiental, e ISO 14064, que especifica sobre a gestão de emissões e remoções de gases do efeito estufa (GEE). As organizações que adotam esses sistemas, de acordo com as normas ISO, passam por uma série de procedimentos e ajustes tecnológicos, físicos e humanos, são auditadas e, por fim, recebem uma certificação.

No Brasil, o processo de implantação de sistemas de gestão de qualidade com vistas à acreditação ou certificação de laboratórios originou-se na regulamentação dos laboratórios de ensaios oficiais nos setores de meio ambiente e agricultura, como exigência para o recolhimento oficial e o registro ou o intercâmbio internacional de produtos.

> **Saiba mais**
>
> Laboratórios cujos produtos estão sujeitos à fiscalização da Vigilância Sanitária devem estabelecer, documentar, implementar e manter sistemas de gestão da qualidade e melhorar continuamente a sua eficácia de acordo com os requisitos, não apenas em atendimento à Resolução ANVISA nº. 11/2012 como também em observância aos itens da NBR ISO 9001:2008, o que resulta, na prática, na gestão da qualidade aplicada às atividades laboratoriais (BRASIL, 2012).

Roteiro de premissas para implantação do SGQ (ISO 9001)

Decisão

Pode-se considerar que a primeira fase para a implantação de um SGQ é a fase da *decisão*.

A decisão gerencial pela implantação de um sistema de gestão da qualidade em qualquer organização é a principal etapa para que o processo ocorra de fato e alcance seus objetivos.

Planejamento

Deve ser realizado de forma a satisfazer requisitos de estabelecimento, implementação, manutenção e melhoria contínua do sistema. Os objetivos deverão ser mensuráveis e coerentes com a política da qualidade.

Preparação, implantação e operação

Deve-se definir claramente e divulgar convenientemente as responsabilidades através da escolha de um representante da alta direção, bem como o limite de sua autoridade no que toca à implantação e manutenção do sistema da qualidade. Registros adequados de educação, treinamento, habilidades e experiência devem ser estabelecidos e mantidos.

O controle dos documentos é um requisito essencial do sistema, pois permite que a organização defina e/ou mantenha procedimentos de documentação de todas as fases de implantação e manutenção do sistema da qualidade.

Manutenção e melhoria

A organização deve planejar e implementar processos de monitoramento, medição, análise e melhoria que demonstrem a conformidade de seus produtos, que assegurem a conformidade de seu SGQ e que melhorem continuamente sua eficácia. Para isso, deve-se considerar como captar, monitorar e utilizar informações relativas à percepção do cliente quanto ao atendimento de suas expectativas.

Fatores envolvidos na confiabilidade dos resultados

A adoção de um SGQ padronizado em laboratórios de ensaios em que a competência técnica é reconhecida, além de aumentar a credibilidade e confiabilidade dos resultados emitidos, evita o retrabalho e facilita a rastreabilidade do processo, proporcionando-lhe um diferencial competitivo.

Os benefícios desse sistema permitem identificar as necessidades e expectativas de seus clientes, funcionários, fornecedores, acionistas e comunidade, de modo a alcançar vantagem competitiva e fazendo-o de forma eficiente e eficaz. Assim, torna-se possível alcançar, manter e melhorar o desempenho organizacional.

A confiabilidade dos resultados gerados em laboratório analítico é imprescindível para garantir que o consumidor esteja recebendo um alimento seguro e nutricionalmente adequado, seja no desenvolvimento de novas metodologias ou no uso adequado de metodologias já oficializadas.

Pelo fato de a rastreabilidade permitir a comparabilidade entre resultados e medições realizadas, esta se tornou uma das exigências fundamentais nas análises de alimentos, visto que é crescente a demanda por pesquisas e análises de alimentos, bem como a confiabilidade dos resultados por elas gerados de novas metodologias ou metodologias já oficializadas.

Além disso, é possível obter consistência das medições realizadas por um laboratório de pesquisa e análise de alimentos quando há o estabelecimento da rastreabilidade em todas as medições intermediárias para se obter o resultado final de uma medição. Tudo isso explica a ênfase que é dada à rastreabilidade na NBR ISO/IEC 17025:2001, empregada para a acreditação de laboratórios de ensaios e calibração.

Diversos fatores interferem na qualidade dos ensaios, tais como:

- armazenamento adequado da amostra;
- utilização de métodos confiáveis e apropriados ao tipo de alimento e analistas qualificados.

No entanto, somente os parâmetros anteriores não são suficientes, uma vez que o bom funcionamento de uma instituição dependente de uma organização eficiente, ou seja, é necessário um SGQ adequado ao dia a dia do laboratório.

A falta de gestão em laboratórios de pesquisa e análises de alimentos gera incertezas quanto à realização das atividades como um todo e implica em resultados duvidosos, tornando-se importante elaborar procedimentos operacionais padronizados e implementar um sistema de garantia da qualidade.

A GQT valoriza o ser humano no âmbito das organizações, reconhecendo sua capacidade de resolver problemas no local e no momento em que ocorrem, e busca permanentemente a perfeição. Precisa ser entendida como uma nova maneira de pensar, antes de agir e produzir. Implica uma mudança de postura gerencial e uma forma moderna de entender o sucesso de uma organização. É uma nova filosofia gerencial que exige mudanças de atitudes e de comportamento.

Essas mudanças visam ao comprometimento com o desempenho, à procura do autocontrole e ao aprimoramento dos processos. Implica também uma mudança da cultura da organização. As relações internas tornam-se mais participativas, a estrutura torna-se mais descentralizada e o sistema de controle muda.

A ferramenta básica utilizada na implantação de um programa de garantia de qualidade em uma organização industrial é a infraestrutura do laboratório de controle de qualidade. Seja um laboratório pequeno, com apenas um analista e modestos equipamentos, ou seja um grande laboratório, realizando diversas análises por meio de sofisticados equipamentos, a importância do laboratório de controle de qualidade é a mesma.

Umas das ferramentas que podem ser utilizadas para implantar o SQT em uma empresa é o **Programa 5S**, sendo o ponto de partida e um requisito básico para o controle da qualidade, uma vez que proporciona vários benefícios ao setor. A ordem, a limpeza, o asseio e a autodisciplina são essenciais para a produtividade.

No entanto, ele sozinho não assegura o sistema da qualidade eficiente. Dessa forma, é necessário haver melhorias contínuas, treinamentos e conscientização do pessoal quanto à filosofia da qualidade. Esse programa tem como objetivo principal promover a alteração do comportamento das pessoas, proporcionando total reorganização da empresa por meio da eliminação de materiais obsoletos, identificação dos materiais, execução constante de limpeza no local de trabalho, construção de um ambiente que proporcione saúde física e mental e manutenção da ordem implantada.

Aponta para a melhoria do desempenho global da organização. Sabe-se que a maior dificuldade da implantação efetiva de um programa de qualidade é a mudança cultural das pessoas que compõem a organização, em todos os níveis hierárquicos.

Outra ferramenta utilizada ao implantar o sistema da qualidade em uma empresa é o **diagrama de causa e efeito**, ou **diagrama de Ishikawa**, que permite visualizar uma cadeia de causas e efeitos de um problema, evidenciando a relação entre as características de qualidade e seus fatores.

As principais causas de problemas no processo são agrupadas em categorias conhecidas como **6M**:

- Matéria-prima.
- Máquina.
- Medida.
- Meio ambiente.
- Mão de obra.
- Método.

É conhecido também como **diagrama de espinha de peixe**, pois se constitui de uma grande seta central, na qual no final são colocados o problema e os ramos, no formato de uma espinha de peixe, em que são dispostas as suas causas.

Também pode ser utilizado para visualização de possíveis melhorias, bem como as outras ferramentas da qualidade. Assim, o problema seria substituído pelo objetivo e as causas por providências a serem tomadas para alcançá-los.

As maiores dificuldades encontradas pelos laboratórios para implementar os sistemas de gestão segundo requisitos da norma ISO/IEC 17025, são:

- falta de crenças e valores dos altos níveis da direção para uma melhoria contínua;
- falta de recursos financeiros;
- falta de conhecimento da equipe e estrutura do laboratório para atender à norma.

O item calibração de equipamentos, por exemplo, é uma barreira muito encontrada em razão dos altos custos de calibração e pela centralização dos laboratórios da rede brasileira de calibração. Os custos envolvem a alta administração, que pode não compreender a importância desse procedimento para a realização de um ensaio.

As principais dificuldades normalmente apontadas pelos laboratórios são: adequação aos métodos de ensaio, calibração, validação de métodos, equipamentos, controle de documentos, rastreabilidade da medição e apresentação de resultados.

PCCs de qualidade

Análise de perigos e pontos críticos de controle (APPCC)

O sistema APPCC originou-se na indústria química, na Grã-Bretanha, há aproximadamente 40 anos. Nos anos 1950, 1960 e 1970, os princípios do sistema APPCC passaram a ser utilizados extensivamente em projetos de plantas de energia atômica, de modo a torná-las seguras ao longo de sua vida útil.

O sistema APPCC é um sistema de gestão de qualidade aceito e reconhecido internacionalmente, tendo em vista sua capacidade de melhorar significativamente o processo e a qualidade do produto e permitir identificar os PCCs, além de avaliar e controlar perigos químicos, físicos e microbiológicos de contaminação de alimentos, possibilitando a redução de doenças de origem alimentar.

A sigla APPCC é oriunda do inglês *hazard analisys and critical control points* (HACCP).

As necessidades dos mercados nacionais e internacionais, assim como as exigências governamentais, praticamente obrigam a adequação do setor industrial de alimentos diante das novas regulamentações. O sistema APPCC incrementa a habilidade da indústria em ser internacionalmente competitiva em razão de a certificação ser reconhecida por governos e entidades estrangeiras.

A qualidade dos alimentos é o conjunto dos atributos sensoriais, que são imediatamente percebidos pelos sentidos humanos (aparência, textura, sabor e aroma), e os atributos ocultos, como a segurança (controle de contaminantes físicos, químicos e microbiológicos), a quantidade de nutrientes, os constituintes químicos e as propriedades funcionais.

O sistema APPCC é um sistema proativo que tem como objetivo a garantia da segurança dos alimentos produzidos. É baseado na prevenção da ocorrência de perigos e na busca de ações corretivas para os desvios identificados, garantindo que o alimento não chegue inseguro às mãos do consumidor.

Esse sistema é baseado nas boas práticas de fabricação (BPFs), que é um conjunto de requisitos para o controle e o registro de todas as etapas produtivas, o que promove a rastreabilidade no processo de fabricação. São pré-requisitos para a implantação do sistema APPCC, uma vez que alguns de seus muitos pontos de controle (PCs) passam a ser PCCs, nos quais o controle é fundamental para garantir a ausência de perigos químicos, físicos e microbiológicos.

A implementação do sistema APPCC ainda é um assunto distante para algumas empresas e seu sucesso está na capacidade das empresas de reconhecê-lo como fundamental para sua sobrevivência e mantê-lo eficiente, baseando-se nos princípios de gestão da qualidade e melhoria contínua. É baseado na estrita observância dos programas de pré-requisitos (PPR), como as BPFs e os procedimentos padrões de higiene operacional (PPHO).

Ao adotar um sistema de segurança alimentar aliado ao sistema de controle de qualidade, as indústrias fortalecem sua estrutura produtiva e consequentemente tornam-se economicamente mais competitivas, em razão de garantirem o fornecimento de alimentos mais seguros e reduzirem prejuízos com devoluções, perdas durante processo, reclamações por parte dos consumidores e retrabalho/reprocessamento de produtos devolvidos. Isso facilita também a ação do Ministério da Agricultura, Pecuária e Abastecimento e do Ministério da Saúde, além de atender às exigências de clientes e autoridades internacionais.

Etapas para o estabelecimento do sistema APPCC

Antes que a alta administração, ou direção da indústria, opte pela adoção do sistema APPCC, recomenda-se refletir e analisar atentamente os elementos--chave desse sistema:

1. O gerenciamento dos pré-requisitos deve ser realizado separado dos planos APPCC.
2. Os planos APPCC são específicos para cada planta industrial (ou linha de produção). Por exemplo, indústrias que produzem leite UHT devem preparar o seu próprio plano APPCC, o qual será validado para esta indústria e não poderá ser utilizado por outros estabelecimentos.
3. Pelo caráter preventivo, frequentemente, podem funcionar em várias linhas de produtos.

4. O desenvolvimento, a documentação e a implementação devem ser feitos antes da execução da análise de risco, pois assim é possível que eventuais falhas na redação da documentação possam ser identificadas quando for realizado o procedimento de análise de risco.
5. Uma vez implantado e validado, periodicamente deve-se avaliar o desempenho do sistema APPCC.

Referências

ASSOCIAÇÃO BRASILEIRA DE NORMAS TÉCNICAS. *NBR ISO 9001:2008*: sistemas de gestão da qualidade: requisitos. Rio de Janeiro: ABNT, 2008.

ASSOCIAÇÃO BRASILEIRA DE NORMAS TÉCNICAS. *NBR ISO/IEC 17025:* requisitos gerais para competência de laboratórios de ensaio e calibração. Rio de Janeiro: ABNT, 2015.

ASSOCIAÇÃO BRASILEIRA DE NORMAS TÉCNICAS. *NBR ISO 15189:2012:* laboratórios clínicos: requisitos de qualidade e competência. Rio de Janeiro: ABNT, 2012.

BRASIL. Agência Nacional de Vigilância Sanitária. *Resolução RDC nº. 11, de 16 de fevereiro de 2012.* Dispõe sobre o funcionamento de laboratórios analíticos que realizam análises em produtos sujeitos à Vigilância Sanitária e dá outras providências. Brasília, DF, 2012. Disponível em: <http://bvsms.saude.gov.br/bvs/saudelegis/anvisa/2012/rdc0011_16_02_2012.html>. Acesso em: 13 nov. 2018.

Leituras recomendadas

BOLZAN, R. C. *Bromatologia*. Frederico Westphalen, RS: UFSM, 2013. Disponível em: <http://estudio01.proj.ufsm.br/cadernos/cafw/tecnico_agroindustria/bromatologia>. Acesso em: 13 nov. 2018.

CECCHI, H. M. *Fundamentos teóricos e práticos em análise de alimentos*. 2. ed. Campinas: Unicamp, 2015.

CHAGAS, V. R. S.; COSTA, S. R. R. Uso de indicadores para monitoramento da implementação de sistema de gestão baseado na NBR ISO/IEC 17025:2005, em laboratório de análises físico-químicas de alimentos. GEPROS. *Gestão da Produção, Operações e Sistemas*, ano 5, n. 3, p. 167-183, jul./set. 2010.

DAMODARAN, S.; PARKIN, K. L.; FENNEMA, O. R. *Química de alimentos de Fennema*. 4. ed. Porto Alegre: Artmed, 2010.

FELTES, M. M. C. et al. *Procedimentos operacionais padronizados de bromatologia de alimentos*. Blumenau, SC: Instituto Federal Catarinense, 2016.

INSTITUTO ADOLFO LUTZ. *Métodos físico-químicos para análise de alimentos*. 4. ed. São Paulo: Instituto Adolfo Lutz, 2008.

MORETTO, E. et al. *Introdução à ciência de alimentos*. 2. ed. Florianópolis: Ed. UFSC, 2008.

Água: composição química e análise

Objetivos de aprendizagem

Ao final deste texto, você deve apresentar os seguintes aprendizados:

- Identificar os aspectos físico-químicos da água.
- Demonstrar métodos de análise da composição química da água.
- Analisar rótulos de água mineral comparando com padrões de qualidade.

Introdução

A água é uma substância líquida incolor, inodora e insípida, essencial para a vida da maior parte das espécies, inclusive a humana. Nos últimos tempos, a preocupação com a qualidade da água que se consome, decorrente da poluição progressiva das águas, tem condicionado uma contínua demanda por água mineral em todos os países.

Águas minerais são aquelas que por sua composição físico-química são consideradas benéficas à saúde.

Além disso, a água é o componente em maior quantidade nos seres vivos. Com isso, já que animais e plantas são as principais fontes alimentares da nossa dieta, a água, automaticamente, é o principal componente desses alimentos. Na carne, o conteúdo de água pode chegar a 70%, enquanto nas verduras pode representar até 95%. A água dos alimentos pode estar disposta na forma de água livre ou água ligada.

Neste capítulo, você vai estudar sobre os aspectos físico-químicos da água, bem como os métodos de análise da composição química e analisar os rótulos da água mineral, comparando com os padrões de qualidade.

Aspectos físico-químicos da água

A água está presente em grande quantidade nos seres vivos e, dessa forma, é o principal componente dos alimentos, já que as principais fontes alimentares da nossa dieta são animais e plantas. O conteúdo de água em carnes é de aproximadamente 70% e em verduras é 95%.

Nos seres vivos, a água desempenha diversas funções, como transporte de nutrientes e produtos de descarte do metabolismo (em solução), participação de reações químicas e bioquímicas e estabilização da estrutura de diversas moléculas complexas, como proteínas e ácidos nucleicos.

Como a água não é fonte energética nem protagonista nos processos bioquímicos (mesmo sendo indispensável a eles), essa molécula pode ter sua importância nos alimentos subestimada. Entretanto, verifica-se que a água tem importância determinante nas propriedades funcionais dos demais componentes dos alimentos e na conservação deles.

A molécula de água é formada por um átomo de oxigênio que compartilha dois pares de elétrons com dois átomos de hidrogênio. Esses átomos compartilham de forma desigual os elétrons, criando uma polaridade (cargas positivas e negativas). Isto é, a molécula da água é polar e por isso as moléculas ligam-se por meio de pontes de hidrogênio, que são bem fortes.

A capacidade da molécula de água de interagir com outras moléculas (de água ou não) é determinante para a definição de sua ação solvente. Assim, componentes dos alimentos capazes de interagir por meio de pontes de hidrogênio como sais, açúcares, álcoois e alguns aminoácidos serão fortemente solúveis em água, enquanto moléculas incapazes disso (como as gorduras e os aminoácidos com cadeia lateral apolar) terão sua solubilidade muito baixa em água.

Características físicas

Temperatura

A temperatura expressa a energia cinética das moléculas de um corpo, sendo seu gradiente o fenômeno responsável pela transferência de calor em um meio.

A alteração da temperatura da água pode ser causada por fontes naturais (principalmente energia solar) ou antropogênicas (despejos industriais e águas de resfriamento de máquinas). A temperatura exerce influência marcante na velocidade das reações químicas, nas atividades metabólicas dos organismos e na solubilidade de substâncias. Em relação às águas para consumo humano, temperaturas elevadas aumentam as perspectivas de rejeição ao uso.

Sabor e odor

A conceituação de sabor envolve uma interação de gosto (salgado, doce, azedo e amargo) com o odor. No entanto, genericamente usa-se a expressão conjunta: sabor e odor.

Sua origem está associada tanto à presença de substâncias químicas ou gases dissolvidos quanto à atuação de alguns micro-organismos, notadamente algas. Neste último caso, são obtidos odores que podem até mesmo ser agradáveis (odor de gerânio e de terra molhada, etc.), além daqueles considerados repulsivos (odor de ovo podre, por exemplo).

Cor

A cor da água é produzida pela reflexão da luz em partículas minúsculas de dimensões inferiores a 1 µm — denominadas coloides — finamente dispersas, de origem orgânica (ácidos húmicos e fúlvicos) ou mineral (resíduos industriais, compostos de ferro e manganês).

A determinação da intensidade da cor da água é feita comparando-se a amostra com um padrão de cobalto-platina, sendo o resultado fornecido em unidades de cor, também chamadas uH (unidade Hazen). As águas naturais apresentam, em geral, intensidades de cor variando de 0 a 200 unidades. Para atender ao padrão de potabilidade, a água deve apresentar intensidade de cor aparente inferior a cinco unidades.

Turbidez

A turbidez pode ser definida como uma medida do grau de interferência à passagem da luz por meio do líquido. A alteração à penetração da luz na água decorre da presença de material em suspensão, sendo expressa por meio de unidades de turbidez (também denominadas unidades de Jackson ou nefelométricas).

Ao contrário da cor, que é causada por substâncias dissolvidas, a turbidez é provocada por partículas em suspensão, sendo, portanto, reduzida por sedimentação.

A turbidez natural das águas está, geralmente, compreendida na faixa de 3 a 500 unidades. Para fins de potabilidade, a turbidez deve ser inferior a uma unidade. Tal restrição fundamenta-se na influência da turbidez nos processos usuais de desinfecção, atuando como escudo aos micro-organismos patogênicos e assim minimizando a ação do desinfetante. Um outro parâmetro diretamente associado à turbidez é a transparência da água, a qual é usada principalmente no caso de lagos e represas. A transparência é medida mergulhando-se na água um disco de aproximadamente 20 cm de diâmetro (disco de Secchi) e anotando-se a profundidade de desaparecimento.

Sólidos

A presença de sólidos na água é comentada neste tópico relativo aos parâmetros físicos, muito embora os sólidos possam também estar associados a características químicas ou biológicas. Os sólidos presentes na água podem estar distribuídos da seguinte forma: Sólidos totais em suspensão e dissolvidos.

Sólidos em suspensão podem ser definidos como as partículas passíveis de retenção por processos de filtração. Sólidos dissolvidos são constituídos por partículas de diâmetro inferior a 10-3 μm e que permanecem em solução mesmo após a filtração.

Condutividade elétrica

A condutividade elétrica da água indica sua capacidade de transmitir a corrente elétrica em função da presença de substâncias dissolvidas que se dissociam em ânions e cátions. Quanto maior a concentração iônica da solução, maior é a oportunidade para a ação eletrolítica e, portanto, maior a capacidade em conduzir corrente elétrica. Muito embora não se possa esperar uma relação direta entre condutividade e concentração de sólidos totais dissolvidos, já que as águas naturais não são soluções simples, tal correlação é possível para águas de determinadas regiões onde exista a predominância bem definida de um determinado íon em solução. A condutividade elétrica da água deve ser expressa em unidades de resistência (mho ou S) por unidade de comprimento (geralmente cm ou m).

Características químicas

Potencial hidrogeniônico (pH)

O pH representa a intensidade das condições ácidas ou alcalinas do meio líquido por meio da medição da presença de íons hidrogênio (H^+). É calculado em escala antilogarítmica, abrangendo a faixa de 0 a 14 (inferior a 7: condições ácidas; superior a 7: condições alcalinas).

O valor do pH influi na distribuição das formas livre e ionizada de diversos compostos químicos, além de contribuir para um maior ou menor grau de solubilidade das substâncias e de definir o potencial de toxicidade de vários elementos.

Alcalinidade

A alcalinidade indica a quantidade de íons na água que reagem para neutralizar os íons hidrogênio. Constitui, portanto, uma medição da capacidade da água de neutralizar os ácidos, servindo assim para expressar a capacidade de tamponamento da água, isto é, sua condição de resistir a mudanças do pH.

Os principais constituintes da alcalinidade são os bicarbonatos (HCO_3^-), carbonatos (CO_3^{2-}) e hidróxidos (OH^-). Outros ânions, como cloretos, nitratos e sulfatos, não contribuem para a alcalinidade. A distribuição entre as três formas de alcalinidade na água (bicarbonatos, carbonatos e hidróxidos) é função do seu pH: pH > 9,4 (hidróxidos e carbonatos); pH entre 8,3 e 9,4 (carbonatos e bicarbonatos); e pH entre 4,4 e 8,3 (apenas bicarbonatos).

Acidez

A acidez, em contraposição à alcalinidade, mede a capacidade da água em resistir às mudanças de pH causadas pelas bases. Ela decorre, fundamentalmente, da presença de gás carbônico livre na água.

De maneira semelhante à alcalinidade, a distribuição das formas de acidez também é função do pH da água: pH > 8.2 — CO_2 livre ausente; pH entre 4,5 e 8,2 → acidez carbônica; pH < 4,5 → acidez por ácidos minerais fortes, geralmente resultantes de despejos industriais. Águas com acidez mineral são desagradáveis ao paladar, sendo, portanto, desaconselhadas para abastecimento doméstico.

Dureza

A dureza indica a concentração de cátions multivalentes em solução na água. Os cátions mais frequentemente associados à dureza são os de cálcio e magnésio (Ca_2^+, Mg_2^+) e, em menor escala, ferro (Fe_2^+), manganês (Mn_2^+), estrôncio (Sr_2^+) e alumínio (Al_3^+). A dureza pode ser classificada como dureza carbonato ou dureza não carbonato, dependendo do ânion com o qual ela está associada.

A primeira corresponde à alcalinidade, estando, portanto, em condições de indicar a capacidade de tamponamento de uma amostra de água. A dureza não carbonato refere-se à associação com os demais ânions, à exceção do cálcio e do magnésio.

A dureza da água é expressa em mg/L de equivalente em carbonato de cálcio ($CaCO_3$) e pode ser classificada em:

- Mole ou branda: < 50 mg/L de $CaCO_3$.
- Dureza moderada: entre 50 mg/L e 150 mg/L de $CaCO_3$.
- Dura: entre 150 mg/L e 300 mg/L de $CaCO_3$.
- Muito dura: > 300 mg/L de $CaCO_3$.

Águas de elevada dureza reduzem a formação de espuma, o que implica um maior consumo de sabões e xampus, além de provocar incrustações nas tubulações de água quente, caldeiras e aquecedores, em função da precipitação dos cátions em altas temperaturas.

Saiba mais

Existem evidências de que a ingestão de águas duras contribui para uma menor incidência de doenças cardiovasculares (COSTA; FONSÊCA, 2016).

Oxigênio dissolvido

Trata-se de um dos parâmetros mais significativos para expressar a qualidade de um ambiente aquático. A dissolução de gases na água sofre a influência de distintos fatores ambientais (temperatura, pressão, salinidade). As variações nos teores de oxigênio dissolvido estão associadas aos processos físicos, químicos e biológicos que ocorrem nos corpos d'água.

Demandas química e bioquímica de oxigênio

Os parâmetros demanda bioquímica de oxigênio (DBO) e demanda química de oxigênio (DQO) são utilizados para indicar a presença de matéria orgânica na água. Sabe-se que a matéria orgânica é responsável pelo principal problema de poluição das águas, que é a redução na concentração de oxigênio dissolvido.

Série nitrogenada

No meio aquático, o elemento químico nitrogênio pode ser encontrado sob diversas formas:

- Nitrogênio molecular (N_2): nessa forma, o nitrogênio está, continuamente, sujeito a perdas para a atmosfera. Algumas espécies de algas conseguem fixar o nitrogênio atmosférico, o que permite seu crescimento mesmo quando as outras formas de nitrogênio não estão disponíveis na massa líquida.
- Nitrogênio orgânico: constituído por nitrogênio na forma dissolvida (compostos nitrogenados orgânicos) ou particulada (biomassa de organismos).
- Íon amônio (NH_4^+): forma reduzida do nitrogênio, sendo encontrada em condições de anaerobiose; serve ainda como indicador do lançamento de esgotos de elevada carga orgânica.
- Íon nitrito ($NO2^-$): forma intermediária do processo de oxidação, apresentando uma forte instabilidade no meio aquoso.
- Íon nitrato (NO_3^-): forma oxidada de nitrogênio, encontrada em condições de aerobiose.

Fósforo

O fósforo é, em razão da sua baixa disponibilidade em regiões de clima tropical, o nutriente mais importante para o crescimento de plantas aquáticas. Quando esse crescimento ocorre em excesso, prejudicando os usos da água, caracteriza-se o fenômeno conhecido como eutrofização.

Micropoluentes

Existem determinados elementos e compostos químicos que, mesmo em baixas concentrações, conferem à água características de toxicidade, tornando-a assim imprópria para grande parte dos usos. Tais substâncias são denominadas micropoluentes. O maior destaque nesse caso é dado aos metais pesados (por exemplo, arsênio, cádmio, cromo, cobre, chumbo, mercúrio, níquel, prata e zinco), frequentemente encontrados em águas residuárias industriais.

Métodos de análise da composição química da água

A água e os alimentos

A água é um nutriente absolutamente essencial, participando com 60 a 65% do corpo humano e da maioria dos animais. Dentre as várias funções da água no organismo, cita-se:

a) Solvente universal, indispensável aos processos metabólicos.
b) Manutenção da temperatura corporal.
c) Manutenção da pressão osmótica dos fluídos e do volume das células.
d) Participação como reagente de um grande número de reações metabólicas.

A água é considerada o adulterante universal dos alimentos, por isso sua determinação é de grande importância.

A água dos alimentos pode estar estruturada de duas formas diferentes:

- **Água livre:** é aquela que se apresenta fracamente ligada aos demais componentes dos alimentos. Essa água poderá servir de meio de cultivo para micro-organismos (provocando alterações nos alimentos, na imensa maioria das vezes indesejáveis, levando à perda de sua qualidade) e como meio para reações químicas e bioquímicas (também provocando alterações nos alimentos).
- **Água ligada:** é aquela que se apresenta fortemente ligada aos demais componentes dos alimentos, normalmente formando as primeiras camadas de hidratação destas. Por estar ligada intimamente ao alimento, não serve como meio de cultivo para micro-organismos, assim como não é meio propício para ocorrência de reações químicas e bioquímicas.

Em razão da presença de água nessas duas formas, a determinação do teor de água total do alimento (umidade) em laboratório (apesar de ser uma das análises bromatológicas mais importantes) perde espaço quando há necessidade de inferir sobre a conservação e a vida de prateleira dos alimentos. É importante, então, conhecer apenas o teor de água livre presente nos alimentos (por meio da atividade de água).

Análise de nitrogênio, fósforo total e DQO

Pelo método espectrofotometria UV-visível

Baseia-se na interação da matéria com a energia radiante. A técnica se baseia na absorção de luz por compostos presentes em solução. A absorção ocorre em moléculas que apresentam elétrons que podem ser promovidos a níveis de energia mais elevados mediante a absorção de energia.

Os componentes básicos de um espectrofotômetro são uma fonte de luz, um suporte para a amostra, uma grade de difração do monocromador para separar os diferentes componentes de ondas de luz e um detector.

Análises calorimétricas são usadas para determinar as concentrações de **nitrogênio**, pela formação do azul de indofenol, o qual é lido em comprimento de onda 660 nm; **fósforo total,** pela complexação do íon ortofosfato, em presença de ácido molíbdico, que em meio fortemente ácido, e com o uso do redutor (ácido ascórbico), converte o Mo (VI) ao Mo (III), produzindo ácido fosfomolíbdico, de coloração azul que absorve em 660 nm; **DQO**, medindo-se indiretamente a carga da matéria orgânica, ou seja, os equivalentes redutores (elementos com baixo número de oxidação) presentes no corpo d'água.

Análise da cor da água

A cor é uma característica física que a água apresenta quando contém substâncias dissolvidas, ou em estado coloidal, na maioria dos casos de natureza orgânica. A cor pode originar-se de minerais ou vegetações naturais, como substâncias metálicas, húmus, turfa, tanino, algas e protozoários ou, ainda, de despejos industriais. Vale lembrar que a cor varia de acordo com o pH.

pH

O pH mede a concentração de H^+ (íons de hidrogênio) de uma solução ou alimento, representada também pela seguinte equação: $-\log 10\ [H^+]$. Analisando a equação, nota-se que quanto mais alta for a carga de H^+, menor é o pH, sendo o meio analisado considerado ácido.

Nesse tipo de análise, podem ser utilizados procedimentos eletrométricos ou colorímetros. Nos métodos eletrométricos, são usados aparelhos potenciômetros, com determinação precisa, simples e direta.

A potenciometria consiste na determinação da concentração de uma espécie iônica por meio da medição do potencial elétrico. É o método mais preciso para determinação de pH. Já o peagâmetro consiste basicamente em um eletrodo de referência, um eletrodo indicador e um dispositivo de medida de potencial.

Turbidez

A determinação da turbidez pelo método nefelométrico é adotado nas atividades de controle de poluição da água e de verificação do parâmetro físico nas águas consideradas potáveis.

O método é baseado na comparação da intensidade de luz espalhada pela amostra em condições definidas com a intensidade da luz espalhada por uma suspensão considerada padrão. Quanto maior a intensidade da luz espalhada, maior será a turbidez da amostra analisada. O turbidímetro é o aparelho utilizado para a leitura, constituído de um nefelômetro, sendo a turbidez expressa em unidades nefelométricas de turbidez (UNT).

Oxigênio dissolvido

Para sua determinação, é utilizada a volumetria de oxirredução, a qual baseia-se na transferência de elétrons provocada por uma reação química, por meio da oxidação de Mn (II) pelo oxigênio do ambiente, levando à formação de um precipitado de óxido de Mn (IV). Este é então redissolvido e reduzido pelo iodeto em meio ácido, formando iodo, sendo em seguida quantificado com tiossulfato de sódio.

Determinação da umidade dos alimentos

A determinação da umidade do alimento é normalmente a primeira análise bromatológica a ser realizada na rotina analítica. A forma mais simples de obter esse valor é a utilização do método de perda por dessecação em estufa a 105°C.

Umidade, ou teor de água, de um alimento constitui-se em um dos mais importantes e mais avaliados índices em alimentos. É de grande importância econômica por refletir o teor de sólidos de um produto e sua perecibilidade. Umidade fora das recomendações técnicas resulta em grandes perdas na estabilidade química, na deterioração microbiológica, nas alterações fisiológicas (brotação) e na qualidade geral dos alimentos.

Usualmente, a quantidade de água nos alimentos é expressa pelo valor da determinação da água total, contida no alimento. Porém, esse valor não fornece informações de como está distribuída a água nesse alimento nem permite saber se toda a água está ligada do mesmo modo ao alimento. Muitas vezes o teor de água determinado permite que ocorra o desenvolvimento de algum micro-organismo, porém isso não ocorre, porque muita quantidade dessa água não está disponível ao micro-organismo.

- **Atividade de água (Aa ou Aw):** é possível estabelecer uma relação entre o teor de água livre nos alimentos e sua conservação. O teor de água livre é expresso como atividade de água, que é dada pela relação entre a pressão de vapor de água em equilíbrio no alimento e a pressão de vapor da água pura na mesma temperatura. A medida desse valor baseia-se no fato de que a pressão P do vapor de água sobre um alimento, após atingir o equilíbrio a uma temperatura T, corresponde à umidade relativa de equilíbrio (URE) do alimento. A atividade da água será então igual a URE e é expressa por URE/100.
- **Atividade de água e conservação dos alimentos:** o valor máximo da Aa é 1, na água pura. Nos alimentos ricos em água, com Aa > 0,90, podem formar soluções diluídas que servirão de substrato para os micro-organismos poderem se desenvolver. Nessa situação, as reações químicas podem ter sua velocidade diminuída em função da baixa concentração dos reagentes. Quando a Aa baixar para 0,40-0,80, haverá possibilidade de reações químicas e enzimáticas a velocidades rápidas, pelo aumento da concentração dos reagentes.

Com Aa inferior a 0,30, estará atingindo a zona de adsorção primária, em que a água está fortemente ligada ao alimento.

Metodologia para determinação de umidade em alimentos

Apesar de a literatura estar repleta de métodos de determinação de umidade, não existe nenhum método que seja ao mesmo tempo exato e prático. Métodos exatos, rápidos e simples de determinação de umidade aplicáveis a todo o tipo de alimentos continuam a ser pesquisados.

Em geral, a determinação de umidade que parece um método simples se torna complicado em função da precisão dos resultados. As dificuldades encontradas geralmente são as seguintes:

- Separação incompleta da água do produto.
- Decomposição do produto com formação de água além da original.
- Perda das substâncias voláteis do alimento.

Na prática, tem sido preferido um método que determine maior valor da umidade, proveniente da decomposição de componentes orgânicos e volatilização de compostos voláteis, do que aqueles métodos em que a água é negligenciada, ou removida incompletamente.

Os métodos para determinação de umidade são fundamentalmente baseados na secagem da amostra, em reações químicas com a água, em destilação da água e na interação física da água.

Métodos por secagem

Secagem em estufas

É o método mais utilizado em alimentos e está baseado na remoção da água por aquecimento, em que o ar quente é absorvido por uma camada muito fina do alimento e é então conduzido para o interior por condução. Como a condutividade térmica dos alimentos é geralmente baixa, costuma levar muito tempo para o calor atingir as porções mais internas do alimento. Por isso, esse método costuma levar muitas horas, 6 a 18 horas em 100 a 105°C, ou até peso constante.

Além disso, o método de secagem em estufa tem uma série de limitações de uso. É simples porque necessita apenas de uma estufa e cadinhos para colocar as amostras. Porém, a exatidão do método é influenciada por vários fatores:

- temperatura de secagem;
- umidade relativa e movimentação do ar dentro de estufa;
- vácuo na estufa;
- tamanho das partículas e espessura da amostra;
- construção da estufa;
- número e posição das amostras na estufa;
- formação de crosta seca na superfície da amostra;
- material e tipo de cadinhos;
- pesagem da amostra quente.

Secagem por radiação infravermelha

Esse tipo de secagem é mais efetivo e envolve penetração do calor dentro da amostra, o que encurta o tempo de secagem em até 1/3 do total. O método consiste em uma lâmpada de radiação infravermelha com 250 a 500 watts, cujo filamento desenvolve uma temperatura entre 2.000 a 2.500°K (700°C).

Secagem em fornos de micro-ondas

É um método novo e muito rápido, porém não é um método padrão. A energia de micro-ondas é uma radiação eletromagnética com frequência variando entre 3 Mhz e 30.000 Ghz. Os dois maiores mecanismos que ocorrem no aquecimento por micro-ondas de um material dielétrico são rotação dipolar e polarização iônica.

Quando uma amostra úmida é exposta à radiação de micro-ondas, moléculas com cargas elétricas dipolares, tal como a da água, giram na tentativa de alinhar seus dipolos com a rápida mudança do campo elétrico. A fricção resultante cria calor, que é transmitido para as moléculas vizinhas.

Secagem em dessecadores

Os dessecadores são utilizados com vácuo e compostos químicos absorventes de água. Porém, à temperatura ambiente, a secagem é muito lenta e em alguns casos pode levar até meses. O uso de vácuo e temperatura ao redor de 50°C é bem mais satisfatório.

Água mineral *versus* padrão de qualidade

Água potável

As propriedades da água destinada ao consumo humano devem seguir os padrões de qualidade para ser uma água potável, esses parâmetros são chamados de potabilidade.

Desse modo, são definidas as quantidades limites de certas substâncias que são prejudiciais à saúde, tais como mercúrio, chumbo, cádmio, bem como agrotóxicos, desinfetantes dentre outros.

Também está determinado o limite de micro-organismos, coliformes fecais e características organolépticas, como a turbidez (o quanto a água está turva), a intensidade de odor e o gosto.

O Ministério da Saúde publicou a Portaria n°. 2.914, de dezembro de 2011, que "[...] dispõe sobre os procedimentos de controle e de vigilância da qualidade da água para consumo humano e seu padrão de potabilidade" (BRASIL, 2011, documento on-line). Portanto, a água tratada deve estar submetida a processos físicos e químicos ou combinação destes, visando a atender ao padrão de potabilidade (BRASIL, 2011).

Essa portaria define a água potável como aquela "[...] destinada à ingestão, preparação e produção de alimentos e à higiene pessoal, independentemente da sua origem" (BRASIL, 2011, documento on-line). Esses padrões se aplicam apenas à água proveniente do abastecimento de água e não às águas minerais.

Esta Portaria estabelece responsabilidades para quem produz água, ou seja, sistemas de abastecimento de água e de soluções alternativas, a quem tem o dever do "controle de qualidade da água" e às autoridades sanitárias que tem a missão de "vigilância da qualidade da água para o consumo humano" (BRASIL, 2011, documento on-line).

Ainda de acordo com a Portaria, quando forem detectadas amostras com resultados positivos para coliformes totais, mesmo que em ensaios presuntivos, devem ser coletadas novas amostras, em dias sucessivos, até que revelem resultados satisfatórios. Ainda, em sistemas de distribuição as recoletas devem apresentar três amostras simultâneas, uma sendo no mesmo ponto e as outras duas a montante e a jusante.

Ressalta-se também a responsabilidade dos órgãos de controle ambiental em relação ao monitoramento e ao controle de água brutas, conforme seus diferentes usos, incluindo o de fonte de abastecimento de água destinada ao consumo humano. A legislação também estabelece os procedimentos e as responsabilidades relativos ao controle e à vigilância da qualidade da água para consumo humano e seu padrão de potabilidade. Ainda, regulamenta que toda água destinada ao consumo humano deverá obedecer ao padrão de potabilidade.

Para ser considerada potável, a água deve atender aos parâmetros físico-químicos e microbiológicos expressos nos Quadros 1 e 2, respectivamente.

Quadro 1. Padrão físico-químico de potabilidade da água para o consumo humano

Parâmetro	Valores de referência
pH	6,0-9,5
Turbidez	Máx. 5,0 UT
Cloretos	Máx. 250 mg/L
Dureza	Máx. 500 mg/L

Fonte: Adaptado de Brasil (2011).

Quadro 2. Padrão microbiológico de potabilidade da água para o consumo humano

Parâmetro	Valores
Escherichia coli ou coliformes termotolerantes	Ausência em 100 ml

Amostras que tiverem resultados positivos para coliformes totais devem ser analisadas para *Escherichia coli* e/ou coliformes termotolerantes, e assim ser realizada a verificação e a confirmação dos resultados positivos. A porcentagem de amostras com resultado positivo de coliformes totais em relação ao total de amostras coletadas mensalmente nos sistemas de distribuição, excluindo as recoletas, deve ser calculada mensalmente. Resultado negativo para coliformes totais das amostras de recoletas não anulam o resultado originalmente positivo no cálculo dos percentuais de amostras com resultados positivos.

Ainda, a legislação trata que, em 20% das amostras mensais para análise de coliformes totais nos sistemas de distribuição, deve ser realizada a contagem de bactérias heterotróficas e, excedidas 500 unidades formadoras de colônia (UFC) por mililitro, deve ser realizada recoleta, inspeção local e, se verificada irregularidade, outras providências cabíveis. Também é recomendada a inclusão da pesquisa de organismos patogênicos (enterovírus, cistos de *Giardia spp.* e cistos de *Cryptosporiduim sp.*).

Caracterização da qualidade da água para indústrias de alimentos

Uma das fontes muito utilizadas de captação de água, principalmente entre o meio rural, é por manancial subterrâneo, sendo que a água pode ser captada em aquífero confinado ou artesiano, encontrado entre duas camadas relativamente impermeáveis, dificultando sua contaminação, mas também pode ser captada em aquífero não confinado, próximo à superfície, onde a perfuração é fácil e de baixo custo, e assim mais propício à contaminação.

Geralmente essas agroindústrias têm, próximas das fontes de água, criação de animais como porcos, aves e bovinos, e essa atividade pode vir a causar contaminação da água, pois suas excretas são levadas pela chuva, que se infiltram no solo e acabam contaminando a fonte utilizada para uso na agroindústria.

Água mineral

Segundo a Resolução RDC nº. 54, de 15 de junho de 2000, as águas minerais são obtidas diretamente de fontes naturais ou artificialmente captadas, de origem subterrânea, e são caracterizadas pelo conteúdo definido e constante de sais minerais e pela presença de oligoelementos e outros constituintes. A presença de diversos sais na água mineral muitas vezes é benéfica à saúde do ser humano (BRASIL, 2000).

O bicarbonato de sódio, por exemplo, que é considerado um antiácido absorvível, pode ser usado como adjuvante na remissão ou redução de sintomas estomacais, como azia e má digestão, pois neutraliza rapidamente o ácido estomacal e alivia os sintomas de refluxo (TIGERA, 2018). Contudo, poderá trazer efeitos indesejados se consumido em excesso, tais como diarreia, flatulência, cólicas intestinais, náuseas e câimbras (GOUGH, 2017). Assim, mesmo que a água mineral represente uma bebida de uso cotidiano, o consumo exagerado, especialmente das versões com gás, pode alterar a homeostase do organismo.

A preservação das características da água mineral, desde sua coleta na fonte até chegar ao consumidor final, é responsabilidade da indústria, que se utiliza da rotulagem como ferramenta de informação ao consumidor. Dessa forma, a qualidade e os parâmetros da água mineral são expressos por meio das características físico-químicas contidas no rótulo.

Conforme Portaria nº. 1.628, de 4 de dezembro de 1984 (BRASIL, 1984), as águas embaladas para comercialização devem conter no seu rótulo as seguintes informações: nome e natureza da fonte, localidade, classificação da água, composição química contendo, no mínimo, os oito elementos predominantes sob a forma iônica, características físico-químicas, nome do laboratório que realizou a análise da água, número do processo da análise da água, volume, número e data da concessão de lavra, número do processo seguido do nome do Departamento Nacional de Produção Mineral (DNPM), nome da empresa concessionária e/ou arrendatária, data de envase e validade.

A classificação das águas minerais é feita de acordo com a sua composição química e com a fonte (quanto aos gases e à temperatura), de acordo com os arts. 35 e 36 do Código de Águas Minerais (Decreto-Lei nº. 7.841, de 8 de agosto de 1945). A legislação que regula tanto a produção como a distribuição da água mineral no Brasil está nesse mesmo Código e na Portaria nº. 374 do DNPM. Já a fiscalização é feita pela Agência Nacional de Vigilância Sanitária (Anvisa) e pelo DNPM.

A empresa envasadora tem a obrigação de coletar uma amostra por dia na fonte ou no poço para determinação das características físico-químicas (condutividade, pH e temperatura) e, no mínimo, uma amostra por ano para examinar as características químicas, que definem a classificação da água e contaminantes.

Interpretação dos resultados

A avaliação da qualidade de uma água deve ser feita de forma integrada, considerando-se o conjunto das informações de caráter físico, químico e biológico. Os diversos parâmetros aqui apresentados constituem instrumentos de avaliação que podem ser agrupados para contemplar as características mais relevantes da qualidade das águas naturais, como:

- Grau de mineralização: obtido por meio da análise de condutividade, alcalinidade e dureza.
- Poluição orgânica: oxigênio dissolvido, DBO, DQO e amônio.
- Presença de nutrientes: nitrogênio e fósforo.
- Presença de poluentes significativos: metais pesados, detergentes, pesticidas e compostos organossintéticos.
- Contaminação fecal: bactérias coliformes.
- Aspecto físico: série de sólidos, cor e turbidez.
- Padrão de circulação do corpo d'água: temperatura e oxigênio dissolvido.

Referências

BRASIL. Ministério da Saúde. Agência Nacional de Vigilância Sanitária. *Resolução nº. 274 de 22 de setembro de 2005*. Regulamento Técnico para fixação de identidade de água mineral natural e água potável. Brasília, DF, 2000.

BRASIL. Ministério da Saúde. *Portaria nº. 2.914, de 12 de dezembro de 2011*. Dispõe sobre os procedimentos de controle e de vigilância da qualidade da água para consumo humano e seu padrão de potabilidade. Brasília, DF, 2011. Disponível em: <http://bvsms.saude.gov.br/bvs/saudelegis/gm/2011/prt2914_12_12_2011.html>. Acesso em: 26 nov. 2018.

BRASIL. Departamento Nacional de Produção Mineral. *Portaria nº. 470, de 24 de novembro de 1999*. Aprovação de rótulos nas embalagens de águas minerais e potáveis de mesa. Brasília, DF, 1984.

COSTA, M. J. S.; FONSÊCA, J. A. C. Avaliação da dureza de águas, proveniente de poços tubulares da cidade de são joão do rio do peixe — PB, para uso como fonte alternativa. In: SIMPÓSIO NORDESTINO DE QUÍMICA, 2., 2016, Rio de Janeiro. *Anais...* Rio de Janeiro: ABQ, 2016.

GOUGH, L. A. et al. The reproducibility of 4-km Time Trial (TT) Performance Following Individualised Sodium Bicarbonate Supplementation: a Randomised Controlled Trial in Trained Cyclists. *Sports medicine* - Open. v. 31, n. 1, p. 34, 2017.

TIJERA, F. H. Efficacy of omeprazole/sodium bicarbonate treatment in gastroesophageal reflux disease: a systematic review. *Medware*. v. 18, 2, p. e7179, 2018.

Leituras recomendadas

BOLZAN, R. C. *Bromatologia*. Frederico Westphalen, RS: UFSM, 2013. Disponível em: <http://estudio01.proj.ufsm.br/cadernos/cafw/tecnico_agroindustria/bromatologia>. Acesso em: 26 nov. 2018.

CECCHI, H. M. *Fundamentos teóricos e práticos em análise de alimentos*. 2. ed. Campinas: Unicamp, 2015.

DAMODARAN, S.; PARKIN, K. L.; FENNEMA, O. R. *Química de alimentos de Fennema*. 4. ed. Porto Alegre: Artmed, 2010.

FELTES, M. M. C. et al. *Procedimentos operacionais padronizados de bromatologia de alimentos*. Blumenau, SC: Instituto Federal Catarinense, 2016.

INSTITUTO ADOLFO LUTZ. *Métodos físico-químicos para análise de alimentos*. 4. ed. São Paulo: Instituto Adolfo Lutz, 2008.

PARRON, L. M.; MUNIZ, D. H. F.; PEREIRA, C. M. *Manual de procedimentos de amostragem e análise físico-quimica de água*. Colombo, PR: Embrapa Florestas, 2011.

Carboidratos: composição química e análise

Objetivos de aprendizagem

Ao final deste texto, você deve apresentar os seguintes aprendizados:

- Enumerar as classificações químicas dos carboidratos e sua importância para a saúde.
- Aplicar métodos de identificação e análise da composição de carboidratos em alimentos.
- Interpretar resultados das análises inserindo em rótulos nutricionais de alimentos.

Introdução

Os carboidratos, também chamados de glicídios e açúcares, são moléculas orgânicas constituídas por carbono, hidrogênio e oxigênio. São considerados a maior fonte de energia e também apresentam função estrutural. São elementos essenciais na dieta e estão presentes em grande parte dos alimentos, como vegetais, frutas e produtos de panificação. Os carboidratos são classificados de acordo com o tamanho de sua estrutura em monossacarídeos, dissacarídeos, oligossacarídeos e polissacarídeos. Existem diversos métodos utilizados para a identificação e a quantificação dessas substâncias em alimentos. A presença e a quantidade de carboidratos são informações obrigatórias nas embalagens dos alimentos no Brasil.

Neste capítulo, você vai compreender a classificação dos carboidratos, conhecer alguns métodos utilizados para sua identificação e quantificação e, ainda, identificar a apresentação da presença dessas estruturas nas embalagens dos alimentos

Classificações químicas dos carboidratos e sua importância para a saúde

Classificação dos carboidratos

Carboidratos abrangem um dos grandes grupos de biomoléculas na natureza, além de serem a mais abundante fonte de energia. A designação inicial de carboidratos ocorreu por serem hidratos de carbono, podendo ser chamados, de uma maneira geral, de glicídios, amido ou açúcar (PINHEIRO; PORTO; MENEZES, 2005).

Os carboidratos são classificados em três classes, de acordo com o número de unidades de poliidroxialdeídos ou poliidroxicetonas. Classificam-se em monossacarídeos, oligossacarídeos e polissacarídeos.

Monossacarídeos: são os carboidratos formados por uma única unidade de poliidroxialdeído ou poliidroxicetona. São os compostos mais simples e que não podem ser hidrolisados. Sua estrutura é uma cadeia de carbono linear e simples. Exemplos: glicose, galactose, manose, frutose, entre outros (PINHEIRO; PORTO; MENEZES, 2005).

Os monossacarídeos podem ser classificados de acordo com o número de carbonos que apresentam. De acordo com essa classificação, há trioses, tetroses, pentoses, hexoses, heptoses e assim por diante. Os mais abundantes são as hexoses, com fórmula geral $C_6H_{12}O_6$, como a glicose, a frutose e a galactose. Esses carboidratos são utilizados como fonte de energia na respiração celular. A glicose, além de função energética, também é a unidade de formação de carboidratos mais complexos.

As pentoses, como desoxirribose e ribose, têm papel estrutural, pois são componentes das moléculas dos ácidos nucleicos DNA e RNA, respectivamente.

Oligossacarídeos: são pequenas cadeias de monossacarídeos ligados na natureza, que contêm até 10 unidades de monossacarídeos. A ligação entre os monossacarídeos ocorre por meio de ligação glicosídica, formada pela perda de uma molécula de água. O grupo mais importante dos oligossacarídeos são os dissacarídeos, formados pela união de apenas dois monossacarídeos. Exemplos: maltose (glicose + glicose), lactose (galactose + glicose), sacarose (glicose + frutose), etc. (PINHEIRO; PORTO; MENEZES, 2005; SANTOS, 2018).

A sacarose é o açúcar comum e está presente em grande parte da alimentação nos doces, sucos, refrigerantes, bolos, pães, entre outros produtos industrializados ou caseiros. O aproveitamento da sacarose pela célula de qualquer organismo só é possível após sua digestão por ação enzimática. A equação a seguir demonstra a hidrólise da sacarose em glicose e frutose:

$$C_{12}H_{22}O_{11} + H_2O \underset{\text{síntese}}{\overset{\text{hidrólise}}{\rightleftharpoons}} C_6H_{12}O_6 + C_6H_{12}O_6$$
(sacarose)　　(água)　　　　　　　(glicose)　(frutose)

Polissacarídeos: são formados por longas cadeias contendo centenas ou milhares de unidades de monossacarídeos. Ao contrário dos monossacarídeos e dos dissacarídeos, os polissacarídeos são, geralmente, insolúveis, portanto, não alteram o equilíbrio osmótico das células.

De acordo com suas funções biológicas, os polissacarídeos são classificados em:

- **Polissacarídeos energéticos de reserva**: são formas de armazenamento da glicose. Nos vegetais, o amido é a principal forma de armazenamento: nas sementes, como no arroz; nas raízes, como na mandioca; ou no caule, como na batatinha. Nos animais, é armazenado na forma de glicogênio nas células do fígado e nas células musculares.
- **Polissacarídeos estruturais**: alguns polissacarídeos participam da manutenção da estrutura dos seres vivos, como o esqueleto. Os mais importantes são a celulose e a quitina. A quitina é um polissacarídeo rígido e resistente que contém átomos de nitrogênio na molécula. Constitui o esqueleto externo dos insetos, dos crustáceos e das aranhas. A celulose forma a parede celular das células vegetais. É um polissacarídeo muito abundante na biosfera.

A celulose, rica em glicose, para ser aproveitada pelos seres vivos, deve ser digerida e transformada em unidades de glicose. Nos seres humanos isso não ocorre, pois não temos a enzima celulase, mas a celulose é importante para retenção de água nas fezes e o bom funcionamento do intestino. Animais como os ruminantes têm em seu sistema digestório microrganismos, como bactérias, que digerem a celulose. Os cupins podem aproveitar a celulose da madeira por terem protozoários produtores de celulase em seu intestino.

Existem, ainda, os chamados glicoconjugados, que são compostos formados pela ligação de moléculas de carboidratos a lipídios e proteínas. Quando unidos a proteínas, recebem o nome de glicoproteínas; e quando se unem a lipídios, são chamados de glicolipídios. Essas formas são bastante comuns nas membranas das células em que atuam como receptores e sinalizadores (SANTOS, 2018).

Importâncias dos carboidratos para a saúde

Os carboidratos desempenham diversas funções na natureza. São considerados os combustíveis da vida. A energia nos seres vivos é armazenada na forma dos polissacarídeos amido e glicogênio. O amido é a reserva energética das plantas e o glicogênio, dos animais.

Entretanto, os carboidratos não têm apenas função energética. Estão presentes também na superfície externa da membrana das células. Nesse caso, podem ser glicoproteínas (quando ligados a uma proteína), glicolipídios (se unidos a um lipídio) ou proteoglicanos (quando estão na forma de cadeias de glicosaminoglicanos — um tipo de polissacarídeo — unidas a uma proteína). Essas formas conjugadas presentes nas membranas atuam como receptores e sinalizadores, interagindo com moléculas e outras células.

Além disso, os polissacarídeos desempenham importante função estrutural, conferindo forma e dando sustentação a estruturas moleculares, como a celulose (encontrada na parede celular de plantas), o peptidoglicano (encontrada na parede celular de bactérias) e a quitina (no exoesqueleto de artrópodes), etc.

Segundo Maham e Escott-Stump (2012), quando o corpo recebe as quantidades ideais de carboidratos, ele não precisa utilizar energia de outras fontes para manter o funcionamento de todos os órgãos e tecidos. Assim, as proteínas ingeridas ficam livres para exercer sua função de reparar os músculos que sofreram microlesões durante as atividades físicas, o que resulta na hipertrofia (ganho de massa magra). No entanto, em excesso, os carboidratos podem gerar o acúmulo de gordura corporal.

Os carboidratos simples se apresentam com uma estrutura molecular pequena, como os monossacarídeos e os dissacarídeos. Dessa forma, o corpo não precisa trabalhar muito para conseguir quebrar as cadeias e, com isso, os níveis de insulina se elevam rapidamente, formando os chamados **picos de insulina**. Exemplos desse tipo de carboidrato: mel, frutas, açúcar refinado e massas em geral.

Já os carboidratos complexos, denominados de polissacarídeos, são absorvidos de forma lenta pelo corpo e precisam de mais tempo para serem quebrados em partes menores e conseguirem ser absorvidos pelas células. É por isso, também, que os níveis de insulina se mantêm estáveis todo o tempo. Exemplo de carboidratos complexos: batata-doce, mandioca e arroz e massas, em geral, integrais.

Segundo Wardlaw e Smith (2013), os carboidratos complexos podem gerar maior sensação de saciedade, uma vez que esses alimentos são digeridos e absorvidos mais lentamente. Como há um aumento gradual da glicemia, a sensação de saciedade é prolongada. Por essa razão, esses alimentos são os mais indicados para diabéticos, pessoas que buscam o emagrecimento, pessoas que praticam atividades físicas (importante no pré-treino para gerar energia) e pessoas que precisam melhorar os níveis de colesterol.

Quando ingeridos em excesso, os carboidratos podem gerar um ganho de peso, além do aumento dos níveis de triglicerídeos no sangue e do risco de desenvolver diabetes tipo 2. Isso acontece porque o consumo exagerado de alimentos ricos em carboidratos (especialmente os simples) leva ao aumento da liberação de insulina no sangue, o que pode gerar a resistência à insulina. Quando há um excesso da insulina, há ainda a transformação de glicose em triacilglicerol, que é um tipo de gordura que fica armazenada no tecido adiposo (BARROS, 2017).

Segundo Maham e Escott-Stump (2012), a glicose é um alimento essencial para que o cérebro funcione corretamente. Quando há falta dessa substância, o nosso organismo produz corpos cetônicos, que podem causar dores de cabeça, insônia, alteração de humor, tremores e até desmaios.

A falta de carboidratos pode gerar falta de energia, fadiga e mau hálito e, ainda, afetar o fígado, órgão que armazena o glicogênio. Além disso, o sistema imunológico também pode ser afetado. São os músculos que fornecem glutamina para formação das células imunes e, na ausência dos carboidratos, é a massa muscular que passa a fornecer energia para o organismo (WARDLAW; SMITH, 2013).

Segundo a Organização Mundial da Saúde (OMS), a dieta diária para indivíduos saudáveis deve ser composta por: 55 a 75% de carboidratos; 10 a 15% de proteínas; e 15 a 30% de gorduras. Isso quer dizer que uma pessoa que tem um gasto energético de 2.000 kcal por dia pode ingerir de 1.100 kcal a 1.500 kcal provenientes de carboidratos (o que equivale de 275 a 375 g de alimentos ricos em carboidratos).

Métodos de identificação e análise de carboidratos em alimentos

A indústria alimentícia é um mercado competitivo no qual padrões de qualidade devem ser atingidos a fim de se obter propriedades desejadas nos produtos e garantir satisfação aos consumidores. Em muitas situações, a determinação da concentração de açúcares é um indicador de características do produto final que será distribuído ao mercado. Em processos de fermentação, o acompanhamento de açúcares permite verificar as taxas de consumo pelos microrganismos e, assim, estudar a cinética do processo. Na área da saúde, existem disfunções do organismo humano que são influenciadas pela concentração de açúcares no sangue, como o diabetes. No ramo da engenharia de tecidos, em que ocorre a produção de fibras artificiais, a glicose é o principal metabólito envolvido no crescimento celular. As diversas necessidades de detecção de açúcares indicam a importância dos sensores em âmbitos dentro e fora de indústrias (DORNEMANN, 2016).

O fato de os açúcares apresentarem diferentes poderes de dulçor influencia diretamente no sabor e no aroma dos produtos. O conhecimento da composição dos açúcares em uma solução (tipo e concentração) possibilita determinar o melhor momento para o uso de uvas na produção de sucos, néctares e vinhos, dentre outros produtos alimentícios, por exemplo, e auxilia no controle de qualidade que é imposto pela legislação, que, muitas vezes, limita concentrações de sacarose. Ainda, desmascara qualquer produto adulterado, que deveria originalmente conter somente açúcares naturalmente presentes, mas que talvez possa ter sofrido adição de sacarose e posteriormente ter sido rotulado como livre de adição desse açúcar (DORNEMANN, 2016).

Para determinar o conteúdo de carboidratos num alimento, deve ser obtida uma solução aquosa dos açúcares livres de substâncias interferentes, para posterior identificação e qualificação. Essas substâncias podem ser: pigmentos solúveis, substâncias opticamente ativas (aminoácidos), constituintes fenólicos, lipídeos e proteínas.

Por meio de descoloração, tratamento com resina trocadora de íons ou clarificação com vários agentes clarificantes, podemos separar as substâncias interferentes. A utilização desses agentes clarificantes específicos vai depender de:

1. Tipo de alimento analisado.
2. Tipo e quantidade de substância interferente existente.
3. Método proposto.

Nos carboidratos complexos (não redutores), deve ser realizada uma hidrólise prévia, conhecida também por inversão, para que seja possível realizar a titulação de oxirredução do método de Eynon-Lane. A hidrólise é a alteração de uma substância complexa, a qual é quebrada em moléculas menores, utilizando água juntamente com ácido ou enzima, como catalisadores (MCWILLIAMS,

2016). Bruice (2014) explica que, nos carboidratos, a hidrólise quebra moléculas complexas, na presença de água fortemente acidificada juntamente com calor, em moléculas simples de monossacarídeos. Esses monossacarídeos, caso estejam presentes na amostra, não se hidrolisam.

Os monossacarídeos glicose e frutose são açúcares redutores por apresentarem grupos carbonílico e cetônico livres, capazes de se oxidarem na presença de agentes oxidantes em soluções alcalinas. Os dissacarídeos que não têm essa característica sem sofrerem hidrólise da ligação glicosídica são denominados de **açúcares não redutores**. A análise desses açúcares é uma atividade rotineira nos laboratórios das indústrias alimentícias, nas quais é possível observar uma certa carência no que se refere a técnicas padronizadas para análises (SILVA et al., 2003).

Diversos reativos são utilizados para demonstrar a presença de grupos redutores em açúcares (VILLELA; BACILA; TASTALDI, 1973). De fato, os monossacarídeos podem ser oxidados por agentes oxidantes relativamente suaves, tais como os íons férricos (Fe^{3+}) e cúprico (Cu^{2+}).

Para se estimar o teor de açúcares redutores e açúcares redutores totais em alimentos, existem vários métodos químicos não seletivos que fornecem resultados, com elevado grau de confiabilidade, quando utilizados corretamente após eliminação de interferentes (BORGES; PARAZZI; PIEDADE, 1987). Outros métodos mais seletivos vêm sendo estudados e aplicados em menor escala, como a cromatografia líquida de alta eficiência (CLAE), que identifica uma maior variedade de carboidratos na amostra, por ser mais sensível, além de ter um tempo de análise pequeno (CANO; ALMEIDA-MURADIAN, 1998), e as determinações enzimáticas, que, sendo muito específicas, não vão sofrer ação de possíveis interferentes com grupos redutores livres (FROST, 1984; SHORE; SARGENT, 1981).

Os testes qualitativos para açúcares estão baseados nos aspectos:

- Reações coloridas provenientes da condensação de produtos de degradação dos açúcares em ácidos fortes com vários compostos orgânicos.
- Propriedades redutoras do grupo carbonila.

Os métodos químicos clássicos conhecidos para a análise de açúcares redutores são na sua maioria fundamentados na redução de íons cobre em soluções alcalinas (solução de Fehling), mas também existem aqueles fundamentados na desidratação dos açúcares, por uso de ácidos concentrados, com posterior coloração com compostos orgânicos, além da simples redução de compostos orgânicos, formando outros compostos de coloração mensurável na região do visível (DUBOIS et al., 1956; LANE; EYNON, 1934; MILLER, 1959; NELSON, 1944).

Entre os métodos quantitativos disponíveis para determinação de açúcares totais de açúcares redutores, os mais utilizados em alimentos são:

1. Munson-Walker: método gravimétrico baseado na redução de cobre pelos grupos redutores dos açúcares.
2. Lane-Eynon: método titulométrico também baseado na redução de cobre pelos grupos redutores dos açúcares.
3. Somogyi: método microtitulométrico baseado também na redução do cobre.
4. Métodos cromatográficos: papel, camada delgada, coluna, gasosa e cromatografia líquida de alta eficiência.
5. Métodos óticos. Refratometria, polarimetria e densimetria.

Segundo Silva et al. (2003), os métodos mais comumente utilizados para medição de açúcares são refratometria em escala Brix (método refratométrico), Somogyi-Nelson, fenol-sulfúrico (métodos espectrofotométricos) e Lane-Eynon (método titulométrico também conhecido como reação de Fehling). Esses métodos são utilizados basicamente em indústrias alimentícias.

Saiba mais

Um açúcar redutor é qualquer açúcar que, em solução básica, apresenta um grupo carbonílico livre aldeído (derivado de uma aldose). Sua capacidade de redução se dá pela presença de um grupo aldeído ou cetona livre. Todos os monossacarídeos, alguns dissacarídeos e oligossacarídeos apresentam essas características e, por isso, podem ser classificados como redutores.

Os principais açúcares redutores são glicose, maltose e lactose. A sacarose, sendo formada por glicose e frutose, pode tornar-se um açúcar redutor se sofrer ação enzimática ou hidrólise ácida, formando assim monossacarídeos.

Composição de carboidratos na rotulagem de alimentos

O uso das informações nutricionais obrigatórias nos rótulos dos alimentos e das bebidas embaladas está regulamentado no Brasil desde 2001. A Resolução Anvisa RDC nº. 360/03 — Regulamento Técnico sobre Rotulagem Nutricional de Alimentos Embalados (BRASIL, 2003) torna obrigatória a rotulagem nutricional baseada nas regras estabelecidas com o objetivo principal de atuar em benefício do consumidor e, ainda, evitar obstáculos técnicos ao comércio.

O rótulo do alimento é uma forma de comunicação entre os produtos e os consumidores, no qual devem constar obrigatoriamente as seguintes informações:

- **Lista de ingredientes:** a lista de ingredientes deve estar em ordem decrescente, isto é, o primeiro ingrediente é aquele que está em maior quantidade no produto e o último, em menor quantidade.
- **Origem:** informação que permite que o consumidor saiba quem é o fabricante do produto e onde ele foi fabricado.
- **Prazo de validade:** os produtos devem apresentar pelo menos o dia e o mês quando o prazo de validade for inferior a três meses; o mês e o ano para produtos que tenham prazo de validade superior a três meses.
- **Conteúdo líquido:** indica a quantidade total de produto contido na embalagem. O valor deve ser expresso em unidade de massa (quilo) ou volume (litro).
- **Lote:** é um número que faz parte do controle na produção. Caso haja algum problema, o produto pode ser recolhido ou analisado pelo lote ao qual pertence.
- **Informação nutricional obrigatória:** é a tabela nutricional. Sua leitura é importante porque a partir das informações nutricionais é possível fazer escolhas mais saudáveis de alimentos. A tabela deve apresentar a porção do alimento, percentual de valores diários, medida caseira, valor energético, carboidratos, proteínas, gorduras totais, gorduras saturadas, gorduras trans, fibra alimentar e sódio A partir do ano de 2004, tornou-se obrigatória a indicação sobre a presença ou ausência de glúten no produto.

Os carboidratos são os componentes dos alimentos cuja principal função é fornecer a energia para as células do corpo, tendo subclassificações de acordos com suas características químicas. Bruice (2014) esclarece que os carboidratos são classificados de duas formas: os carboidratos simples, que são os monossacarídeos, e os carboidratos complexos, que são compostos por dois ou mais monossacarídeos ligados entre si. Os complexos que têm apenas dois monossacarídeos ligados entre si são classificados como dissacarídeos. Entre 3 a 10 monossacarídeos ligados entre si classificam-se como oligossacarídeos; acima disso os carboidratos complexos são classificados como polissacarídeos.

Dentre os carboidratos classificados como monossacarídeos, encontram-se principalmente a glicose, a frutose e a galactose. Os monossacarídeos são conhecidos também como açúcares redutores, pois em sua estrutura química têm um grupo de aldeído ou cetona que ficam livres em solução aquosa e são capazes de reduzir o bromo (Br_2). Logo, os demais açúcares, como os dissacarídeos e os oligossacarídeos, são conhecidos como não redutores, pois não têm aldeídos ou cetonas livres em soluções aquosas, as quais são capazes de reduzir o bromo (BRUICE, 2014).

A sacarose, a maltose e a lactose são exemplos de dissacarídeos e o amido é um exemplo de polissacarídeo (BRUICE, 2014). A sacarose, açúcar proveniente da cana-de-açúcar, comumente utilizado na fabricação de refrigerantes, conforme Fisberg, Amâncio e Lottenberg (2002), é composta por uma molécula de glicose ligada a uma molécula de frutose, ambos monossacarídeos.

Os carboidratos constituem ¾ do peso seco de todas as plantas terrestres e marinhas e estão presentes em grãos, verduras, hortaliças, frutas e outras partes de plantas consumidas pelo homem. O homem consome o amido e a sacarose e as plantas que os produzem são as mais cultivadas. A sacarose está presente em pequenas quantidades na maior parte dos vegetais, portanto, sua ingestão em maior nível se dá por meio de alimentos modificados.

Os cereais contêm pequena quantidade de açúcares, pois a maior parte é convertida em amido. O amido é o carboidrato mais comum utilizado pelos vegetais como reservas energéticas. Assim, o homem e os animais desenvolveram sistemas enzimáticos para utilizá-lo como fonte de energia. As frutas maduras são doces em razão da transformação do amido (reserva) em açúcares mais simples, como a sacarose, a frutose, etc.

Os produtos de origem animal contêm menos carboidrato metabolizável que outros alimentos. O glicogênio é semelhante à amilopectina do amido e é metabolizável da mesma forma que ele.

Nas tabelas de composição de alimentos, o conteúdo de carboidratos tem sido dado como carboidratos totais pela diferença, isto é, a percentagem de água, proteína, gordura e cinza subtraída de 100 (Quadro 1).

Quadro 1. Exemplo de tabela nutricional de composição de alimentos

Informação nutricional Porção ____ g ou ml (medida caseira)		
	Quantidade por porção	% VD (*)
Valor calórico	...kcal = ...kJ	
Carboidratos	g	
Proteínas	g	
Gorduras totais	g	
Gorduras saturadas	g	
Gorduras trans	g	"VD não estabelecido"
Fibra alimentar	g	
Sódio	mg	

* % valores diários de referência com base em uma dieta de 2.000 kcal ou 8.400 kJ. Seus valores diários podem ser maiores ou menores dependendo de suas necessidades energéticas.

Medida caseira: representa a medida utilizada pelo consumidor para medir os alimentos (colher de sopa, xícara, copo ou fatia).

Quantidade por porção: é a quantidade que a porção fornece de cada item.

% VD: percentual de valores diários. É o quanto aquela porção contribui para atingir a necessidade diária daquele nutriente, de acordo com os valores estipulados pela Anvisa.

Ingredientes: não é sempre que fica próximo à tabela nutricional, mas precisa estar visível em algum lugar da embalagem. O primeiro item da lista de ingredientes é sempre o que está em maior quantidade.

Fonte: Adaptado de Organic4 (2015).

Nas tabelas nutricionais, os carboidratos devem ser apresentados como valor total e não são separados de acordo com a classificação (polissacarídeos, dissacarídeos e monossacarídeos). A quantidade de carboidratos presente nos alimentos é utilizada para o cálculo do valor energético do produto, utilizando como padrão de referência 4 kcal/g — 17 kJ/g.

Os fabricantes devem calcular a quantidade de carboidratos nos alimentos seguindo a fórmula: total de carboidratos = peso total da porção (peso das proteínas cruas + peso das gorduras totais).

As tabelas nutricionais listam os carboidratos totais, as fibras alimentares e os açúcares. As fibras e os açúcares também são carboidratos, mas eles não são utilizados pelo organismo do mesmo modo. A fibra não é digerida pelo corpo, ela passa direto pelo organismo, ajudando na constipação e na saúde intestinal, reduzindo os níveis de colesterol, controlando os níveis de açúcar no sangue e ajudando a perder peso.

Os fabricantes podem declarar que o produto contém "zero", ou "não contém", quantidades de carboidrato se ele contiver um valor menor ou igual a 0,5 g por porção.

Referências

BARROS, T. *Carboidratos*: entenda a importância desses nutrientes para nosso corpo. 2017. Disponível em: <https://www.jasminealimentos.com/wikinatural/carboidratos-entenda-importancia/>. Acesso em: 26 set. 2018.

BORGES, M. T. M. R.; PARAZZI, C.; PIEDADE, S. M. D. S. Avaliação de métodos químicos de determinação de açúcares redutores em xaropes. In: CONGRESSO NACIONAL DA STAB, 4.; CONVENÇÃO DA ACTALAC, 8., 1987, Olinda. *Anais...* Olinda: [s.n.], 1987.

BRASIL. Ministério da Saúde. Agência Nacional de Vigilância Sanitária. *Resolução nº 360, de 23 de dezembro de 2003*. Aprova regulamento técnico sobre rotulagem nutricional de alimentos embalados. Brasília, DF, 2003. Disponível em: <http://portal.anvisa.gov.br/documents/33880/2568070/res0360_23_12_2003.pdf/5d4fc713-9c66-4512-b3c1-afee57e7d9bc>. Acesso em: 26 set. 2018.

BRUICE, P. Y. *Fundamentos de química orgânica*. 2. ed. São Paulo: Pearson Education do Brasil, 2014. E-book.

CANO, C. B.; ALMEIDA-MURADIAN, L. B. Análise de padrões de carboidratos normalmente encontrados no mel por cromatografia líquida de alta eficiência (CLAE)- Parte I. In: CONGRESSO BRASILEIRO DE CIÊNCIAS E TECNOLOGIA DE ALIMENTOS, 16., 1998, Rio de Janeiro. *Anais...* Rio de Janeiro: [s.n.], 1998.

DORNEMANN, G. M. *Comparação de métodos para determinação de açúcares redutores e não-redutores*. Trabalho de diplomação (Graduação em Engenharia Química)- Escola de Engenharia, Universidade Federal do Rio Grande do Sul, Porto Alegre, 2016. Disponível em: <https://www.lume.ufrgs.br/bitstream/handle/10183/143940/000998082.pdf?sequence=1>. Acesso em: 26 set. 2018.

DUBOIS, M. et al. Colorimetric method form determination of sugars and related substaces. *Nature*, v. 28, n. 3, p. 350-356, 1956.

FISBERG, M.; AMÂNCIO, O. M. S.; LOTTENBERG, A. M. P. O uso de refrigerantes e a saúde humana. *Revista Pediatria Moderna*, v. 38, n. 6, p. 261-271, jun. 2002. Disponível em: <http://www.moreirajr.com.br/revistas.asp?fase=r003&id_materia=1959>. Acesso em: 26 set. 2018.

FROST, G. M. Industrial enzyme applications industrial. *Biotechnology Wales*, v. 3, n. 11, p. 1-11, 1984.

LANE, J. H.; EYNON, L. *Determination of reducing sugars by Fehling's solution with methylene blue indicator*. London: Normam Rodge, 1934.

MAHAM, L. K.; ESCOTT-STUMP, S. *Krause*: alimentos, nutrição e dietoterapia. 13. ed. Rio de Janeiro: Elsevier, 2012.

MCWILLIAMS, M. *Alimentos*: um guia completo para profissionais. 10. ed. Barueri, SP: Manole, 2016. E-book.

MILLER, G. L. Use of dinitrosalicylic acid reagent for determination of reducing sugar. *Analytical Chemistry*, v. 31, n. 3, p. 426-428, 1959.

NELSON, N. A fotometric adaptaion of Somogyi method for the determination of glucose. *Journal of Biological Chemistry*, v. 153, p. 375-80, 1944.

ORGANIC4. *Como interpretar uma tabela nutricional*. 2015. Disponível em: <https://www.organic4.com.br/como-interpretar-uma-tabela-nutricional>. Acesso em: 26 set. 2018.

PINHEIRO, D. M.; PORTO, K. R. A.; MENEZES, M. E. S. *A química dos alimentos*: carboidratos, lipídios, proteínas e minerais. Maceió: EDUFAL, 2005.

POMIN, V. H.; MOURÃO, P. A. S. *Carboidratos*. Disponível em: <http://www.dbm.ufpb.br/~marques/Artigos/carboidratos.pdf>. Acesso em: 11 out. 2018.

SANTOS, V. S. *Carboidratos*. 2018. Disponível em: <https://mundoeducacao.bol.uol.com.br/biologia/carboidratos.htm>. Acesso em: 26 set. 2018.

SHORE, M.; SARGENT, D. Modern instrumental techniques of analysis and the sugar industry. *International Sugar Journal*, v. 83, n. 991, p. 199-205, 1981.

SILVA, R. N. et al. Comparação de métodos para a determinação de açúcares redutores e totais em mel. *Ciência e Tecnologia de Alimentos*, v. 23, n. 3, p. 337-341, 2003.

VILLELA, G. G.; BACILA, M.; TASTALDI, H. *Técnicas e experimentos de bioquímica*. Rio de Janeiro: Guanabara, 1973.

WARDLAW, G. M.; SMITH, A. M. *Nutrição contemporânea*. 8. ed. Porto Alegre: AMGH, 2013.

Leituras recomendadas

BERG, J. M.; TYMOCZKO, J. L.; STRYER, L. *Bioquímica*. 5. ed. Rio de Janeiro: Guanabara--Koogan, 2004.

BRASIL. Agência Nacional de Vigilância Sanitária. *Rotulagem nutricional obrigatória*: manual de orientação às indústrias de alimentos. Brasília, DF: ANVISA; UNB, 2005.

BRASIL. Ministério da Saúde. Agência Nacional de Vigilância Sanitária. *Resolução nº 359, de 23 de dezembro de 2003*. Aprova regulamento técnico de porções de alimentos embalados para fins de rotulagem nutricional. Brasília, DF, 2003. Disponível em: <http://portal.anvisa.gov.br/documents/33880/2568070/res0359_23_12_2003.pdf/76676765-a107-40d9-bb34-5f05ae897bf3>. Acesso em: 26 set. 2018.

CEARÁ. Escola Estadual de Educação Profissional. *Métodos de análise de alimentos*. Fortaleza, 2013. Disponível em: <https://efivest.com.br/wp-content/uploads/2017/12/nutricao_e_dietetica_metodos_de_analise_de_alimentos.pdf>. Acesso em: 26 set. 2018.

CHAMPE, P. C.; HARVEY, R. A. *Bioquímica ilustrada*. 2. ed. Porto Alegre: Artes Médicas, 1997.

GRANE, E. *Livro do mel*. 2. ed. São Paulo: Nobel, 1985.

LEHNINGER, A. L.; NELSON, D. L.; COX, M. M. *Princípios de bioquímica*. 2. ed. São Paulo: Sarvier, 1995.

KOOLMAN, J.; RÖHM, K. H. *Bioquímica:* texto e atlas. 3. ed. Porto Alegre: Artmed, 2005.

MATISSEK, R.; SCHENEPEL, F. M.; STEINER, G. *Analisis de los alimentos*: fundamentos, metodos, aplicaciones. Zaragoza: Editorial Acribia, 1998.

SPENCER, G. L.; MEADE, G. P. *Special reagents*: cane sugar handbook. New York: Wiley, 1945.

VOET, D.; VOET, J. G.; PRATT, C. W. *Fundamentos de Bioquímica*. 4. ed. Porto Alegre: Artmed, 2014.

Proteínas: composição química e análise

Objetivos de aprendizagem

Ao final deste texto, você deve apresentar os seguintes aprendizados:

- Descrever as classificações químicas das proteínas e sua relação com a saúde.
- Relacionar o método de Kjeldahl clássico e o modificado com a análise de proteínas.
- Avaliar os resultados das análises inserindo em rótulos nutricionais de alimentos.

Introdução

As proteínas são moléculas orgânicas compostas de aminoácidos ligados entre si por meio de ligações peptídicas. Essas macromoléculas podem ser classificadas de acordo com a constituição e o tamanho de sua cadeia peptídica.

Tratam-se de componentes essenciais a todas as células vivas e estão relacionadas praticamente a todas as funções fisiológicas. São utilizadas na regeneração de tecidos, funcionam como catalisadores nas reações químicas que se dão nos organismos vivos e que envolvem enzimas ou hormônios, são necessárias nas reações imunológicas e, juntamente com os ácidos nucleicos, são indispensáveis nos fenômenos de crescimento e reprodução.

As proteínas de origem vegetal são consideradas incompletas por serem pobres em aminoácidos essenciais, que são aqueles que o nosso organismo não produz. Já as proteínas de origem animal são completas, uma vez que contêm os aminoácidos essenciais.

O método de Kjeldahl foi desenvolvido por Johann Kjeldahl, em 1883, e consiste em um método de determinação indireta, pois não determina a quantidade de proteína, e sim o nitrogênio orgânico total. É o método mais utilizado para quantificação de proteínas.

Segundo a Agência Nacional de Vigilância Sanitária, o teor de proteínas deve estar obrigatoriamente declarado no rótulo dos alimentos e deve ser utilizado para o cálculo do valor energético.

Nesse capítulo, você vai conhecer a classificação das proteínas e sua importância para a saúde. Além disso, vai compreender o método de Kjeldahl e como as proteínas devem ser declaradas nos rótulos dos alimentos.

Classificação química das proteínas

Segundo Lehninger, Nelson e Cox (2000), proteínas são componentes essenciais a todas as células vivas e estão relacionadas praticamente a todas as funções fisiológicas. São utilizadas na regeneração de tecidos, funcionam como catalisadores nas reações químicas que se dão nos organismos vivos e que envolvem enzimas ou hormônios, são necessárias nas reações imunológicas e, juntamente com os ácidos nucleicos, são indispensáveis nos fenômenos de crescimento e reprodução.

Quimicamente, as proteínas são polímeros de alto peso molecular (acima de 10.000), cujas unidades básicas são os aminoácidos, ligados entre si por ligações peptídicas. As propriedades de uma proteína são determinadas pelo número e espécie dos resíduos de aminoácidos, bem como pela sequência desses compostos na molécula (BOBBIO; BOBBIO, 2003).

Nem todos os aminoácidos participam necessariamente de uma proteína, mas a maioria desses compostos contém na molécula grande proporção de um mesmo aminoácido. Alguns aminoácidos são encontrados em poucas proteínas, porém em concentrações elevadas.

Segundo Coultate (2004), todas as proteínas são constituídas de carbono, hidrogênio, oxigênio, nitrogênio e enxofre e têm composição muito semelhante: 50% a 55% de carbono, 6% a 8% de hidrogênio, 20% a 24% de oxigênio, 15% a 18% de nitrogênio e 0,2% a 0,3% de enxofre. Existem proteínas nas quais o teor de enxofre pode chegar a 5%. Muito raramente as proteínas contêm fósforo.

De acordo com Lehninger, Nelson e Cox (2000), as proteínas são classificadas em três grupos principais: proteínas simples, conjugadas e derivadas, sendo que na natureza são encontrados apenas os dois primeiros grupos.

Proteínas simples ou hemoproteínas: são constituídas, exclusivamente, por aminoácidos. Em outras palavras, fornecem exclusivamente uma mistura de aminoácidos por hidrólise. São as proteínas que sofreram transformações enzimáticas nas células. Várias classificações têm sido propostas para as proteínas das quais a menos comumente empregada é baseada na solubilidade desses compostos em diferentes solventes. Embora essa classificação seja mais ou menos artificial e de valor limitado em razão do fato de que algumas proteínas de estruturas diferentes são solúveis no mesmo solvente, enquanto outras de estruturas semelhantes têm solubilidades diferentes, ela é, até hoje, a mais empregada.

As proteínas conjugadas: são proteínas que por hidrólise liberam aminoácidos mais um radical não peptídico, denominado grupo prostético. Os grupos prostéticos podem ser orgânicos (como por exemplo uma vitamina ou um açúcar) ou inorgânicos (por exemplo, um íon metálico) e encontram-se ligados de forma firme à cadeia polipeptídica, muitas vezes por meio de ligações covalentes. Uma proteína despojada do seu grupo prostético é uma apoproteína, designando-se, por vezes, a proteína com grupo prostético como holoproteína. Os grupos prostéticos são subgrupos de cofatores; ao contrário das coenzimas, encontram-se ligados de forma permanente à proteína.

As proteínas conjugadas são classificadas de acordo com a natureza da parte não proteica em cromoproteínas, lipoproteínas, nucleoproteínas, glicoproteínas, fosfoproteínas e metaloproteínas.

Proteínas derivadas: são compostos não encontrados na natureza, mas obtidos por degradação mais ou menos intensa (proteólise) de proteínas simples ou conjugadas pela ação de ácidos, bases ou enzimas. A extensão de proteólise pode ser observada pelo aumento do número de grupos carboxílicos e amínicos existentes inicialmente na proteína. As propriedades físicas das proteínas derivadas também são modificadas; há diminuição da viscosidade inicial e perdem a propriedade de serem coaguladas pelo calor. De acordo com o peso molecular, as proteínas derivadas podem ser classificadas em primárias e secundárias.

Classificação das proteínas de acordo com a estrutura

A estrutura molecular das proteínas é muito complexa e, por essa razão, é conveniente dividi-la em níveis distintos de organização (LEHNINGER; NELSON; COX, 2000):

Estrutura primária: refere-se ao número e à identidade dos aminoácidos que compõem a molécula e ao ordenamento ou à sequência dessas unidades na cadeia polipeptídica. A união peptídica somente permite a formação de estruturas lineares e, por isso, as cadeias não apresentam ramificações (LEH-NINGER; NELSON; COX, 2000).

Estrutura secundária: à medida que o comprimento das cadeias vai aumentando e em função das condições físico-químicas do meio, se cria a estrutura secundária, que é a disposição espacial regular, repetitiva, que a cadeia polipeptídica pode adotar, geralmente mantida por ligações de hidrogênio. Podemos ter (LEHNINGER; NELSON; COX, 2000):

a) Hélice-alfa: as cadeias de aminoácidos têm vários centros polares e, em razão disso, a fibra enrola-se dando lugar a uma hélice que se estabiliza formando ligações intramoleculares com pontes de hidrogênio (LEHNINGER; NELSON; COX, 2000).
b) Folha-beta: as cadeias de peptídeos se unem formando filas paralelas que se estabilizam de maneira intermolecular mediante pontes de hidrogênio (LEHNINGER; NELSON; COX, 2000).

Estrutura terciária: é a estrutura da maioria das proteínas globulares e parece a partir das hélices, que voltam a se enrolar. É uma estrutura tridimensional completa que se forma a partir das forças de atração ou repulsão eletrostática, das pontes de hidrogênio, das forças de Van der Waals e das pontes dissulfeto existentes entre os resíduos de aminoácidos que formam as cadeias (LEHNINGER; NELSON; COX, 2000).

Estrutura quaternária: são estruturas de caráter oligomérico, que estão compostas por várias moléculas separadas, mas entrelaçadas em estrutura terciária. Se aplica somente a proteínas constituídas por duas ou mais cadeias polipeptídicas e se refere à disposição espacial dessas cadeias e às ligações que se estabelecem entre elas — pontes de hidrogênio, atrações eletrostáticas, interações hidrofóbicas e pontes dissulfeto entre cisteínas de cadeias diferentes. Um exemplo desse tipo de estrutura é a hemoglobina que é composta por quatro subunidades semelhantes à mioglobina (LEHNINGER; NELSON; COX, 2000).

Relação das proteínas com a saúde

De acordo com Wardlav e Smith (2013), proteínas são componentes essenciais a todas as células vivas e estão relacionadas praticamente a todas as funções fisiológicas. São utilizadas na regeneração de tecidos, funcionam como catalisadores nas reações químicas que se dão nos organismos vivos e que envolvem enzimas ou hormônios, são necessárias nas reações imunológicas e, juntamente com os ácidos nucleicos, são indispensáveis nos fenômenos de crescimento e reprodução.

As proteínas exercem importantes funções no organismo de todos os seres vivos, dentre as quais podemos destacar as seguintes:

Estrutural ou plástica: as que pertencem a este grupo são aquelas que participam dos tecidos proporcionando-lhe rigidez, consistência e elasticidade. São proteínas estruturais, como é o caso do colágeno (que faz parte das cartilagens), da actina e das miosinas que estão presentes na formação das fibras musculares. Com essa função, temos a queratina, que é a principal proteína do cabelo, o fibrinogênio, que se encontra presente no sangue, e ainda a albumina.

Hormonal: têm uma ação hormonal sobre determinado órgão ou estrutura, como é o caso da insulina, que atua sobre o açúcar nivelando os seus valores no sangue. No entanto, a insulina é considerada apenas um polipeptídeo em razão do seu reduzido tamanho.

Defesa: os anticorpos também são considerados proteínas que têm como principal função a defesa do organismo principalmente em relação a vírus, bactérias e outras substâncias estranhas. O fibrogênio e a trombina são também proteínas de defesa que se encontram responsáveis pela coagulação do sangue e controle de hemorragia em cortes e ferimentos.

Energética: são também muito importantes na obtenção de energia. Na fase de crescimento, as proteínas são importantes, levando a sua deficiência ao aparecimento de problemas de crescimento.

Enzimática: estas são capazes de catalisar reações bioquímicas, como é o caso das lipases. As enzimas não reagem, mas são reutilizadas e são específicas.

Condutoras de gases: o transporte de oxigênio e do gás carbônico é feito pela hemoglobina e pela hemocianina presentes nos glóbulos vermelhos.

O baixo consumo de proteínas pode resultar em metabolismo lento, problemas para perder peso, problema na construção de massa muscular, baixos níveis de energia, fadiga, falta de concentração, mudanças de humor, dores muscular, óssea e articular, alterações nos níveis de açúcar no sangue — que podem levar à diabetes —, cicatrização lenta de feridas e baixa imunidade.

Estudos mostram que a ingestão de calorias controlada em associação com uma ingestão de proteína moderadamente alta pode ser uma estratégia efetiva e prática de perda de peso. Alimentos ricos em proteínas aumentam a saciedade em maior escala do que carboidratos ou gorduras, para que possam evitar o excesso na alimentação.

A ingestão de alimentos com proteína tem um efeito mínimo nos níveis de glicose no sangue e, de fato, pode diminuir a absorção de açúcar durante uma refeição. Isso significa que uma dieta rica em proteínas pode ajudar a prevenir picos de glicose no sangue, o que é especialmente importante para prevenir o diabetes tipo 2, equilibrando os níveis de energia e mantendo seu apetite e seu humor em equilibrados.

Um dos benefícios da proteína está relacionado também à saúde cerebral. As proteínas são necessárias para produzir enzimas, hormônios e neurotransmissores que são essenciais para a função cognitiva. O cérebro requer um suprimento constante de aminoácidos para manter a concentração, o foco e os níveis de energia elevados. Estudos mostram que quando a privação de aminoácidos ocorre, o aprendizado e a coordenação sofrem, mas uma vez que todos os aminoácidos necessários são reintroduzidos na dieta, o aprendizado e as habilidades motoras melhoram.

Existe uma associação positiva entre comer mais alimentos com proteínas e melhorar a saúde óssea. Os efeitos da proteína nos ossos também se relacionam com os alimentos específicos com proteína que estão sendo consumidos, e a ingestão de nutrientes importantes para a construção óssea como cálcio e magnésio. Uma dieta rica em proteínas de alimentos integrais e ricos em nutrientes pode curar ossos quebrados e prevenir fraquezas ósseas, fraturas e até mesmo osteoporose, aumentando a absorção de cálcio e ajudando com o metabolismo ósseo.

Segundo Pimentel (2018), existe uma relação inversa entre a ingestão de proteína e o risco de doença cardíaca em adultos, pois dietas de proteína mais altas aparecem entre os remédios naturais para a pressão arterial elevada. Além disso, a substituição de alimentos com hidratos de carbono, com proteína, resulta em níveis mais baixos de colesterol LDL e triglicerídeos.

As dietas de proteína mais elevadas equilibram o açúcar no sangue e tendem a ajudar a prevenir outras causas relacionadas a doenças cardíacas, incluindo obesidade e diabetes.

As proteínas estão presentes em diversos tipos de alimentos. Dentre os alimentos mais ricos em proteínas estão as carnes, o leite, os ovos e o trigo.

Segundo Mahan, Escott-Stum e Raymond (2012), para um alimento ser considerado uma boa fonte de proteína, deve apresentar as seguintes características: ser rico em aminoácidos essenciais, ser de boa digestibilidade e não conter princípios tóxicos. As proteínas vegetais são importantes fontes de alimentos para homens e animais domésticos, contudo, o valor delas como excelentes fontes de proteínas é limitado por: sua baixa composição em aminoácidos essenciais, sua baixa digestibilidade e, em alguns casos, como as sementes de algodão e mamona, por apresentar princípios tóxicos para homens e animais.

De acordo com Wardlav e Smith (2013), as proteínas obtidas de fontes animais são ricas em aminoácidos essenciais e são de boa digestibilidade, sendo consideradas melhores do que as proteínas vegetais em termos nutricionais. As proteínas ovoalbumina, obtida da clara do ovo, e caseína, obtida do leite, são excelentes fontes proteicas de origem animal. Contudo, existem proteínas animais pobres em aminoácidos essenciais, como o colágeno. A gelatina é um produto alimentício obtido da hidrólise do colágeno, portanto, essa não é uma boa fonte proteica.

Método de Kjeldahl para a análise de proteínas

Todas as proteínas contêm carbono, hidrogênio, oxigênio e nitrogênio e muitas têm enxofre. Há variações na composição de diferentes proteínas, porém, a quantidade de nitrogênio representa, em média, 16% da massa total da molécula. Dessa forma, pode-se calcular a quantidade aproximada de proteína em uma amostra medindo-se a quantidade de nitrogênio dela (LEHNINGER; NELSON; COX, 2000).

O método Kjeldahl foi criado em 1883 por Johan Kjeldahl, um dinamarquês que, na época, revolucionou a quantificação de nitrogênio e proteína. Ainda hoje é o método mais utilizado no mundo inteiro. Por mais de 130 anos o método Kjeldahl vem sendo o padrão oficial em todo o mundo para a determinação de nitrogênio em todos os tipos de amostras de alimentos, por exemplo, leite, queijo, produtos derivados de carne, cerveja, grãos, farinha, cereais, entre outros. O método consiste em um meio de determinação indireta, pois não determina a quantidade de proteína, e sim o nitrogênio orgânico total. Para converter o nitrogênio medido em proteína, multiplica-se o conteúdo de nitrogênio por um fator geral que é obtido com base no fato de que, na maioria das proteínas, o teor de N é em torno de 16%. Então:

$$16g\ N \longrightarrow 100g\ proteínas$$
$$1g\ N \longrightarrow Xg$$
$$Xg = 100/16 = 6,25$$

Portanto, o teor de proteína bruta de um alimento é obtido pela multiplicação do teor de N total pelo fator de conversão (6,25).

Segundo Nogueira e Souza (2005), o método Kjeldahl baseia-se no aquecimento da amostra com ácido sulfúrico e é catalisador para a digestão até que o carbono e o hidrogênio sejam oxidados. O nitrogênio da proteína é reduzido e transformado em sulfato de amônia. NaOH concentrado é adicionado e aquecido para a liberação da amônia dentro de um volume conhecido de uma solução de ácido bórico, formando borato de amônia. O borato de amônia formado é dosado com uma solução ácida (HCl) padronizada. Esse processo inclui três etapas principais, que são:

1. Digestão: por adição de ácido sulfúrico (H_2SO_4) e um catalisador metálico ($CuSO_4$) que acelera o processo de oxidação da matéria orgânica. Utiliza também o K_2SO_4 para aumentar o ponto de ebulição do ácido sulfúrico (de 337 °C para mais de 400 °C), tornando a digestão mais eficiente. O aquecimento da amostra com ácido sulfúrico para a digestão até que C e H sejam oxidados e o N da proteína seja reduzido e transformado em sulfato de amônia. Para digerir, é utilizado um aparelho chamado microdigestor de Kjeldahl.
2. Neutralização e destilação: esse passo se baseia na adição de NaOH concentrado e aquecimento para a liberação da amônia dentro de um volume conhecido de uma solução de ácido bórico e indicador, formando borato de amônia. Isso é feito em um aparelho chamado destilador de nitrogênio de Kjeldahl.
3. Titulação: o borato de amônia formado é dosado com uma solução ácida (HCl ou H_2SO_4) padronizada até o ponto de viragem (são utilizados indicadores de cor vermelho de metila e verde de bromocresol).

A maioria das modificações estão relacionadas à utilização de catalisadores. O uso de óxido de mercúrio e óxido de cobre serve para acelerar o tempo de oxidação. Há a utilização de mercúrio ou cobre e, ainda, o uso combinado de ambos. A utilização de sais, como o sulfato de sódio ou de potássio, teria como finalidade a eliminação de umidade da amostra. Para permitir o ataque dos reagentes, esses sais também diminuem a pressão de vapor da amostra que está sendo digerida, aumentando assim sua temperatura de ebulição, já que para um processo eficiente a digestão acorre a altas temperaturas, chegando a até 500 °C, e o ácido sulfúrico utilizado que tem ponto de ebulição 300 °C não pode ser totalmente vaporizado.

Segundo Purgatto (2016), a utilização desse método tem como vantagens: ser aplicável a todos os tipos de alimentos, relativamente simples, baixo custo e preciso. Por outro lado, apresenta algumas desvantagens, tais como: identifica o nitrogênio orgânico total, não apenas nitrogênio de proteínas, e utiliza muito tempo de análise e reagentes corrosivos.

> **Saiba mais**
>
> O método de Kjeldahl é um método confiável, simples e amplamente conhecido em todo o mundo. Utiliza aparelhos e reagentes comuns em todo laboratório de análises químicas e, em relação à precisão do método, os resultados são quase sempre compatíveis com os obtidos pelo método de Dumas. Por outro lado, pode ser operado por técnicos que tenham experiência geral em laboratório químico.

Relação das análises de proteínas com a rotulagem dos alimentos

A rotulagem é toda e qualquer inscrição, legenda, imagem ou matéria descritiva, gráfica, escrita, impressa, estampada, gravada, litografada ou mesmo colada sobre as embalagens de alimentos (BRASIL, 2002). Para Moreira et al. (2013), os rótulos são canais de comunicação entre o consumidor e o fabricante e devem fornecer informações verdadeiras e legíveis sobre o produto, para que não induza o consumidor a erros.

Para Ferreira e Lanfer-Marquez (2007), os fatores que demandam a harmonização da regulamentação e constante aprimoramento das normas de rotulagem nutricional são o efeito da evolução do mercado internacional de alimentos e o reconhecimento dos direitos do consumidor.

A rotulagem nutricional dos alimentos é regulamentada pela Anvisa. Em atendimento às solicitações da Organização Mundial da Saúde (OMS), tornou obrigatória a declaração do valor energético e dos teores de carboidrato, proteína, gordura total, gordura saturada, gordura trans, fibra alimentar e sódio nos produtos alimentícios embalados para consumo humano (BRASIL, 2003).

A rotulagem nutricional dos alimentos permite ao consumidor o acesso às informações nutricionais e aos parâmetros indicativos de qualidade e segurança do seu consumo. Ao mesmo tempo, o acesso a essa informação atende às exigências da legislação e impulsiona investimento, por parte da indústria, na melhoria do perfil nutricional dos produtos cuja composição declarada pode influenciar o consumidor quanto à sua aquisição (FERREIRA; LANFER-MARQUEZ, 2007).

A rotulagem nutricional de alimentos tornou-se obrigatória no Brasil em 1999, com a criação da Anvisa. As principais resoluções da diretoria colegiada (RDC) referentes à rotulagem de alimentos industrializados no Brasil são: RDC nº. 259/2002 (BRASIL, 2002), que trata da definição e do estabelecimento de medidas e porções, estabelecendo, inclusive, a medida caseira e sua relação com a porção correspondente em gramas ou mililitros e detalhando os utensílios geralmente utilizados, suas capacidades e dimensões aproximadas; e a RDC nº. 360/2003 (BRASIL, 2003b), que estabelece, dentre outras especificações, a declaração obrigatória nos rótulos de alimentos industrializados de: valor energético, teor de carboidratos, proteínas, gorduras totais, gorduras saturadas, gorduras trans, fibra alimentar e sódio. Permite critério de arredondamento e admite uma variabilidade de 20% na informação nutricional, autorizando a obtenção dos dados de nutrientes por meio de análises físico-químicas ou por meio de cálculos teóricos baseados na fórmula do produto, obtidos de valores de tabelas de composição de alimentos ou fornecidos pelos fabricantes das matérias-primas.

A tolerância de 20% de inconformidade (para mais ou para menos) entre os dados declarados na rotulagem nutricional e os dados "reais" não atende ao Código de Defesa do Consumidor (CDC). Todavia, contempla a inevitável variação da composição das matérias-primas e as alterações que podem ocorrer em razão do processamento, assim como a necessidade de utilizar para alguns alimentos/preparações tabelas de composição de alimentos de outros países.

As proteínas são classificadas em diferentes grupos, conforme apresentado neste capítulo, porém, no rótulo dos alimentos, devem ser apresentadas como teor total de proteínas do produto. Ou seja, a análise de proteínas, normalmente realizada por meio do método Kjeldahl, determina o teor total da proteína da amostra, independentemente da classificação a que pertença.

Vale ressaltar, ainda, que as embalagens apresentam o teor de proteínas por porção de cada alimento, portanto, deve-se avaliar o tamanho da porção para calcular a quantidade de proteínas ingerida em determinado alimento. A Resolução da Anvisa RDC nº. 359 (BRASIL, 2003a) apresenta as definições de medidas: porção, medida caseira, unidade, fração, fatia ou rodela e prato preparado pronto ou semipronto. A definição da medida é escolhida de acordo com as especificidades do produto.

No caso da medida caseira, a RDC nº. 359 apresenta todas as equivalências de gramas ou mililitros numa tabela, usando os utensílios domésticos mais comuns (xícara, colher de sopa, prato raso, prato fundo, etc.).

Saiba mais

O Quadro 1 demonstra cada item obrigatório na rotulagem dos alimentos:

Quadro 1. Itens obrigatórios na rotulagem de alimentos

Informações nutricionais Porção[1] de 170 g (1 unidade)[2]		
Quantidade por porção		**%VD(*)[3]**
Valor energético[4]	107 kcal = 449 kJ	5%
Carboidrato[4]	15 g	5%
Proteínas[4]	4,0 g	5%
Gorduras totais[4]	3,5 g	6%
Gorduras saturadas[4]	1,9 g	9%
Gorduras trans[4]	Não contém	**
Fibras alimentares[4]	0 g	0%
Sódio[4]	51 mg	2%
Cálcio[4]	162 mg	16%

Ingredientes[5]: leite reconstituído semidesnatado, preparado de frutas vermelhas (morango, amora, framboesa, açúcar, água, amido modificado, espessantes goma guar e goma xantana, corante natural carmim cochonilha, conservador sorbato de potássio, acidulante ácido cítrico e aromatizantes) e fermento lácteo. Contém glúten.

Como você pôde ver no Quadro 1, cada alimento apresenta informações obrigatórias para o comprador. Veja a definição de cada um deles:

- [1] (porção): é a quantidade média do alimento que deveria ser consumida por pessoas sadias em cada ocasião de consumo, com a finalidade de promover uma alimentação saudável.
- [2] (medida caseira): indica a medida comumente utilizada pelo consumidor para facilitar o entendimento da porção.

- ³ (%VD): percentual de valores diários (%VD) é um número em percentual que indica o quanto o produto em questão apresenta de energia e nutrientes em relação a uma dieta de 2.000 kcal.
- ⁴ (itens de declaração obrigatória): valor energético, carboidratos, proteínas, gorduras totais, gordura saturada, gordura trans, fibras alimentares, sódio, cálcio e ferro.
- ⁵ (lista de ingredientes): informa os ingredientes que compõem o produto, em ordem decrescente, ou seja, dos ingredientes em maior quantidade para o ingrediente em menor quantidade.

O teor de proteínas de um determinado alimento é utilizado também para o cálculo do valor energético, sendo o padrão de referência 4 kcal/g — 17 kJ/g.

Segundo a Anvisa, para que um alimento seja considerado fonte ou rico, ele deve apresentar uma quantidade mínima desse nutriente na porção do alimento pronto para o consumo. No caso das proteínas, o alimento, além de precisar apresentar no mínimo 12 g por porção para ser considerado rico, ele ainda precisa atender às quantidades mínimas de aminoácidos essenciais. Isso para garantir que a proteína contida seja de alto valor nutricional.

Saiba mais

Valor energético é a energia produzida pelo corpo e proveniente de carboidratos, proteínas e gorduras totais. No rótulo, esse valor é expresso na forma de quilocalorias (kcal) ou quilojoules (kJ). Uma caloria equivale a 4,18 Joules.

Referências

BOBBIO, F. O.; BOBBIO, P. A. *Introdução à química de alimentos*. 2. ed. São Paulo: Livraria Varela, 2003.

BRASIL. Ministério da Saúde. Agência Nacional de Vigilância Sanitária. *Resolução RDC nº 259, de 20 de setembro de 2002*. Brasília, DF, 2002. Disponível em: <http://portal.anvisa.gov.br/documents/33880/2568070/RDC_259_2002.pdf/e40c2ecb-6be6-4a3d-83ad-f3cf7c332ae2>. Acesso em: 7 out. 2018.

BRASIL. Ministério da Saúde. Agência Nacional de Vigilância Sanitária. *Resolução nº 359, de 23 de dezembro de 2003*. Aprova regulamento técnico de porções de alimentos embalados para fins de rotulagem nutricional. Brasília, DF, 2003a. Disponível em: <http://portal.anvisa.gov.br/documents/33880/2568070/res0359_23_12_2003.pdf/76676765-a107-40d9-bb34-5f05ae897bf3>. Acesso em: 7 out. 2018.

BRASIL. Ministério da Saúde. Agência Nacional de Vigilância Sanitária. *Resolução nº 360, de 23 de dezembro de 2003*. Aprova regulamento técnico sobre rotulagem nutricional de alimentos embalados. Brasília, DF, 2003b. Disponível em: <http://portal.anvisa.gov.br/documents/33880/2568070/res0360_23_12_2003.pdf/5d4fc713-9c66-4512-b3c1-afee57e7d9bc>. Acesso em: 7 out. 2018.

COULTATE, T. P. *Alimentos*: a química de seus componentes. 3. ed. Porto Alegre: Artmed, 2004.

FERREIRA, A. B.; LANFER-MARQUEZ, U. M. Legislação brasileira frente à rotulagem nutricional de alimentos. *Revista Nutrição*, v. 20, n. 1, p. 83-93, 2007. Disponível em: <http://www.scielo.br/pdf/rn/v20n1/a09v20n1.pdf>. Acesso em: 7 out. 2018.

WARDLAW, G. M.; SMITH, A. M. *Nutrição contemporânea*. 8. ed. Porto Alegre: AMGH, 2013.

LEHNINGER, A. L.; NELSON, D. L.; COX, M. M. *Princípios de bioquímica*. 2. ed. São Paulo: Sarvier, 2000.

MAHAN, L. K.; ESCOTT-STUMP, S. RAYMOND, J. L. *Krause*: alimentos, nutrição e dietoterapia. 13. ed. Rio de Janeiro: Elsevier, 2013.

MOREIRA, S. S. P. et al. Avaliação da adequação da rotulagem de suplementos esportivos. *Corpus el Scientia*, v. 9, n. 12, p. 45-55, 2013.

NOGUEIRA, A. R. A.; SOUZA, G. B. *Manual de laboratórios*: solo, água, nutrição vegetal, nutrição animal e alimentos. São Carlos: Embrapa Pecuária Sudeste, 2005.

PIMENTEL, J. *Benefícios da proteína*: como elas cuidam da sua saúde. 2018. Disponível em: <https://drjulianopimentel.com.br/alimentacao/beneficios-da-proteina-cuidam-saude/>. Acesso em: 7 out. 2018.

PURGATTO, E. *Análise de proteínas*. São Paulo, 2016. Disponível em: <https://docplayer.com.br/7817576-Analise-de-proteinas-prof-eduardo-purgatto-depto-...>. Acesso em: 7 out. 2018.

Leituras recomendadas

ALBERGUINI, L. B. A. Gerenciamento e tratamento de resíduos químicos. In: ENCONTRO NACIONAL SOBRE METODOLOGIAS DE LABORATÓRIOS DA EMBRAPA, 10. São Carlos, 2005. *Resumos...* São Carlos: Embrapa Pecuária Sudeste, 2005.

AS PROTEINAS: classificação, estrutura e propriedades. *Aditivos & Ingredientes*, [2016]. Disponível em: <http://aditivosingredientes.com.br/upload_arquivos/201604/2016040636>. Acesso em: 7 out. 2018.

BOBBIO, F. O.; BOBBIO, P. A. *Química de processamento de alimentos*. 3. ed. São Paulo: Livraria Varela, 2001.

BOBBIO, F. O.; BOBBIO, P. A. *Introdução à química de alimentos*. São Paulo: Varela, 1989.

CECCHI, H. M. *Fundamentos teóricos e práticos em análise de alimentos*. 2. ed. rev. Campinas: Editora Unicamp, 2003.

GALVANI, F.; GAERTNER, E. Adequação da metodologia Kjeldahl para determinação de nitrogênio total e proteína bruta. *Circular Técnica Embrapa*, maio 2006. Disponível em: <https://www.infoteca.cnptia.embrapa.br/bitstream/doc/812198/1/CT63.pdf>. Acesso em: 7 out. 2018.

INSTITUTO ADOLFO LUTZ. *Métodos físico-químicos para análise de alimentos*. 4. ed. São Paulo: Instituto Adolfo Lutz, 2008.

INTRODUÇÃO ao estudo das proteínas. [201-?]. Disponível em: <http://www.cesadufs.com.br/ORBI/public/uploadCatalago/11281416022012Bioquimica_aula_4.pdf>. Acesso em: 7 out. 2018.

LOURENÇO, E. J. *Tópicos de proteínas de alimentos*. Jaboticabal: Funep, 2000.

PROTEÍNAS. *Food Ingredients Brasil*, n. 28, p. 30-58, 2014. Disponível em: <http://revistafi.com.br/upload_arquivos/201606/2016060879641001464957906.pdf>. Acesso em: 4 out. 2018.

PROTEÍNAS animais e vegetais tipos e funções. *Aditivos & Ingredientes*, [2016]. Disponível em: <http://aditivosingredientes.com.br/upload_arquivos/201604/2016040557579001459880082.pdf>. Acesso em: 7 out. 2018.

RIBANI, M. Validação em métodos cromatográficos e eletroforéticos. *Química Nova*, v. 27, n. 5, p. 771-780, 2004.

SILVA, D. J. *Análise de alimentos (métodos químicos e biológicos)*. 2. ed. Viçosa, MG: UFV, 1990.

SILVA, D. J.; QUEIROZ, A. C. de. *Análise de alimentos:* métodos químicos e biológicos. 3. ed. Viçosa, MG: UFV, 2002.

SIMEONE, M. L. Implementação de um programa de gerenciamento de resíduos em laboratórios. In: ENCONTRO NACIONAL SOBRE METODOLOGIAS DE LABORATÓRIOS DA EMBRAPA, 10., São Carlos, 2005. *Resumos*...São Carlos: Embrapa Pecuária Sudeste, 2005.

VALENTINI, S. A. *Atributos da validação da metodologia analítica do Captopril num programa de garantia de qualidade*. 75 p. 2002. Dissertação (Mestrado)- Universidade Federal de Santa Catarina, Florianópolis, 2002. Disponível em: <https://repositorio.ufsc.br/handle/123456789/82411>. Acesso em: 7 out. 2018.

VOGEL, A. I. *Análise química quantitativa*. 6. ed. Rio de Janeiro: Guanabara, 2002.

YASUHARA, T.; NOKIHARA, K. High-throughput analysis of total nitrogen content that replaces the classic Kjeldahl method. *Journal of Agricultural and Food Chemistry*, v. 49, p. 4581-4583, 2001.

Lipídios: composição química e análise

Objetivos de aprendizagem

Ao final deste texto, você deve apresentar os seguintes aprendizados:

- Identificar as propriedades e a classificação da composição química dos lipídios.
- Avaliar a composição química por meio dos métodos de extração em Soxhlet, hidrólise ácida e extrato alcoólico.
- Interpretar os resultados e como podem ser inseridos em rótulos nutricionais.

Introdução

Os lipídios são biomoléculas orgânicas compostas, principalmente, por moléculas de hidrogênio, oxigênio e carbono. Essas moléculas orgânicas são formadas a partir da associação entre ácidos graxos e álcool. Não são solúveis em água, mas se dissolvem em solventes orgânicos.

São estruturas diversas que podem ser classificadas de acordo com a sua cadeia ou o tipo de ligações. Apresentam propriedades físicas e químicas específicas de acordo com a constituição de suas estruturas.

Os lipídios podem ser quantificados em amostras por meio de diversos métodos analíticos, que normalmente envolvem solventes como éter, álcool e ácidos. Os métodos são selecionados de acordo com as características da amostra que será analisada e da especificidade necessária.

A legislação brasileira torna obrigatória a declaração do teor de lipídios nos alimentos. Estes devem ser declarados como gorduras totais, gorduras saturadas e gorduras trans.

Neste capítulo, você vai conhecer as propriedades e as classificações dos lipídios e os principais métodos analíticos utilizados para identificação e quantificação desses compostos nos alimentos. Além disso, vai conhecer as exigências legais relacionadas à declaração do conteúdo de lipídios nos rótulos dos alimentos.

Propriedades e classificação dos lipídios

De acordo com Lehninger, Nelson e Cox (2000), lipídios são moléculas orgânicas formadas a partir da associação entre ácidos graxos e álcool (Figura 1), tais como óleos e gorduras. Eles não são solúveis em água, mas se dissolvem em solventes orgânicos, como a benzina e o éter. Apresentam coloração esbranquiçada ou levemente amarelada.

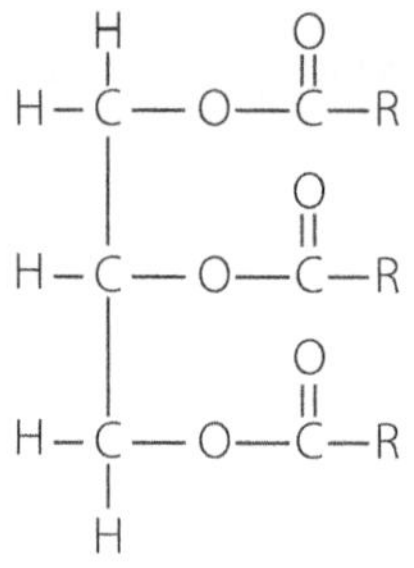

$$\begin{array}{c} H \\ | \\ H-C-O-\overset{O}{\underset{\|}{C}}-R \\ | \\ H-C-O-\overset{O}{\underset{\|}{C}}-R \\ | \\ H-C-O-\overset{O}{\underset{\|}{C}}-R \\ | \\ H \end{array}$$

Lipídio

Figura 1. Fórmula geral dos lipídios.

Os lipídios são um grupo heterogêneo de compostos mais relacionados por suas propriedades físicas do que por suas propriedades químicas, que apresentam algumas propriedades em comum (BOTHAM; MAYES, 2013).

Propriedades dos lipídios

Propriedades físicas

As propriedades físicas de gorduras e óleos comestíveis dependem em especial de sua estrutura molecular, suas interações e organização das moléculas de triacilgliceróis que eles contêm (DAMODARAN; PARKIN; FENNEMA, 2010).

As propriedades físicas dos ácidos graxos e dos lipídios deles derivados dependem da ocorrência ou não de instaurações na cadeia de hidrocarboneto e do seu comprimento. As cadeias dos ácidos graxos saturados são flexíveis e distendidas, podendo associar-se extensamente umas com as outras por meio de interações hidrofóbicas.

Densidade: a densidade de um lipídio em particular depende, em primeiro lugar, da eficiência do empacotamento de suas moléculas de triacilgliceróis: quanto mais eficiente o empacotamento, maior a densidade (DAMODARAN; PARKIN; FENNEMA, 2010). A densidade dos óleos e das gorduras diminui com o aumento da temperatura.

Pontos de fusão: em geral, os lipídios têm baixo ponto de fusão. Os óleos são líquidos à temperatura ambiente e o ponto de fusão das gorduras oscila em 30 °C e 42 °C. O ponto de fusão depende, fundamentalmente, de:

- Tamanho da cadeia do ácido graxo: os saturados de cadeia curta (até oito átomos de carbono) têm consistência líquida, enquanto aqueles com mais de oito carbonos têm consistência sólida;
- Grau de saturação dos ácidos graxos: o ponto de fusão dos ácidos graxos de cadeia longa varia com o grau de saturação dessa cadeia, os saturados **são** sólidos à temperatura ambiente, a existência de duplas ligações abaixa o ponto de fusão com tendência à consistência líquida, por exemplo, o ponto de fusão do ácido esteárico é de 70 °C, mas basta a introdução de uma dupla ligação, molécula do oleico, para que o ponto de fusão abaixe para 14 °C;

Isomeria: a presença de duplas ligações na cadeia carbônica possibilita a existência de isômero cis e trans. O aumento da quantidade de isômero trans tende a um aumento do ponto de fusão.

Os óleos, segundo a Resolução nº. 22/1977 do CNNPA, apresentam ponto de fusão em temperatura menor do que 20 °C, diferenciando-se das gorduras que apresentam ponto de fusão superior a essa temperatura (RABELO, 2008; HARTMAN; ESTEVES, 1982).

Viscosidade: a viscosidade de uma gordura deve-se à fricção interna entre os lipídios que a constituem. Os óleos são líquidos newtonianos, com viscosidade intermediária, enquanto as gorduras apresentam comportamento reológico de plasticidade.

Índice de refração: o índice de refração da gordura aumenta quando aumenta o comprimento da cadeia, bem como com a insaturação; O índice de refração diminui conforme aumenta a temperatura.

Solubilidade: os lipídios são miscíveis em solventes apolares, totalmente insolúveis em solventes polares, e parcialmente solúveis em solventes de polaridade intermediária. A solubilidade em solventes orgânicos diminui à medida que aumentam o comprimento da cadeia e o grau de instauração;

Propriedades químicas

Os lipídios são capazes de sofrer diversas reações químicas, influenciadas tanto pela estrutura do lipídio como por agentes externos como temperatura, presença de oxigênio, etc.

Reação de oxidação: é a transformação em lipídios que contêm ácidos graxos insaturados (como os triacilgliceróis e os fosfolipídios), ou em ácidos graxos insaturados livres. Importante: todas as gorduras têm triacilgliceróis com ácidos graxos insaturados.

Quando os lipídios são conservados de maneira inadequada, as duplas ligações dos ácidos graxos insaturados podem formar radicais livres. Esses radicais livres reagem com o oxigênio do ar (oxidação) e formam produtos que alteram as características dos lipídios.

A rancificação oxidativa provoca alterações nas características sensoriais (pela perda de cor) e redução do valor nutritivo, quando ocorre nas gorduras (lipídios) presentes nos alimentos, em especial, perdas de ácidos graxos essenciais, que são insaturados. Portanto, influi diretamente na vida de prateleira desses alimentos, ou seja, diminui o tempo de conservação.

Os substratos da reação (rancificação oxidativa) são os ácidos graxos insaturados, porque contêm duplas ligações que podem reagir com o oxigênio. Outros substratos como os carotenoides e as vitaminas A e E também podem sofrer reações análogas.

Reação de saponificação: é qualquer reação de um éster com uma base para produzir um álcool e um sal alcalino de um ácido carboxílico. A reação de saponificação ocorre quando um éster em solução aquosa de base inorgânica origina um sal orgânico e álcool.

A reação de saponificação também é conhecida como hidrólise alcalina. Por meio dela é que se torna possível o feitio do sabão. Falando quimicamente, seria a mistura de um éster (proveniente de um ácido graxo) e uma base (hidróxido de sódio) para se obter sabão (sal orgânico).

$$\text{Éster + base forte} \rightarrow \text{sabão + glicerol}$$

Os ácidos graxos são ácidos carboxílicos de cadeia longa, em geral com 12 átomos de carbono ou mais. Eles reagem com a glicerina (glicerol ou propanotriol), formando os glicerídeos, também denominados de triglicerídeos ou triacilgliceróis, que compõem os óleos e as gorduras animais e vegetais: Assim, o sabão é produzido por meio do aquecimento de óleos ou gorduras vegetais em uma solução aquosa de uma base forte, como o hidróxido de sódio, que é conhecido comercialmente por soda cáustica.

Reação de hidrogenação: a hidrogenação de gorduras é uma reação química que consiste na adição de hidrogênio nas ligações duplas dos grupos acilos insaturados. Essa reação é de grande importância para a indústria, porque permite a conversão de óleo líquido em gorduras plásticas para a produção de margarinas, gorduras e outros produtos semissólidos.

Para certos óleos, o processo também resulta na diminuição da suscetibilidade à deterioração oxidativa. Na reação de hidrogenação, o hidrogênio gasoso, o óleo líquido e o catalisador sólido participam de um processo de agitação em um recipiente fechado. Após a hidrogenação, as gorduras melhoram a cor e são menos suscetíveis à oxidação, sendo, por isso, mais estáveis.

Reação de interesterificação: trata-se da substituição de ácidos graxos esterificados ao glicerol pela reação química entre um triacilglicerol e um ácido graxo ou entre dois triacilgliceróis. Com a formação do novo triglicerídeo, novas propriedades organolépticas, físicas e químicas são adquiridas.

É possível mudar a posição dos radicais de ácidos graxos nos glicerídeos de uma gordura pelo processo conhecido como interesterificação, randomização ou troca de ésteres. Isso é possível porque, na presença de certos catalisadores, os radicais dos ácidos graxos podem se mover entre posições hidroxila, o que resulta em uma distribuição dos ácidos graxos de forma essencialmente randômica.

Este processo é usado na indústria para modificar o comportamento de cristalização e as propriedades físicas das gorduras. Também pode ser usado como método alternativo à hidrogenação, para produzir gorduras sólidas para margarinas e gorduras com baixo teor de ácidos graxos trans. Uma vantagem adicional é que os ácidos graxos poli-insaturados, que são destruídos durante a hidrogenação, não são afetados.

Reação de fracionamento: as gorduras podem ser separadas em frações com características físicas diferentes, por meio de cristalização fracionária, por solvente ou por fusão fracionada. O primeiro processo fornece frações extremamente bem definidas, mas é usado somente para produção de gorduras de alto valor; o processo de fracionamento por fusão fracionada é muito mais simples e econômico.

Esse tipo de fracionamento por fusão fracionada ou fracionamento a seco é aplicado em grande escala, principalmente com óleo de palma, mas também com outras gorduras, inclusive sebo de boi, banha e gordura de leite.

Existem várias razões para o emprego da cristalização fracionária:

- Para remover pequenas quantidades de componentes com alto ponto de fusão que podem resultar em turbidez do óleo.
- Para separar uma gordura ou óleo em duas ou mais frações com diferentes pontos de fusão.
- Para produzir frações bem definidas com propriedades físicas específicas que podem ser usadas em gorduras especiais ou gorduras para confeitaria.

O processo de fracionamento envolve a cristalização controlada e limitada de uma gordura derretida. Pelo controle cuidadoso da taxa de resfriamento e da intensidade de agitação, é possível produzir uma borra de cristais relativamente grandes que podem ser separados do óleo líquido restante por meio de filtração. A principal aplicação do fracionamento está no óleo de palma.

Classificações dos lipídios

De acordo com Bobbio e Bobbio (2003), os lipídios são classificados em simples, compostos e derivados.

Lipídios simples: são compostos que por hidrólise total dão origem somente a ácidos graxos e álcoois. Esta categoria inclui os óleos e as gorduras, representados pelos ésteres de ácidos graxos e glicerol, sendo denominados acilglicerois, e as ceras, ésteres de ácidos graxos e mono-hidroxiálcoois de alto peso molecular geralmente de cadeia linear.

Lipídios compostos: são aqueles que contêm outros grupos na molécula, além de ácidos graxos e álcoois. Este grupo inclui os fosfolipídios (ou fosfatídeos), que consistem de ésteres de ácidos graxos, que contêm ainda na molécula ácido fosfórico e um composto nitrogenado, e os cerebrosídios (ou glicolipídios), compostos formados por ácidos graxos, um grupo nitrogenado e um carboidrato.

Lipídios derivados: são as substâncias obtidas na sua maioria por hidrólise dos lipídios simples e compostos. Esse grupo inclui ácidos graxos; álcoois, como glicerol, álcoois de cadeia reta de alto peso molecular, e esteróis; hidrocarbonetos; vitaminas lipossolúveis; pigmentos; e compostos nitrogenados, como colina, serina, esfingosina e aminoetanol.

A melhor classificação para os lipídios é aquela baseada na presença ou não de ácidos graxos em sua composição. Os lipídios com ácidos graxos em sua composição são saponificáveis, pois reagem com bases formando sabões. As duas substâncias mais conhecidas dessa categoria orgânica são as gorduras e os óleos.

De acordo com o grau de saturação da cadeia lateral, os lipídios podem ser classificados como: saturados ou insaturados (Figura 2), dependendo da ausência ou presença de ligações duplas carbono-carbono. Os insaturados (que contém tais ligações) são facilmente convertidos em saturados por meio da hidrogenação catalítica (esse processo é chamado de redução). A presença de insaturação nas cadeias de ácido carboxílico dificulta a interação intermolecular, fazendo com que, em geral, estes se apresentem à temperatura ambiente, no estado líquido; já os saturados, com uma maior facilidade de empacotamento intermolecular, são sólidos.

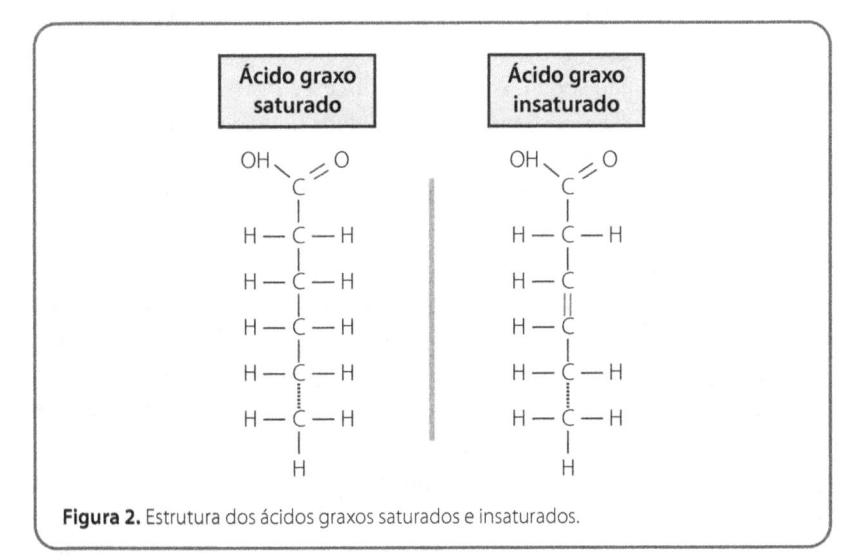

Figura 2. Estrutura dos ácidos graxos saturados e insaturados.

Métodos de extração de lipídios

A extração de lipídios é uma determinação importante em estudos bioquímicos, fisiológicos e nutricionais dos mais diversos tipos de alimentos e, portanto, deve ser realizada com acurácia. Algumas amostras requerem cuidados especiais para a obtenção da fração lipídica, pois fatores como coextração dos componentes não lipídicos e a oxidação indesejada podem influenciar a qualidade final da fração lipídica (BRUM; ARRUDA; REGITANO-D'ARCE, 2009).

A escolha do melhor método de análise é um passo muito importante, pois, em razão da complexidade de sua constituição orgânica, os alimentos muitas vezes são considerados matrizes difíceis de serem manipuladas, em que os vários componentes dessa matriz podem estar interferindo entre si (INSTITUTO ADOLFO LUTZ, 2008). O conteúdo lipídico é tradicionalmente determinado por métodos gravimétricos por meio da extração com solventes. Existem vários métodos para extração de lipídios e, dentre eles, Soxhlet, hidrólise ácida e Bligh-Dyer são os métodos de extração dominantes para a avaliação do teor de lipídios em alimentos e ingredientes alimentícios (HYVÖNEN, 1996; XIAO; MJOS; HAUGSGJERD, 2012).

Soxhlet

O extrator Soxhlet é um instrumento de laboratório, inventado em 1879 por Franz von Soxhlet. Este foi concebido inicialmente para a extração de lipídios de materiais no estado sólido. A extração com esse instrumento é realizada quando o composto desejado tem uma solubilidade limitada num determinado solvente e as impurezas são insolúveis nesse mesmo solvente. Permite uma operação sem necessidade de monitorização constante, na medida em que funciona por forma a usar uma pequena quantidade de solvente, a qual é constantemente reciclada, para dissolver uma grande quantidade de composto.

Trata-se de um exemplo do processo contínuo de extração de lipídios a partir de alimentos. Os óleos/gorduras são extraídos por repetidas lavagens com solvente orgânico, como hexano, éter de petróleo ou éter etílico sob refluxo. Essa técnica é bastante útil nos casos em que o composto puro é parcialmente solúvel em um solvente e as impurezas não.

Neste método, a amostra é seca, moída em pequenas partículas e colocada em um cartucho poroso. Ela é colocado na câmara de extração que está suspensa acima do balão que contém o solvente e abaixo de um condensador. O balão é aquecido e evapora o solvente, que se move na fase gasosa em direção ao condensador, o qual é convertido em um líquido que goteja no cartucho que contém a amostra.

A câmara de extração é projetada de modo que quando o solvente em torno da amostra for superior à altura máxima do sifão, o líquido transborda para o balão, onde é aquecido, e evapora, completando um ciclo.

As mais notáveis vantagens que o método de Soxhlet apresenta são: a amostra está sempre em contato com o solvente, havendo sua constante renovação; a temperatura do sistema mantém-se relativamente alta, visto que o calor aplicado para o processo de evaporação é constante; é uma metodologia muito simples que não requer treinamento especializado e que possibilita a extração de uma quantidade maior de óleo em relação a outros métodos, sem a necessidade de filtração da miscela após o término da extração, pois a amostra esteve envolta no cartucho durante todo o procedimento (CASTRO; GARCÍA-AYUSO, 1998).

Os principais inconvenientes que o método de Soxhlet apresenta são o longo tempo requerido para a extração e o grande volume de solvente utilizado, o qual não é somente de alto custo, mas também pode ser nocivo à saúde e ao meio ambiente (CASTRO; GARCÍA-AYUSO, 1998)

Hidrolise ácida

Outros tipos de determinação de lipídios em alimentos podem ser realizados por meio de hidrólises ácidas ou alcalinas. Um exemplo desse tipo de análise é a metodologia do butirômetro de Gerber, utilizada para determinação de lipídios em leite e seus derivados. O método de Gerber está baseado na propriedade que tem o ácido sulfúrico de digerir as proteínas do leite, sem atacar a matéria gorda. A separação da gordura ocorre por centrifugação (diferença de densidade) e o volume de gordura é obtido diretamente, pois o componente mais leve (a gordura) se acumula na parte superior do butirômetro, isto é, na haste graduada dele (BRASIL, 2006).

A gordura está presente no leite sob a forma de glóbulos pequenos suspensos em água (emulsão óleo/água). Cada glóbulo é revestido por uma camada de fosfolipídios que previne os glóbulos de se agregarem, por repulsão dos outros glóbulos de gordura e atração de água. O princípio do método de Gerber baseia-se na quebra da emulsão do leite com ácido sulfúrico concentrado (densidade 1,820 a 1,830) e na utilização de uma substância desemulsificante, o álcool amílico. A reação ocorre em uma vidraria própria, chamada butirômetro, que é basicamente um bulbo com uma haste comprida e graduada para os teores percentuais de gordura. O ácido sulfúrico dissolve ou decompõe as proteínas e a lactose do leite, aumentando a densidade da fase aquosa. A gordura é então liberada e sua separação acontece pela ação do álcool amílico e pela centrifugação na centrífuga de Gerber. Uma vez que a gordura é totalmente separada, o resultado é obtido por leitura direta na haste graduada do butirômetro, registrado volumetricamente e indicado como percentagem de massa (BRASIL, 2014).

Também existem modificações do método de Gerber que permite a análise de produtos que não sejam de origem lácteas, uma delas é a modificação que permite quantificar a gordura presente em tecidos musculares e produtos de tecidos. A diferença do método convencional está na densidade dos reagentes e no preparo da amostra, sendo que esta deve ficar em banho 60 a 65 °C em ácido para separar a proteína do lipídio. Após a digestão, a amostra é centrifugada em um butirômetro calibrado com escala volumétrica. A gordura separada é medida diretamente no butirômetro.

Esse método é preciso, pois a leitura é feita diretamente no butirômetro e a manipulação realizada na amostra é mínima.

Extrato alcoólico

De acordo com Cecchi (2003), Bligh e Dyer, em 1959, sugeriram um método para extrair gordura a frio que utiliza uma mistura de três solventes: clorofórmio, metanol e água. Por meio da mistura dos três solventes em diferentes proporções, são formadas duas fases distintas, uma de clorofórmio, em que há os lipídios, e outra de metanol e água, contendo os compostos não lipídicos. A fase de clorofórmio é então separada num balão para a gordura ser quantificada.

Esse método apresenta diversas vantagens:

- Extrai todas as classes de lipídios.
- Pode ser usado em amostras úmidas ou secas.
- Preserva os lipídios, pois não usa calor.
- Simplicidade do material.

Por outro lado, o método apresenta uma grande probabilidade de erros, em razão da grande quantidade de manipulação na amostra.

O método Bligh-Dyer pode ser usado para alimentos secos ou para produtos com altos teores de água (como peixes e vegetais verdes), ou ainda em escala micro, isto é, a análise é feita em tubos de ensaio com a vantagem de proporcionar maior precisão na análise e reduzir gastos pelo gasto menor de solvente.

Tanto no método de Soxhlet quanto no Bligh-Dyer a gordura é quantificada por meio de métodos gravimétricos, em que se realiza a evaporação do solvente com o lipídio num balão, finaliza a remoção do solvente por aquecimento em estufa e, pela diferença do peso do balão vazio e do balão com a gordura, obtêm-se a quantidade de gordura extraída.

Rotulagem nutricional dos lipídios em alimentos

Segundo a legislação brasileira (BRASIL, 2003), rotulagem nutricional é definida como toda descrição destinada a informar ao consumidor sobre as propriedades nutricionais de um alimento. Ela estabelece um canal entre as empresas alimentícias e os consumidores que desejam melhores informações sobre o produto que adquirem.

Os rótulos representam um arcabouço normativo e informacional referente às propriedades nutricionais de um alimento, possibilitando ao consumidor o conhecimento prévio da composição e dos parâmetros indicativos de qualidade e segurança para o seu consumo (GARCIA; CARVALHO, 2011; LOBANCO et al., 2009; CÂMARA et al., 2008). Dessa forma, os rótulos se apresentam como um veículo de segurança alimentar/nutricional, de garantia de saúde pública e de direito humano à alimentação com qualidade, como prediz o Código de Proteção e Defesa do Consumidor (LOBANCO et al., 2009)

O rótulo do alimento é responsável por trazer dados importantes do produto para o consumidor, como: nome, peso, características e data de validade. Porém, há algumas informações que, segundo a Anvisa, devem estar obrigatoriamente no rótulo. São elas: denominação de venda do alimento, lista de ingredientes, peso líquido, identificação da origem, identificação do lote, prazo de validade, instruções sobre o preparo e o uso de alimentos, informações nutricionais, alerta indicando se contém glúten, obrigatoriedade da declaração da porção do alimento em medida caseira e valor de referência diária (%VD) em 2.000 kcal.

A legislação brasileira exige a declaração nos rótulos dos alimentos embalados de alguns nutrientes, como a gordura total e os ácidos graxos saturados e trans. Essa é uma das estratégias da Organização Mundial de Saúde (OMS) e do Ministério da Saúde (MS) brasileiro para prevenir as doenças crônicas (BRASIL, 2003; HAWKE, 2004; ORGANIZACIÓN MUNDIAL DE LA SALUD, 2003; ORGANIZACIÓN MUNDIAL DE LA SALUD, 2004).

As gorduras são os nutrientes com maior potencial energético, pois, diferente dos outros macronutrientes, 1 g de lipídio se transforma em 9 kcal, enquanto os outros se transformam em 4 kcal. Porém, as gorduras também não se restringem à função energética e, ao contrário do que muitos pensam, não devem ser completamente banidas da nossa dieta. Dependemos delas para absorver algumas vitaminas, para controle térmico do corpo, para constituição de hormônios, etc. É interessante que os lipídios correspondam a 15 a 30% das calorias em uma dieta. Logo, em uma dieta de 2.000 kcal, 300 kcal a 600 kcal seriam de gorduras.

A gordura total, para fins de rotulagem nutricional, é definida como o conjunto de substâncias de origem vegetal ou animal, formada de triacilglicerol e pequenas quantidades de não glicerídeos, principalmente fosfolipídios (BRASIL, 2003).

As gorduras saturadas são de origem animal, estão presentes em carnes, ovos, leites e derivados e não devem ser consumidas em excesso. Já as gorduras chamadas de trans ou ácidos graxos trans podem estar presentes em menores quantidades em alimentos de origem animal, entretanto, suas maiores concentrações são encontradas em alimentos industrializados, com objetivo de atribuir determinada consistência e maior tempo de validade a esses produtos. Para essas gorduras não se aplica o %VD na tabela nutricional de nenhum alimento, isso porque não existe um valor de referência para o consumo desse alimento, uma vez que esse tipo de gordura sequer se faz necessário ao nosso corpo em quantidade alguma, e seu consumo não deve ser incentivado. Apesar disso, foi estabelecido que sua ingestão não deve ultrapassar 2 g por dia.

Em 2007, a Organização Pan-Americana de Saúde (OPAS) apresentou recomendações para a eliminação da gordura trans produzida industrialmente e planejou estabelecer um prazo para o banimento dessa gordura nas Américas. Assim, o grupo de trabalho Américas Livres de Gorduras Trans recomendou que essa gordura fosse substituída nos alimentos e que sua presença não fosse maior que 2% do total de gorduras em óleos e margarinas nem maior que 5% do total de gorduras nos alimentos industrializados.

Estudo de Silveira (2011) mostra que, no Brasil, a gordura trans pode ser encontrada na lista de ingredientes dos alimentos industrializados, como: gordura parcialmente hidrogenada, gordura vegetal parcialmente hidrogenada, gordura vegetal hidrogenada, óleo vegetal parcialmente hidrogenado, óleo vegetal hidrogenado, óleo hidrogenado e gordura parcialmente hidrogenada e/ou interesterificada. Essas denominações também foram encontradas pelo Conselho de Nutrição da Dinamarca, que as divulgou em 2003 para a identificação da gordura trans na lista de ingredientes de alimentos industrializados.

Além dessas denominações, questiona-se o fato de que, quando na lista de ingredientes constam denominações como gordura hidrogenada, gordura, creme vegetal ou margarina, não se pode ter certeza da presença ou não de ácidos graxos trans, pois não se sabe se sofreram o processo parcial de hidrogenação que forma esses ácidos graxos.

Não estão uniformizados as definições e os métodos analíticos para análise, inclusive nos laboratórios brasileiros. Quanto à determinação de gordura total, pela definição da legislação brasileira, diferentes métodos gravimétricos podem ser aplicados. Os valores de gordura total e, consequentemente, de ácidos graxos estarão sujeitos a variações do método analítico (AUED-PIMENTEL; ZENEBON, 2009).

Pela legislação brasileira em vigor, os teores de ácidos graxos saturados e trans podem ser declarados como zero, quando presentes no alimento em quantidade menor ou igual a 0,2 g na porção. Para gordura total, o teor é considerado não significativo, ou zero, quando menor ou igual a 0,5 g na porção do alimento e nenhum outro tipo de gordura seja declarado com quantidades superiores a zero (BRASIL, 2003).

Quanto aos ácidos graxos monoinsaturados ou poli-insaturados e o teor de colesterol, a declaração na rotulagem dos alimentos tem caráter opcional, segundo a Portaria nº. 27/98, da Anvisa/MS, a qual dispõe sobre a informação nutricional complementar. Entretanto, quando são apresentados apelos na embalagem relativos à presença desses nutrientes no alimento, a declaração na rotulagem é obrigatória.

A leitura dos rótulos dos alimentos permite verificar quais alimentos são ou não ricos em gorduras. A partir disso, é possível fazer escolhas mais saudáveis, dando preferência àqueles que tenham menor teor dessas gorduras ou que não as contenham.

Para saber se o alimento é rico em gordura trans, basta conferir a quantidade por porção dessa substância. Não se deve consumir mais de 2 g por dia. É importante também verificar a lista de ingredientes do alimento, em que é possível identificar a adição de gorduras hidrogenadas durante o processo de fabricação do produto.

Saiba mais

As gorduras trans são um tipo específico de gordura formada por um processo de hidrogenação natural (ocorrido no rúmen de animais) ou industrial. São lipídios insaturados que contêm uma ou mais ligações duplas isoladas (não conjugadas) em uma configuração trans e estão presentes principalmente nos produtos industrializados. Os alimentos de origem animal, como carne e leite, têm apenas pequenas quantidades dessas gorduras.

As gorduras trans são utilizadas para melhorar a consistência dos alimentos e também aumentar a vida de prateleira de alguns produtos. O consumo excessivo de alimentos ricos em gorduras trans pode causar o aumento do colesterol total e ainda do colesterol ruim (LDL), além de reduzir os níveis de colesterol bom (HDL).

Fonte: Brasil ([201-?]).

Referências

BRASIL. Agência Nacional de Vigilância Sanitária. *Gorduras trans.* [201-?]. Disponível em: <https://bit.ly/2jXB9gS>. Acesso em: 4 out. 2018.

AUED-PIMENTEL, S.; ZENEBON, O. Lipídios totais e ácidos graxos na informação nutricional do rótulo dos alimentos embalados: aspectos sobre legislação e quantificação. *Revista do Instituto Adolfo Lutz*, v. 68, n. 2, p. 167-181, 2009.

BOBBIO, F. O.; BOBBIO, P. A. *Introdução à química de alimentos*. 2. ed. São Paulo: Livraria Varela, 2003.

BOTHAM, K. M.; MAYES, P. A. Lípideos de Importância Fisiológica. In: MURRAY, R. K. et al. *Harper Bioquímica Ilustrada*. 29. ed. São Paulo: McGraw-Hill, 2013. (Lange). p. 140-151.

BRASIL. Ministério da Agricultura, Pecuária e Abastecimento. Instrução Normativa nº 68, de 12 de dezembro de 2006. Oficializa os métodos analíticos oficiais físico-químicos, para controle de leite e produtos lácteos. *Diário Oficial da República Federativa do Brasil*, Brasília, DF, 14 dez. 2006a. Seção 1, p. 8.

BRASIL. Ministério da Agricultura, Pecuária e Abastecimento. *Determinação de lipídios em leite fluido pelo Método de Gerber*. 2014. Disponível em: <http://www.agricultura.gov.br/assuntos/laboratorios/legislacoes-e-metodos/arquivos-metodos-da-area-poa-iqa/met-poa-03-03-lipidios-em-leite-fluido.pdf>. Acesso em: 4 out. 2018.

BRASIL. Ministério da Saúde. Agência Nacional de Vigilância Sanitária. *Resolução nº. 360, de 23 de dezembro de 2003*. Aprova regulamento técnico sobre rotulagem nutricional de alimentos embalados. Brasília, DF, 2003. Disponível em: <http://portal.anvisa.gov.br/documents/33880/2568070/res0360_23_12_2003.pdf/5d4fc713-9c66-4512-b3c1--afee57e7d9bc>. Acesso em: 4 out. 2018.

BRASIL. Ministério da Saúde. Agência Nacional de Vigilância Sanitária. *Manual de orientação aos consumidores*: educação para o consumo saudável. Brasília, DF, 2008. Disponível em: <http://www4.planalto.gov.br/consea/publicacoes/alimentacao-adequada-e-saudavel/manual-de-orientacao-aos-consumidores-educacao-para-o-consumo-saudavel/15-manual-de-orientacao-aos-consumidores-educacao-para-o-consumo-saudavel.pdf>. Acesso em: 4 out. 2018.

BRASIL. Ministério da Saúde. Secretaria de Atenção à Saúde. Departamento de Atenção Básica. *Guia alimentar para a população brasileira*: promovendo a alimentação saudável. Brasília, DF: Ministério da Saúde, 2006b. (Série A. Normas e manuais técnicos).

BRUM, A. A. S.; ARRUDA, L. F.; REGITANO-D'ARCE, M. A. B. Métodos de extração e qualidade da fração lipídica de matérias-primas de origem vegetal e animal. Química Nova, v. 32, n. 4, 2009.

CÂMARA, M. C. C. et al. A produção acadêmica sobre a rotulagem de alimentos no Brasil. *Revista Panamericana de Salud Publica*, v. 1, n. 23, p. 52-58, 2008.

CASTRO, M. D. L.; GARCÍA-AYUSO, L. E. Soxhlet extraction of solid materials: an outdated technique with a promising innovative future. *Analytica Chimica Acta*, v. 369, n. 1-2, p. 1-10, 1998.

CECCHI, H. M. *Fundamentos teóricos e práticos em análise de alimentos*. 2 ed. Campinas: Editora da UNICAMP, 2003.

DAMODARAN, S.; PARKIN, K. L.; FENNEMA, O. R. *Química de alimentos de Fennema*. 4. ed. Porto Alegre: Artmed, 2010.

GARCIA, P. P. C.; CARVALHO, L. P. da. S. Análise da rotulagem nutricional de alimentos diet e light. *Ensaios e Ciência*, v. 15, n. 4, p. 89-103, 2011.

HARTMAN, L.; ESTEVES, W. *Tecnologia de óleos e gorduras vegetais*. São Paulo: Comércio, Ciência e Tecnologia, 1982.

HAWKE, C. *Nutrition labels and health claims*: the global regulatory environment. Geneva: World Health Organization, 2004.

HYVÖNEN, L. Approach to fat analysis of foods. *Food Chemistry*, v. 57, n. 1, p. 23-26, 1996.

INSTITUTO ADOLFO LUTZ. *Métodos físico-químicos para análise de alimentos*. 4. ed. São Paulo: Instituto Adolfo Lutz, 2008.

LEHNINGER, A. L.; NELSON, D. L.; COX, M. M. *Princípios de bioquímica*. 2. ed. São Paulo: Sarvier, 2000.

LOBANCO, C. M. et al. Fidedignidade de rótulos de alimentos comercializados no município de São Paulo, SP. *Revista de Saúde Pública*, v. 3, n. 43, p. 499-505, 2009.

ORGANIZACIÓN MUNDIAL DE LA SALUD. *Dieta, nutrición y prevención de enfermedades crónicas*. Ginebra: OMS, 2003. Disponível em: <http://www.who.int/nutrition/publications/obesity/WHO_TRS_916_spa.pdf>. Acesso em: 4 out. 2018.

ORGANIZACIÓN MUNDIAL DE LA SALUD. Estrategia mundial sobre régimen alimentario, actividad física e salud. In: ASAMBLEA MUNDIAL DE LA SALUD, 57., 2004, Ginebra. *Anais eletrônicos...* Disponível em: <http://www.who.int/dietphysicalactivity/strategy/eb11344/strategy_spanish_web.pdf>. Acesso em: 4 out. 2018.

RABELO, R. A. *Coleta seletiva de óleo residual de fritura para aproveitamento industrial.* 2008.

SILVEIRA, B. M. *Informação alimentar e nutricional da gordura trans em rótulos de produtos alimentícios comercializados em um supermercado de Florianópolis.* Dissertação (Mestrado em Nutrição)- Universidade Federal de Santa Catarina, Florianópolis, 2011.

XIAO, L.; MJOS, S. A.; HAUGSGJERD, B. O. Efficiencies of three common lipid extraction methods evaluated by calculating mass balances of the fatty acids. *Journal of Food Composition and Analysis*, v. 25, n. 2, p. 198-207, 2012.

Leituras recomendadas

ANTONIASSI, R.; LAGO, R. C. A. Lipid extraction from different matrices. In: INTERNATIONAL workshop on fats, oils and oilseed analysis. Rio de Janeiro: IUPAC, 2000. p. 160-168.

ARAÚJO, J. M. A. *Química de alimentos*. Viçosa, MG: UVF, 2004.

BALTES, W. *Química de los alimentos*. Zaragoza: Editorial Acribia, 2007.

BELITZ, H. D.; GROSH, W.; SCHIEBERLE, P. *Food chemistry*. 4. ed. New York: Springer, 2009.

BOBBIO, F. O.; BOBBIO, P. A. *Química de processamento de alimentos*. 3. ed. São Paulo: Livraria Varela, 2001.

COULTATE, T. P. *Alimentos*: a química de seus componentes. 3. ed. Porto Alegre: Artmed, 2004.

FRANCO, G. *Tabela de composição química dos alimentos*. 9. ed. São Paulo: Atheneu, 2002.

LAGO, R. C.; PIOMBO, G.; ANTONIASSI, R. Lipid extraction from diferente matrices. In: IUPAC/AOCS WORKSHOP ON FATS OILS AND OILSEEDS, ANALYSIS AND PRODUCTION, 2004, Tunis, Tunísia. *Anais...* Tunis: [s.n.], 2004.

LIPÍDIOS: hidrogenação, interesterificação e fracionamento. *Aditivos e ingredientes*, [201-?]. Disponível em: <http://insumos.com.br/aditivos_e_ingredientes/materias/86.pdf>. Acesso em: 4 out. 2018.

MOSSOBA, M. M. et al. *Official methods for the determination of trans fat*. Champaign: AOCS press 2003.

MOTTA, V. T. *Bioquímica*. Caxias do Sul, RS: Editora EDUCS, 2005.

OS LIPÍDIOS e suas principais funções. *Food Ingredients Brasil*, n. 37, p. 55-61, 2016. Disponível em: <http://revista-fi.com.br/upload_arquivos/201606/2016060492601001465239502.pdf>. Acesso em: 4 out. 2018.

ORGANIZAÇÃO PAN-AMERICANA DA SAÚDE. *Américas livres de gorduras trans*: Declaração do Rio de Janeiro. Rio de Janeiro, 2008.

RIBEIRO, E. P.; SERAVALLI, E. A. G. *Química de alimentos*. São Paulo: Edgard Blucher; Instituto Mauá de Tecnologia, 2007.

VOET, D.; VOET, J. G.; PRATT, C. W. *Fundamentos de Bioquímica*. Porto Alegre: Artmed, 2000.

Minerais: composição química e análise

Objetivos de aprendizagem

Ao final deste texto, você deve apresentar os seguintes aprendizados:

- Descrever a diferença da composição química entre os microelementos.
- Aplicar os métodos químicos e espectrofotométricos de determinação de minerais.
- Avaliar a importância da identificação dos minerais nos alimentos.

Introdução

Minerais são substâncias de origem inorgânica, amplamente distribuídos na natureza, que têm diversas funções metabólicas. Esses compostos são divididos em duas categorias: os macroelementos, ou elementos maiores, e os microelementos, ou elementos traço. Diversos métodos analíticos podem ser utilizados para a identificação e a quantificação desses elementos em alimentos. Os métodos químicos apresentam-se de forma prática, porém menos precisa e os métodos espectrofotométricos têm sido cada vez mais utilizados em razão de sua alta eficiência e precisão.

A análise de minerais é de fundamental importância, pois o conhecimento da presença desses compostos em alimentos auxilia no equilíbrio da dieta, na prevenção e no controle de algumas patologias, na rotulagem de alimentos e, ainda, na identificação de fraudes e adulterações. Neste capítulo, você vai conhecer as características dos minerais, alguns métodos utilizados para identificação e quantificação desses compostos e, ainda, a importância dessa análise em alimentos.

Diferença química entre os microelementos

Os minerais formam a cinza dos materiais biológicos após completa oxidação da matéria orgânica. A maior parte dos minerais aparece no esqueleto e uma menor parte aparece formando parte da estrutura de macromoléculas como hemoglobina, mioglobina, insulina e várias enzimas. Outra parte dos minerais se encontram no interior das células e nos fluidos corporais na forma iônica regulando o pH, a pressão osmótica e o equilíbrio eletrostático, tanto no interior das células como dos fluidos fisiológicos (SGARBIERI, 1987).

Os elementos minerais reconhecidos como essenciais são comumente divididos entre macroelementos (cálcio, fósforo, potássio, sódio, cloro, magnésio e enxofre) e microelementos (ferro, cobre, zinco, cobalto, manganês, iodo, flúor, selênio, cromo e silício), de acordo com as quantidades, maiores ou menores, em que são encontrados no organismo humano. A importância de sua inclusão na dieta tem sido amplamente discutida em textos sobre nutrição (SOARES et al., 2004).

Ferro: o ferro é um mineral encontrado no organismo em pequenas quantidades e é um cofator de vários processos biológicos, como transporte de oxigênio, fosforilação oxidativa, metabolismo de neurotransmissores, síntese de DNA, conversões de peróxidos, síntese de ácidos graxos e produção de ácido nítrico. Também é necessário para processos metabólicos importantes, sendo alguns deles: crescimento, papel vital na estrutura da hemoglobina e impacto no sistema imune (WESSLING-RESNICK, 2000; GONZÁLEZ et al., 2002; OLIVARES; WALTER, 2004).

A principal função do ferro é de ser componente de algumas proteínas, como hemoglobina e mioglobina, que participam no transporte do oxigênio. O ferro, nessas proteínas, não está inserido diretamente na sua estrutura, estando mais propriamente inserido em estruturas químicas denominadas anéis heme, os quais estão inseridos dentro dessas proteínas. Também atua nas enzimas ferro-sulfíricas, nas quais é quelado por sulfíricos. Além disso, o ferro é constituinte dos citocromos, que fazem parte do transporte dos elétrons da cadeia aeróbica de energia, fazendo parte da família das enzimas chamadas de enzimas dependentes do citocromo P-450. As enzimas P-450 estão envolvidas nos processos do metabolismo de drogas e na síntese de hormônios esteroides (DISILVESTRO, 2005).

No estômago, os sais de ferro orgânicos e inorgânicos provindos dos alimentos sofrem a ação do ácido clorídrico para facilitar a absorção; uma parte permanece insolúvel e é eliminada pelo intestino e a outra é solubilizada sob as formas férrica e ferrosa.

O ferro pode ser dividido em dois tipos: ferro heme e ferro não heme (THEIL, 2004). Nas carnes, parte do ferro está associada com a hemoglobina e a mioglobina, sendo, então, chamado de ferro heme. A outra parte de ferro presente em carnes, vegetais, grãos e suplementos é denominada ferro não heme. O ferro heme é muito mais absorvido que o ferro não heme (DISILVESTRO, 2005).

A deficiência do ferro permanece como a principal deficiência nutricional do mundo, apesar das fortificações nos alimentos, do aumento do uso de suplementos e das melhoras na dieta. A deficiência desse mineral, além de causar anemia, ocasiona pobre desenvolvimento cognitivo e outras patologias (WESSLING-RESNICK, 2000).

Cobre: o cobre é considerado um elemento essencial pela importância das suas funções, especialmente por facilitar a utilização do ferro nas fases de absorção, na sua liberação no fígado e no sistema retículo-endotelial pela ação da metaloenzima do cobre chamada ferroxidase, na síntese da hemoglobina e, logicamente, na produção das hemácias.

A riqueza do cobre nos alimentos depende das suas concentrações no solo onde os vegetais são plantados ou que o gado pasta. As principais fontes são as carnes, principalmente o fígado, as ostras, os peixes, os grãos integrais, os legumes e as nozes.

O cobre é integrante de uma série de importantes enzimas, as cuproenzimas, tanto como cofator quanto como componente alostérico, sendo algumas fundamentais à vida e à sobrevivência das células (LINDER, 1996).

A deficiência do cobre pode provocar anemia, neutropenia (baixa dos glóbulos brancos neutrófilos no sangue), osteoporose, despigmentação da pele e dos pelos (logicamente também das penas), atraso no desenvolvimento dos ossos, pseudoparalisia e ataxia (falta de coordenação dos movimentos voluntários). Pode, ainda, atingir o cerebelo provocando marcha cambaleante e aumento do colesterol no sangue.

Zinco: o zinco é amplamente encontrado na natureza, no ar, na água e praticamente em todos os alimentos. É considerado essencial para plantas, animais e seres humanos, uma vez que sua deficiência é reconhecida como causa de muitas doenças, que se manifestam na forma de imaturidade sexual, decrescimento da fertilidade, alteração no desenvolvimento dos ossos, anemia e problemas associados com a integridade da pele (PONCE, 1995)

O zinco é considerado um mineral essencial para o homem, pois está associado à produção de insulina, é componente de mais de 90 enzimas relacionadas com a catálise ácido-base e está relacionado com a síntese do DNA e do RNA. Tem papel fundamental em processos de reparação de tecidos, divisão celular, estabilidade e integridade de macromoléculas, crescimento, desenvolvimento e funcionamento de órgãos reprodutores e é talvez o mais importante metal na composição de enzimas vitais (PONCE, 1995; SANTOS JÚNIOR et al., 2002; CASTRO, 2002)

A deficiência de zinco pode provocar nanismo ou desenvolvimento corporal insatisfatório, anemia, aumentos do fígado e do baço, hipogonadismo, hiperpigmentação, acrodermatite êntero-hepática (doença autossômica e recessiva que dificulta a absorção do zinco), diminuição da imunidade; deficiente cicatrização dos ferimentos, alopecia (queda dos cabelos ou dos pelos), diarreia, distúrbios psicológicos, malformações congênitas e mau desenvolvimento e descoloração das penas.

As fontes mais ricas de zinco são as carnes, o fígado, os ovos, o leite, os frutos do mar, especialmente as ostras, as nozes, os grãos integrais e os queijos.

Cobalto: o cobalto existe no corpo, na sua maioria, sob a forma de armazenamento de vitamina B12, no fígado. Contudo, existem enzimas que necessitam desse mineral para realizar as suas funções, como a metionina aminopeptidase, uma enzima específica na regulação da transcrição genética.

Esse mineral é um componente da vitamina B12 que é uma vitamina essencial para a manutenção dos glóbulos vermelhos e para a função normal celular. Como tal, os alimentos que contêm esse mineral são aqueles que contêm vitamina B12 como os alimentos de origem animal. A sua deficiência ocorre exatamente quando há uma deficiência mútua dessa vitamina resultando em anemia macrocítica.

A deficiência de cobalto (vitamina B12) no sangue gera fadiga crônica, falta de resistência física, perda de sensibilidade, depressão mental, parestesia, anemia e macrocitose.

Manganês: o manganês é um mineral essencial do corpo humano, pois está envolvido na ativação de enzimas e na formação de ossos e cartilagem (SANTOS JÚNIOR et al., 2002). Atua como antioxidante, construtor da estrutura óssea e como regulador do açúcar no sangue. É essencial para ativar algumas enzimas que utilizam adenosina trifosfato (ATP) (DISILVESTRO, 2005).

Os alimentos que contém grandes quantidades de manganês são as nozes, os chás e todos os grãos (DISILVESTRO, 2005). Sua deficiência pode causar distúrbios no metabolismo, caracterizados por ossos e cartilagens frágeis, degeneração dos discos espinhais, câncer, diminuição da fertilidade e do crescimento, além de prejudicar as funções cerebrais (SANTOS JÚNIOR et al., 2002).

Iodo: o funcionamento correto da glândula tireoide depende do iodo. Essa glândula, por sua vez, sintetiza os hormônios tiroxina (T3) e triiodotironina (T4). Esses hormônios têm diversas funções no nosso organismo. Atuam no crescimento físico e neurológico, no metabolismo basal e na manutenção da temperatura corporal e controlam o metabolismo da oxidação celular, dos lipídeos, dos hidratos de carbono, das proteínas, da água e de alguns minerais. O iodo também é importante no funcionamento de diversos órgãos, como coração, fígado, rins e ovários.

Os alimentos mais ricos em iodo são os de origem marinha, como a cavala ou o mexilhão, por exemplo. Porém, há outros alimentos ricos em iodo, tais como sal iodado, leite e ovos.

A deficiência de iodo no corpo pode causar bócio, hipertireoidismo ou hipotireoidismo. A carência de iodo pode ainda resultar em problemas cognitivos nas crianças, se durante a gravidez a mãe não tiver consumido iodo suficiente e se a criança também não consumir alimentos fonte de iodo até os três anos de idade, gerando dificuldades na aprendizagem escolar. O cretinismo é uma consequência grave da carência de iodo.

Flúor: o flúor é um mineral natural encontrado em toda a crosta terrestre e largamente distribuído pela natureza. Alguns alimentos contêm flúor, assim como a água fornecida por algumas empresas de serviço público.

A principal função do flúor no organismo é evitar a perda de minerais pelos dentes e impedir o desgaste causado por bactérias que formam a cárie. Ele é acrescentado na água encanada e nos cremes dentais e a aplicação tópica de flúor concentrado pelo dentista tem um efeito mais potente para fortalecer os dentes. Além disso, previne a dilatação dos vasos, o desenvolvimento de cálculo nas vesículas e a paralisia.

Selênio: o selênio é um elemento micronutriente mineral presente em diversos alimentos (de origem vegetal e animal) e de grande importância para o funcionamento e a manutenção do organismo dos seres humanos.

As principais funções do selênio são: neutralização de radicais livres (função antioxidante), prevenção de certos tipos de câncer, atuação na cura de doenças hepáticas e atuação na cura de afecções nos músculos do corpo.

Os alimentos ricos em selênio são principalmente castanha-do-pará, trigo, arroz, gema de ovo, sementes de girassol e frango. O selênio é um mineral presente no solo e, por isso, a sua quantidade nos alimentos varia de acordo com a riqueza desse mineral no solo.

Cromo: a principal função desse mineral é trabalhar auxiliando a insulina, hormônio secretado pelo pâncreas e responsável pela distribuição do açúcar que vem dos alimentos para o corpo. Quando há deficiência de cromo na dieta, pode ocorrer uma perda na sensibilidade da ação da insulina. Com isso, a pessoa passa a absorver muito mais rápido o açúcar, o que, consequentemente, leva à diminuição da saciedade e ao aumento do peso, gerando, entre outras doenças, o diabetes tipo 2.

O cromo também tem outros benefícios, como o controle do colesterol ruim, a redução das variações do humor, o alívio dos sintomas da depressão, a melhora da fadiga, o aumento da capacidade do corpo em ganhar massa muscular e o auxilia no tratamento do diabetes tipo 2.

As principais fontes de cromo são os cereais integrais e o levedo de cerveja.

Silício: as principais funções do silício no organismo são fortalecer de ossos e articulações (pois aumenta a produção de colágeno), contribuir na cicatrização de fraturas ósseas, prevenir a queda de cabelo, prevenir e ajuda na recuperação de doenças respiratórias (como tuberculose), fortalecer as unhas, proteger o cérebro da toxicidade do alumínio (mineral ligado a doenças como mal de Alzheimer), prevenir aterosclerose e prevenir rugas e envelhecimento precoce.

A deficiência de silício no corpo provoca sintomas como enfraquecimento dos ossos, do cabelo e das unhas, aumento de rugas e envelhecimento geral da pele.

Métodos químicos e espectrofotométricos de determinação de minerais

Métodos químicos

A análise química consiste na aplicação de um processo ou série de processos de forma a se extrair informações químicas ou físicas sobre uma amostra ou sobre algum componente de uma amostra. A análise química quantitativa pode ser classificada segundo a maneira de executar a análise, ou seja, por métodos tradicionais denominados métodos clássicos ou por técnicas modernas chamadas de métodos instrumentais (SKOOG; HOLLER; NIEMAN, 2002).

A escolha do método é a primeira etapa, essencial para a realização de uma análise quantitativa. Geralmente, o método selecionado deve estar adequado com o nível de sensibilidade requerido e fornecer a exatidão requerida. O tempo e os recursos disponíveis para a análise devem também ser considerados, pois isso repercute no custo e no número de amostras que podem ser analisadas (SKOOG; HOLLER; NIEMAN, 2002).

O método químico mais utilizado para a avaliação do conteúdo mineral em alimentos é a análise de cinzas. As cinzas são resíduos inorgânicos que permanecem após o processo de incineração ou a queima da matéria orgânica de uma amostra (geralmente de alimento), portanto, é a quantidade total de minerais presentes na amostra (FIGUEIREDO, 2007).

O resíduo mineral fixo (também chamado de cinzas) é o produto inorgânico que permanece após a queima da matéria orgânica da amostra, que é transformada em dióxido de carbono (CO_2), água (H_2O) e dióxido de nitrogênio (NO_2). Os elementos minerais se apresentam sob a forma de óxidos, sulfatos, fosfatos, silicatos e cloretos, dependendo das condições de incineração e da composição do alimento.

A determinação do resíduo mineral fixo (RMF) fornece uma indicação da riqueza dos elementos minerais na amostra. Para a destruição da matéria orgânica, utiliza-se o procedimento de digestão via seca, que consiste na carbonização da amostra em chama direta, seguida de calcinação, usando um forno mufla a temperatura de 550°C por um tempo predeterminado. Oxidantes podem ser usados com a finalidade de prevenir a volatilização e acelerar o processo de digestão.

A amostra a ser incinerada determina a temperatura de incineração. Diferentes amostras exigem condições diferentes. Em geral, amostras mais líquidas exigem menor temperatura para incineração (RISTOW, 2014).

O RMF é obtido por diferença de peso, antes e após a incineração. Subtraindo da matéria seca o RMF, obtemos a porcentagem de matéria orgânica do alimento, que inclui todos os outros compostos diferentes dos minerais (BRASIL, 2014).

Após a obtenção da cinza, esta pode ser analisada e caracterizada como:

- Cinza solúvel e insolúvel em água: o método é bastante utilizado para a determinação da quantidade de frutas em geleias e conservas.
- Alcalinidade da cinza: as cinzas de produtos de frutas e vegetais são alcalinas, enquanto de produtos cárneos e certos cereais são ácidas. A alcalinidade das cinzas se deve à presença de sais de ácidos fracos como o cítrico, tartárico e málico, que, na incineração, são convertidos nos carbonatos correspondentes. Essa técnica é utilizada para verificar adulteração em alimentos de origem vegetal ou animal.
- Cinza insolúvel em ácido: essa determinação é importante para a verificação da adição de matéria mineral em alimentos, como sujeira e areia em temperos, talco em confeitos e sujeira em frutas.

A determinação de cinzas de um alimento tem grande importância por várias razões. Por exemplo, nos alimentos como açúcar, gelatina, ácidos de origem vegetal, amidos, entre outros, uma quantidade de cinzas elevada não é desejável. Em certos alimentos de origem animal ou vegetal, as cinzas são vistas como ponto de partida para análise de minerais específicos. Essas análises são utilizadas paras fins nutricionais e/ou para a segurança (saúde e/ou indústria) (FUJIL, [2015?]).

As análises de cinzas podem indicar ainda adulterações de produtos, como acréscimo de areia em alguns alimentos (como farinhas), presença de cinzas acima do esperado para amostras que em geral têm muito pouco, como geleias, e outras amostras mais líquidas (RISTOW, 2014).

Métodos espectrofotométricos

De acordo com Baker e Millier-Lhli, (2006) e Ortega (2002), do ponto de vista analítico, os métodos mais adequados para a determinação de minerais são os métodos espectrofotométricos, sendo os métodos de espectrofotometria atómica os mais usuais para a determinação de minerais em alimentos

Os métodos espectrofotométricos abrangem um grupo de métodos analíticos baseados na espectroscopia atômica e molecular. A espectrofotometria e os métodos espectrofotométricos se referem a medidas das intensidades de radiação, usando transdutores fotoelétricos ou outros dispositivos eletrônicos.

Um espectrofotômetro é um equipamento capaz de avaliar a quantidade de luz que foi absorvida por uma determinada solução, por meio da passagem de um feixe de luz monocromática. Com o auxílio de um prisma, o aparelho separa a luz em feixes com diferentes comprimentos de onda e, assim, pode medir a quantidade de luz absorvida em cada um deles.

Dessa forma, a espectrofotometria baseia-se na absorção da radiação nos comprimentos de onda que corresponde a uma gama de comprimentos de onda, que vai desde o ultravioleta ao infravermelho no espectro da radiação eletromagnética. O espectro visível está contido essencialmente na zona entre 400 e 800 nm.

A absorção da luz depende de dois princípios. O primeiro é que a absorção será tanto maior quanto mais concentrada for a solução por ela atravessada. O segundo princípio baseia-se no fato de que a absorção da luz é tanto maior quanto maior for a distância percorrida pelo feixe luminoso pelas amostras. Esses princípios são unidos por meio da lei de Beer-Lambert: $A = \varepsilon BC$, onde A é absorbância, ε é a absortividade molar em unidades de L mol-1 cm-1, B é o comprimento do caminho da amostra e C é a concentração do elemento que absorve, na solução, expressado em mol L-1.

A determinação de metais em alimentos pode ser feita com recurso a diversas técnicas analíticas, como a espectrofotometria atómica, nomeadamente a espectrofotometria de absorção atómica (AAS) e a espectrofotometria de emissão atómica (AES), a eletroforese capilar, a cromatografia iónica, os métodos eletroquímicos e a espectroscopia de infravermelho (SÁDECKÁ; POLONSKÝ, 1999).

A espectroscopia de infravermelho é uma alternativa viável para a determinação dos elementos minerais dos alimentos em face dos métodos usualmente utilizados. Esse método permite a determinação do conteúdo mineral de amostras sólidas e líquidas sem que haja pré-tratamento da amostra. A espectroscopia de infravermelho é uma técnica que permite a determinação de vários metais em alimentos, como o cálcio, o potássio, o ferro, o magnésio, o sódio e o zinco (MIR-MARQUÉS; GARRIGUES; GUARDIA, 2014; LUCAS et al., 2008; GONZÁLEZ-MARTÍN et al., 2002). Como vantagens, há o fato de ser não destrutiva, ser rápida e ter baixo custo. No entanto, a sua aplicação na determinação de minerais é limitada, principalmente em elementos presentes em quantidades vestigiais (GONZÁLEZ-MARTÍN et al., 2002).

Importância da identificação dos minerais nos alimentos

O interesse pelos minerais é relativamente recente. Até pouco tempo, a reposição de nutrientes tinha um pequeno papel no tratamento dos problemas de saúde. Hoje, a Organização Mundial de Saúde (OMS) reconhece o papel de 18 minerais, como zinco, cálcio, ferro, magnésio, iodo, selênio e outros, como fundamentais para o bom funcionamento do organismo.

Os minerais são elementos inorgânicos (geralmente um metal), combinados com algum outro grupo de elementos químicos, como óxido, carbonato, sulfato, fósforo, etc. Porém, no organismo, os minerais não estão combinados dessa forma, mas de um modo mais complexo, ou seja, quelados, o que significa que são combinados com outros constituintes orgânicos, como as enzimas, os hormônios, as proteínas e, principalmente, os aminoácidos.

Os minerais estão envolvidos em quase todas as vias metabólicas do organismo animal, com funções importantes na *performance* reprodutiva, na manutenção do crescimento, no metabolismo energético, na função imune, entre outras tantas funções fisiológicas, não só para a manutenção da vida, como também para o aumento da produtividade animal (LAMB et al., 2008; WILDE, 2006).

Os minerais são essenciais à manutenção dos tecidos do corpo humano, como o sistema músculo-esquelético, compõem diversos sistemas enzimáticos (que garantem as funções vitais, tais como digestão, absorção e destoxificação hepática), além de promover a manutenção do sistema nervoso central (SNC).

Os minerais não são sintetizados por organismos vivos, por isso a necessidade de consumir alimentos que sejam fonte deles, como legumes, frutas, verduras e leguminosas. A carne vermelha também é uma ótima fonte de ferro.

Os alimentos naturais são as principais fontes de minerais para o organismo, tanto os de origem vegetal como animal. Nesses alimentos, o mineral se apresenta na forma de um complexo orgânico natural que já pode ser utilizado pelo organismo.

Analisar e quantificar a presença de minerais nos alimentos é de extrema importância, em primeiro lugar, a nível nutricional. Cientes da importância dos minerais para o bom funcionamento do organismo, conhecer a quantidade de cada componente é fundamental para o equilíbrio de uma dieta saudável. Além disso, a ingestão de minerais pode ajudar no tratamento e na prevenção de algumas patologias e, ainda, auxiliar no bom desenvolvimento de crianças e na gestação.

Os macroelementos são aqueles essenciais para a vida, ou seja, precisam estar em quantidades satisfatórias em nosso corpo para termos uma vida saudável. Já os microelementos também são importantes para a manutenção da vida, porém em quantidades menores.

Dietas restritivas para controle de peso e para outras finalidades vão provocando gradativamente uma carência micromineral, com resultados imprevisíveis a médio e longo prazos.

O cálcio e o ferro são considerados os elementos minerais mais famosos. O corpo humano é composto por 4% a 5% de minerais, sendo que metade desse valor corresponde ao cálcio. Já o ferro está envolvido em diversas atividades importantes para o organismo, dentre elas o transporte de oxigênio para todas as células. Porém, mesmo com essa importância do cálcio e do ferro, os demais minerais são também essenciais ao organismo.

Dessa forma, é essencial que o consumidor conheça e seja informado sobre a presença e a quantidade de minerais nos alimentos, a fim de que possa controlar a ingestão da quantidade ideal de cada elemento.

Em termos de legislação, a análise de minerais é utilizada para a rotulagem dos alimentos, especialmente para as denominações de *fortificado* ou *enriquecido*, que podem ser utilizadas em termos legais caso o alimento contenha a quantidade de minerais especificados na legislação.

A análise do conteúdo mineral dos alimentos é utilizada ainda para identificar possíveis fraudes ou adulterações em alimentos, como em farinhas, açúcares, geleias, entre outros.

Saiba mais

O grupo dos minerais pode ser divido em macrominerais (macroelementos) e microminerais (microelementos):

- **Macrominerais:** são aqueles cuja necessidade diária é maior que 100 mg. Suas funções principais estão ligadas à estrutura e formação dos ossos, à regulação dos fluidos corporais e às secreções digestivas. Exemplos: cálcio, fósforo, cloreto, sódio e potássio.
- **Microminerais ou elementos traço:** são aqueles que têm necessidade inferior a 100 mg por dia, como é o caso de ferro, zinco, selênio, cobre, iodo e manganês. As funções desses minerais estão relacionadas às reações bioquímicas, ao sistema imunológico e à ação antioxidante.

Referências

BAKER, S. A.; MILLIER-LHLI, N. J. *Atomic spectroscopy in food analysis:* encyclopedia of analytical chemistry. New York: John Wiley & Sons, 2006.

BRASIL. Ministério da Agricultura e Pecuária. *Determinação do resíduo mineral fixo em leite e derivados lácteos.* 2014. Disponível em: <http://www.agricultura.gov.br/assuntos/laboratorios/legislacoes-e-metodos/arquivos-metodos-da-area-poa-iqa/met-poa-13--02-residuo-mineral-fixo.pdf>. Acesso em: 23 out. 2018.

CASTRO, M. T. P. de. O. Estudo analítico de extração líquidosólido para pré-concentração de metais utilizando o sistema FEN/SDS/XAD2 e determinação por espectrometria de absorção atômica com chama. 2002. Tese (Doutorado). Universidade Estadual de Campinas, Campinas, 2002.

DISILVESTRO, R. A. *Handbook of minerals as nutritional supplements.* New York: CRC Press, 2005.

FIGUEIREDO, P. *Determinação de cinzas e conteúdo animal:* cinzas. 2007. Disponível em: <http://www.pfigueiredo.org/BromII_5.pdf>. Acesso em: 23 out. 2018.

FUJIL, I. A. *Determinação de umidade pelo método do aquecimento direto*: técnica gravimétrica com emprego do calor. [2015?]. Disponível em: <https://docplayer.com.br/11600781-1-determinacao-de-umidade-pelo-metodo-do-aquecimento-direto--tecnica-gravimetrica-com-emprego-do-calor.html>. Acesso em: 23 out. 2018.

GONZÁLEZ, M. R. El fator alimentario en la presencia de la deficiencia del hierro. *Revista Cubana de Medicina General Integral*, v. 18, n. 1, p. 46-52, 2002.

GONZÁLEZ-MARTÍN, I. et al. Mineral analysis (Fe, Zn, Ca, Na, K) of fresh Iberian pork loin by near infrared reflectance spectrometry: determination of Fe, Na and K with a remote fibre-optic reflectance probe. *Analytica Chimica Acta*, v. 468, p. 293-301, 2002.

LAMB, G. C. et al. Effect of organic or inorganic trace mineral supplementation on follicular response, ovulation, and embryo production in superovulated Angus heifers. *Animal Reproduction Science*, v. 106, p. 221-231, 2008.

LINDER, M. C. Copper. In: ZIEGLER, E. E.; FILER JR., L. J. (Ed.). *Present knowledge in nutrition.* 7. ed. Washington, DC: ILSI Press, 1996. p. 307-319.

LUCAS, A. et al. Prediction of dry matter, fat, pH, vitamins, minerals, carotenoids, total antioxidant capacity, and color in fresh and freeze-dried cheeses by visiblenear-infrared reflectance spectroscopy. *Journal of Agricultural and Food Chemistry*, v. 56, n. 16, p. 6801-6808, 2008.

MIR-MARQUÉS, A.; GARRIGUES, S.; GUARDIA, M. Direct determination of minerals in human diets by infrared spectroscopy and X-ray fluorescence. *Microchemical Journal*, v. 117, p. 156-163, 2014.

OLIVARES, M.; WALTER, T. Causas y consecuencias de la deficiencia de hierro. *Revista de Nutrição*, v. 17, n. 1, p. 5-14, 2004.

ORTEGA, R. Analytical methods for heavy metals in the environment: quantitative determination, speciation, and microscopic analysis. In: SARKAR, B. (Ed.). *Heavy metals in the environment*. New York: Marcel Dekker, 2002. p. 35-68.

PONCE, L. D. P. C. *Determinação de cádmio, zinco e cobalto em amostras ambientais por espectrometria de absorção atômica de chama, após extração líquido-sólido utilizando naftaleno modificado com PAN*. 1995. Tese (Doutorado)- Universidade Estadual de Campinas, Campinas, 1995.

RISTOW, A. M. *Controle físico*: químico de POA: cinzas. 2014. Disponível em: <https://www.slideserve.com/rebecca-odom/controle-f-sico-qu-mico-de-poa-cinzas>. Acesso em: 23 out. 2018.

SÁDECKÁ, J.; POLONSKÝ, J. Determination of inorganic ions in food and beverages by capillary electrophoresis. *Journal of Chromatography A*, v. 834, n. 1/2, p. 401-417, 1999.

SANTOS JÚNIOR, A. de. F. et al. Determinação de Mn, Cu e Zn em matrizes salinas após separação e pré-concentração usando AMBERLITE XAD-7 impregnada com Vermelho de Alizarina S. *Química Nova*, v. 25, n. 6B, p. 1086-1090, 2002.

SGARBIERI, V. C. *Alimentação e nutrição*: fator de saúde e desenvolvimento. Campinas: Editora da UNICAMP; São Paulo: Almedina, 1987.

SKOOG, D. A.; HOLLER, F. J.; NIEMAN, T. A. *Princípios de analise instrumental*. 5. ed. Porto Alegre: Bookman, 2002.

SOARES, L. M. V. et al. Composição mineral de sucos concentrados de frutas brasileiras. *Ciência e Tecnologia de Alimentos*, v. 24, n. 2, p. 202-206, 2004.

THEIL, E. C. Iron, ferritin and nutrition. *Annual Reviews of Nutrition*, v. 24, p. 327-343, 2004.

WESSLING-RESNICK, M. Iron transport. *Annual Reviews of Nutrition*, v. 20, p. 129-151, 2000.

WILDE, D. Influence of macro and micro minerals in the peri-parturient period on fertility in dairy cattle. *Animal Reproduction Science*, v. 96, p. 240-249, 2006.

Leituras recomendadas

ABBASI, S.; KHANI, H.; TABARAKI, R. Determination of ultra trace levels of copper in food samples by a highly sensitive adsorptive stripping voltammetric method. *Food Chemistry*, v. 123, n. 2, p. 507-512, 2010.

ABU ZUHRI, A. Z.; VOELTER, W. Applications of adsorptive stripping voltammetry for the trace analysis of metals, pharmaceuticals and biomolecules. *Fresenius' Journal of Analytical Chemistry*, v. 360, n. 1, p. 1-9, 1998.

A IMPORTÂNCIA dos minerais na alimentação. *Aditivos e Ingredientes*, p. 30-41, 2016. Disponível em: <http://aditivosingredientes.com.br/upload_arquivos/201601/2016010514230001453485729.pdf>. Acesso em: 23 out. 2018.

BRASIL. Agência Nacional de Vigilância Sanitária. *Portaria nº. 354, de 18 de julho de 1996*. Brasília, DF, 1996.

BULDINI, P. L. et al. Ion chromatographic and voltammetric determination of heavy and transition metals in honey. *Food Chemistry*, v. 73, n. 4, p. 487-495, 2001.

DOUGLAS, C. R. Necessidades minerais. In: DOUGLAS, C. R. *Tratado de fisiologia aplicado à nutrição*. São Paulo: Robe Editorial, 2002. p. 136-137.

FENG, H. et al. Sensitive determination of trace-metal elements in tea with capillary electrophoresis by using chelating agent 4-(2 pyridylazo) resorcinol (PAR). *Food Chemistry*, v. 81, n. 4, p. 607-611, 2003.

FREDRIKSON, M. et al. Simultaneous and sensitive analysis of Cu, Ni, Zn, Co, Mn, and Fe in food and biological samples by ion chromatography. *Journal of Agricultural and Food Chemistry*, v. 50, n. 1, p. 59-65, 2002.

GAO, Z.; SIOW, K. S. Determination of trace amounts of iron by catalytic-adsorptive stripping voltammetry. *Talanta*, v. 43, n. 5, p. 727-733, 1996.

GUO, Z. et al. Quantitative determination of zinc in milkvetch by anodic stripping voltammetry with bismuth film electrodes. *Talanta*, v. 65, n. 4, p. 1052-1055, 2005.

LINDER, M. C. et al. Copper transport. *American Journal of Clinical Nutrition*, v. 67, supl., p. 965-971, 1998.

LOCATELLI, C.; TORSI, G. Simultaneous square wave anodic stripping voltammetric determination of Cr, Pb, Sn, Sb, Cu, Zn in presence of reciprocal interference: application to meal matrices. *Microchemical Journal*, v. 78, n. 2, p. 175-180, 2004.

MALINKIN, A. D. et al. Determination of major metal cations in juices and nectars by capillary zone electrophoresis. *Vopr Pitan*, v. 83, n. 1, p. 74-79, 2014.

MIRET, S.; SIMPSON, R. J.; MCKIE, A. T. Physiology and molecular biology of dietary iron absorption. *Annual Reviews of Nutrition*, v. 23, p. 283-301, 2003.

PEREIRA, J. C. Nutrição e alimentação: parte específica sais minerais (macro e microelementos). *Boletim do Criadouro Campo das Caviúnas*, n. 18, p. 1-27, 2005. Disponível em: <http://www.criadouromontealvao.com.br/arquivo/18.pdf>. Acesso em: 23 out. 2018.

SANCHO, D. et al. Determination of mercury in refined beet sugar by anodic stripping voltammetry without sample pretreatment. *Food Chemistry*, v. 74, n. 4, p. 527-531, 2001.

SANCHO, D. et al. Determination of cooper and arsenic in refined beet sugar by stripping voltammetry without sample pretreatment. *The Analyst*, v. 123, n. 4, p. 143-147, 1998.

SANCHO, D. et al. Determination of Zinc, Cadmium and Lead in Untreated Sugar Samples by Anodic Stripping Voltammetry. *The Analyst*, n. 7, p. 727-730, 1997.

SANCHO, D. et al. Determination of nickel and cobalt in refined beet sugar by adsorptive cathodic stripping voltammetry without sample pretreatment. *Food Chemistry*, v. 71, n. 1, p. 139-145, 2000.

SATZGER, R. D.; KUENNEN, R. W.; FRICKE, F. L. Determination of lead in bonemeal by differential pulse anodic stripping voltammetry using a hydrochloric acid solubilization. *Journal of Association of Offitial Analytical Chemists*, v. 65, n. 4, p. 985-988, 1983.

SCHMITT, S.; GARRIGUES, S.; GUARDIA, M. de. la. Determination of the mineral composition of foods by infrared spectroscopy: a review of a green alternative. *Critical Reviews in Analytical Chemistry*, v. 44, n. 2, p. 186-197, 2014.

YAMAN, M.; KAYA, G. Speciation of iron (II) and (III) by using solvent extraction and flame atomic absorption spectrometry. *Analytica Chimica Acta*, v. 540, p. 77-81, 2005.

Vitaminas: composição química e análise

Objetivos de aprendizagem

Ao final deste texto, você deve apresentar os seguintes aprendizados:

- Classificar os grupos de vitaminas e sua diferença na composição química.
- Aplicar os métodos químicos e espectrofotométricos de determinação de vitaminas.
- Interpretar a importância da identificação das vitaminas nos alimentos.

Introdução

As vitaminas são um grupo de compostos orgânicos, quimicamente não relacionados entre si, distribuídos nos reinos vegetal e animal. Embora necessárias em pequeníssimas quantidades na alimentação, as vitaminas são consideradas essenciais, ou seja, já que o organismo não as sintetiza, necessariamente devem ser obtidas por meio da alimentação. As vitaminas são classificadas quanto à solubilidade, em vitaminas lipossolúveis e hidrossolúveis.

A análise das vitaminas está sujeita a uma série de erros, pouco frequentes em outras substâncias, inclusive pela facilidade de isomerização desses nutrientes que conduz à perda total ou parcial do valor vitamínico em condições extremas de pH, temperaturas elevadas e alto poder de oxirredução, fatores que devem ser considerados pelos métodos analíticos. Dessa forma, o método analítico a ser utilizado deve ser selecionado de acordo com as características da amostra, o limite de detecção e a vitamina ser analisada. Neste capítulo, você vai conhecer as vitaminas, sua classificação e sua importância. Além disso, vai identificar alguns métodos utilizados para análise dessas substâncias em alimentos.

Grupos de vitaminas e sua composição química

A palavra *vitamina* é derivada da combinação das palavras *vital* e *amina* e foi concebida pelo químico polonês Casimir Funk, em 1912, que isolou a vitamina B1, ou a tiamina, do arroz. Isso determinou uma das vitaminas que prevenia o beribéri, doença deficitária marcada por inflamações, lesões degenerativas dos nervos, sistema digestivo e coração.

Vitaminas são compostos orgânicos não relacionados quimicamente, que não podem ser sintetizados pelos humanos e animais e, portanto, devem ser supridos pela dieta. As vitaminas são requeridas para a execução de funções celulares específicas (CHAMPE; HARVEY; FERRIER, 2006).

Trata-se de moléculas orgânicas (contendo carbono) que funcionam principalmente como catalisadores para reações dentro do organismo. Um catalisador é uma substância que permite que uma reação química ocorra usando menos energia e menos tempo do que levaria em condições normais. Se esses catalisadores estiverem faltando, como na carência de vitaminas, as funções normais do organismo podem entrar em colapso, deixando o organismo suscetível a doenças.

A carência de vitaminas no organismo, chamada hipovitaminose ou avitaminose, é responsável pelo surgimento de doenças. Para o organismo não sofrer nenhuma carência de vitaminas, é recomendado fazer uso diário de alimentos como frutas, legumes, verduras, carnes, ovo, leite e grãos.

As vitaminas são classificadas de acordo com sua solubilidade em dois grupos: lipossolúveis e hidrossolúveis. As hidrossolúveis tendem a ter um ou mais grupos polares ou ionizáveis como carboxila, aminoácido, fosfato, entre outros. Já as lipossolúveis apresentam predominantemente grupamentos aromáticos e alifáticos (PAIXÃO; STAMFORD, 2001).

Vitaminas hidrossolúveis

As vitaminas hidrossolúveis constituem um grupo de compostos estruturalmente e funcionalmente independentes que compartilham a característica comum de serem essenciais para a saúde e o bem-estar. As vitaminas hidrossolúveis, de uma maneira geral, não são armazenadas em quantidades significativas no organismo, o que leva muitas vezes à necessidade de um suprimento diário dessas vitaminas.

Estão presentes tanto em fontes animais quanto vegetais, têm absorção facilitada, sendo conduzidas via circulação sistêmica, e são utilizadas quase em sua totalidade no metabolismo energético. Essas vitaminas não são armazenadas no organismo e todo excesso consumido é excretado pelas vias urinárias (SILVA; MURA, 2007; BALL, 1988). As vitaminas apresentam uma variabilidade de formas químicas, logo, o seu comportamento químico depende da forma química, sendo, portanto, importante avaliar a característica e a forma predominante da vitamina (SILVA; MURA, 2007)

São hidrossolúveis as vitaminas do complexo B e a vitamina C. As vitaminas do complexo B são: B1, ou tiamina; B2, ou riboflavina; niacina, que inclui o ácido nicotínico e a nicotinamida; B6, que agrupa piridoxina, piridoxal e piridoxamina; B12, ou cobalamina; ácido fólico; ácido pantotênico; e biotina.

Vitamina B1 (tiamina): mantém os sistemas nervoso e circulatório saudáveis, auxilia na formação do sangue e no metabolismo de carboidratos, previne o envelhecimento, melhora a função cerebral, combate a depressão e a fadiga e converte o açúcar no sangue em energia. Principais fontes: vegetais de folhas (alface romana e espinafre), berinjela, cogumelos, grãos de cereais integrais, feijão, nozes, atum e carnes bovina e de aves.

Vitamina B2 (riboflaviana): é ligada à formação de células vermelhas do sangue e anticorpos, é envolvida na respiração e nos processos celulares, previne catarata e ajuda na reparação e manutenção da pele e na produção do hormônio adrenalina. Principais fontes: vegetais, grãos integrais, leite e carnes.

Vitamina B3 (niacina): reduz triglicérides e colesterol e auxilia no funcionamento adequado dos sistemas nervoso e imunológico. Principais fontes: levedura, carnes magras de bovinos e de aves, fígado, leite, gema de ovos, cereais integrais, vegetais de folhas (brócolis e espinafre), aspargos, cenoura, batata-doce, frutas secas, tomate e abacate.

Vitamina B5 (ácido pantotênico): auxilia na formação de células vermelhas do sangue e na desintoxicação química, previne degeneração de cartilagens e ajuda na construção de anticorpos. Principais fontes: carnes, ovos, leite, grãos integrais e inteiros, amendoim, levedura, vegetais (brócolis), algumas frutas (abacate), ovário de peixes de água fria e geleia real.

Vitamina B6 (piridoxina): reduz o risco de doenças cardíacas e ajuda na manutenção do sistema nervoso central e no sistema imunológico. Além disso, alivia enxaquecas e náuseas. Principais fontes: cereais integrais, semente de girassol, feijões (soja, amendoim e feijão), aves, peixes, frutas (banana, tomate e abacate) e vegetais (espinafre).

Vitamina B7 (biotina): promove o crescimento celular e auxilia na produção de ácidos graxos e na redução de açúcar no sangue. A vitamina B previne a calvície e também alivia dores musculares. Principais fontes: carne de aves, fígado, rins, gema de ovo, couve-flor e ervilha.

Vitamina B9 (ácido fólico): promove a saúde dos cabelos e da pele, além de ser essencial à síntese do DNA. Além disso, fornece nutrientes para garantir a manutenção dos sistemas imunológico, circulatório e nervoso. Também ajuda no combate do câncer de mama e de colón. Principais fontes: folhas verdes, fígado, carnes, peixes, cereais integrais, leguminosas, etc.

Vitamina B12 (cobalamina): age sobre os glóbulos vermelhos, células nervosas, no equilíbrio hormonal e na beleza da pele. É abundante em fígado, rins, carnes, peixes, ovos, leite e queijo. Principais fontes: fígado, carne, ovos, aves e leite.

Vitamina C (ácido ascórbico): a capacidade redutora do ácido ascórbico faz parte de várias reações bioquímicas e caracteriza sua função biológica. Essa vitamina também pode reduzir espécies reativas de oxigênio. Sua principal função é como cofator de numerosas reações que requerem cobre e ferro reduzidos como antioxidantes hidrossolúveis que atuam em ambientes intra e extracelulares. É conhecida a capacidade do ácido ascórbico de doar elétrons a enzimas humanas. Participa da hidroxilação do colágeno, da biossíntese da carnitina e da biossíntese de hormônios e aminoácidos. Alguns estudos sugerem que o ascorbato desempenha papel importante na expressão gênica do colágeno, na secreção celular de procolágeno e na biossíntese de outras substâncias do tecido conectivo, como elastina, fibronectina, proteoglicanos e elastina associada à fibrilina. O ácido ascórbico também participa da síntese e da modulação de alguns componentes hormonais do sistema nervoso, como a hidroxilação de dopamina e a noradrenalina. Principais fontes: frutas cítricas frescas (laranja, limão, tomate abacaxi e mamão papaia) e vegetais frescos (repolho, couve-flor, espinafre e pimentão verde) (VANNUCCHI; ROCHA, 2012).

Colina: ajuda na memorização e no tratamento do Alzheimer; controla o colesterol e as gorduras no corpo, ajuda a eliminar substâncias tóxicas (venenos e drogas) e ajuda na reconstrução do fígado danificado pelo álcool. Principais fontes: lecitina de soja e gema de ovo.

Vitaminas lipossolúveis

Vitaminas lipossolúveis são solúveis em gordura e em solventes orgânicos. Por não se dissolverem na água, para chegarem até as células por meio do plasma sanguíneo, as vitaminas precisam de moléculas transportadoras, como o colesterol.

A absorção dessas vitaminas pelo intestino humano ocorre por meio da ação de sais biliares, sendo transportadas via circulação linfática juntamente com os lipídeos de cadeia longa, como triacilgliceróis de cadeia longa, para o fígado, e são geralmente excretadas com as fezes por meio da circulação êntero-hepática. As vitaminas A e D são armazenadas principalmente no fígado e a vitamina E é armazenada nos tecidos adiposos e nos órgãos reprodutores. A capacidade de armazenamento de vitamina K é reduzida (SILVA; MURA, 2007; BALL, 1988; PAIXÃO; STAMFORD, 2001).

Vitamina A: tem um papel muito importante na visão, no crescimento, no desenvolvimento, na manutenção da pele e na imunidade. Principais fontes: alimentos de origem animal (fígado, ovos, leite, atum e queijos), vegetais folhosos verde-escuros e frutas amarelo-alaranjadas e vermelhas.

Vitamina D: fundamental no metabolismo dos ossos, ajudando na prevenção de doenças como raquitismo, osteomalácia e osteoporose. Principais fontes: óleo de fígado de peixe, manteiga, nata, gema de ovo e salmão. A vitamina D em contato com o sol faz que o organismo produza seu próprio suprimento de vitamina D. A pele contém uma substância similar ao colesterol chamada de pró-vitamina D, que começa a se transformar em vitamina D quando exposta ao sol.

Vitamina E (tocoferol): é uma vitamina com importante função antioxidante, com excelente característica de defesa contra efeitos nocivos dos radicais livres. Está relacionada à prevenção de condições associadas ao estresse oxidativo, tais como envelhecimento, câncer, doença cardiovascular, entre outras. Principais fontes: grãos integrais, amêndoas, óleo de milho, óleo de soja, nozes e gérmen de trigo.

Vitamina K: é importante para uma boa coagulação sanguínea. Principais fontes: gordura dos alimentos especialmente de origem vegetal. Pode ser encontrada em alimentos verdes, como vegetais de folhas e legumes, como couve, couve de Bruxelas, brócolis e salsa.

Métodos químicos e espectrofotométricos para determinação de vitaminas

A análise de vitaminas envolve alguns desafios. Sua determinação exige cuidados especiais, principalmente em razão da sensibilidade desses compostos à luz, ao oxigênio, à temperatura e às alterações de pH (BLAKE, 2007). Em alimentos *in natura*, as vitaminas encontram-se em baixas concentrações, muitas vezes com a presença de interferentes em matrizes complexas. Em suplementos, as vitaminas estão presentes em concentrações maiores, porém, há grande variação entre as concentrações de vitaminas adicionadas nesses produtos, dificultando a extração e a análise simultânea de alguns compostos (CHEN; WOLF 2007).

Atualmente, existem na literatura alguns métodos utilizados para a quantificação desse composto, como os que envolvem a titulação, os métodos de cromatografia e os métodos espectrofotométricos, sendo estes mais utilizados pela indústria farmacêutica. Segundo Badolato et al. (1996), métodos titulométricos podem gerar um resultado incerto, em razão da presença de interferentes, e a coloração já presente nas amostras.

Para a determinação de vitaminas lipossolúveis em alimentos, a maioria das técnicas envolve etapas de saponificação, extração com solvente orgânico e quantificação por cromatografia líquida de alta eficiência (CLAE) com detecção por fluorescência ou ultravioleta-visível (UV-Vis). A determinação de vitaminas hidrossolúveis foi realizada durante muitos anos por métodos microbiológicos e espectrofotométricos e, posteriormente, também por CLAE5 (BLAKE, 2007). Novas técnicas cromatográficas têm sido desenvolvidas apresentando diversas vantagens, tais como redução no tempo de análise, utilização de menor quantidade de solventes, maior eficiência, além da possibilidade de quantificar várias vitaminas em uma mesma análise. O uso de CLAE com detector de massas e a técnica por cromatografia líquida de ultraeficiência (CLUE), por exemplo, permitem essas vantagens, porém são equipamentos de alto custo (CITOVÁ et al., 2007; MALDANER; JARDIM, 2009; KLIMCZAK; GLISZCZYŃSKA-ŚWIGLO, 2015).

Métodos químicos

Existem diversos métodos capazes de identificar e quantificar a presença de vitaminas em amostras de alimentos. Esses métodos são selecionados de acordo com a vitamina a ser analisada, o limite de detecção desejado e, ainda, as características da amostra.

Por exemplo, o método para a determinação de vitamina A baseia-se na medida da coloração azul instável, resultante da reação da vitamina A com o tricloreto de antimônio (reagente Carr-Price). Para realizar essa medição, é utilizado o colorímetro com faixa de leitura entre 500 e 700 nm. Esse método é válido para a determinação de vitamina A em alimentos, enriquecidos ou não, rações e misturas vitamínicas. Não é aplicável para produtos contendo pró-vitamina A (carotenos).

A determinação da vitamina C pode ser realizada pelo método de Tillmans. Esse método é usado para amostras com baixo teor de vitamina C, por exemplo, sucos de frutas. Ele é baseado na redução do corante sal sódico 2,6-diclorofenol indofenol por uma solução ácida de vitamina C, a técnica utilizada nessa determinação é a titulação. Dependendo da coloração da amostra, não é possível realizar a análise por titulação. A cor das amostras como suco de uva e frutas vermelhas, por exemplo, pode tornar confusa a visualização do ponto de viragem, pois apresentam tonalidade semelhante ao indicador fenolftaleína. Nesse caso, a determinação de vitamina C pode ser realizada por determinação espectrofotométrica. Esse método é baseado na redução de íons cúpricos e deve ser aplicado para quantificação de alimentos pigmentados, naturais ou industrializados com baixa concentração de vitamina C.

O método para a determinação da vitamina E baseia-se na redução de íons ferro (III) e posterior quelação do ferro (II) com α-α'-dipiridila para determinação de tocoferóis e tocotrienóis. Previamente à reação colorimétrica, a amostra deve ser saponificada para eliminar os lipídios presentes, liberar os tocoferóis e hidrolisar os ésteres de tocoferóis. Nessa análise, é utilizado espectrofotômetro ou colorímetro com faixa de leitura entre 400 a 600 nm.

O método para determinação da niacina baseia-se na reação entre a niacina e o bromocianogênio (CNBr), resultando num composto pirinídio que, em contato com o ácido sulfanílico, forma um complexo amarelo com o máximo de absorção em 450 ou 470 nm.

Porém, entre os métodos químicos de identificação e quantificação, os de maior eficiência envolvem a separação analítica por CLAE por meio da fase normal ou reversa, às quais acoplam-se detectores de ultravioleta (UV) e/ou de fluorescência, cuja identificação e quantificação (BALL, 1988; JENKE, 1996) são asseguradas por fator de capacidade (k) e resolução (Rs). Esses ensaios são realizados na ausência de oxigênio e de luz difusa, fatores que podem comprometer inclusive as etapas pré-cromatográficas, enfoque principal dessa revisão, em que são discutidas as dificuldades inerentes à técnica de CLAE (LEENHEER et al., 1988; PAIXÃO; STAMFORD, 2001).

Métodos espectrofotométricos

O termo espectroscopia (ou em alguns casos espectrofotometria) é a designação para toda técnica de levantamento de dados físico-químicos por meio de transmissão, absorção ou reflexão da energia radiante incidente em uma amostra. O resultado gráfico obtido, o sinal do detector de uma função do comprimento de onda — ou mais comumente a frequência —, é chamado espectro. Sua impressão gráfica pode ser chamada espectrograma ou, por comodidade, simplesmente espectro.

Segundo Motta (2009), a espectrofotometria estuda a medição das grandezas relativas à emissão, à recepção e à absorção da luz. Os espectrofotômetros são os instrumentos que efetuam as medições. Aliadas a esses instrumentos, estão às reações de identificação e caracterização de biomoléculas que, no passado, foram elucidadas e desenvolvidas por químicos e bioquímicos.

Um espectrofotômetro é um aparelho que faz passar um feixe de luz monocromática por meio de uma solução, e mede a quantidade de luz que foi absorvida e a luz transmitida por essa solução. Usando um prisma, o aparelho separa a luz em feixes com diferentes comprimentos de onda. O espectrofotômetro permite saber que quantidade de luz é absorvida a cada comprimento de onda.

O princípio da espectrofotometria baseia-se na absorção da luz por moléculas dispersas em uma solução. As radiações eletromagnéticas, que compõem a luz, com comprimento (λ) de onda entre 380 e 750 nm, são visíveis ao olho humano, constituindo uma pequena parcela do espectro eletromagnético. A zona do espectro cujas radiações têm um comprimento de onda abaixo de 380 nm é denominada UV. Já aquelas que têm comprimento de onda acima de 750 nm correspondem à zona infravermelha (MOTTA, 2009).

A luz branca, quando passa por um prisma, é decomposta em raios de luz com distintos comprimentos de onda, que são projetados em faixas que vão do vermelho ao violeta, sendo então chamados de espectro de emissão. Assim, cada espectro luminoso tem um intervalo de comprimento de onda em nanômetros.

Segundo os princípios da física, um objeto ou substância absorve toda a luz incidente, exceto a do intervalo de comprimento de onda observado pela visão. Assim, uma solução de cor azul apresenta essa cor pelo fato de ter absorvido as demais cores que constituem o espectro luminoso. Assim, a cor de uma solução é complementar à luz absorvida (MOTTA, 2009). Dependendo da natureza da solução que será examinada, obtêm-se os espectros de absorção da luz de modo que a imagem espectral pode servir para a identificação e quantificação de uma determinada substância. São três os principais tipos de processo pelos quais a radiação interage com a amostra e é analisada:

Espectroscopia de absorção: correlaciona a quantidade da energia absorvida em função do comprimento de onda da radiação incidente.

Espectroscopia de emissão: analisa a quantidade de energia emitida por uma amostra contra o comprimento de onda da radiação absorvida. Consiste fundamentalmente na reemissão de energia previamente absorvida pela amostra.

Espectroscopia de espalhamento (ou de dispersão): determina a quantidade da energia espalhada (dispersa) em função de parâmetros, tais como o comprimento de onda, o ângulo de incidência e o ângulo de polarização da radiação incidente.

Nesse contexto, a espectrofotometria tem sido muito utilizada para a identificação e a quantificação de vitaminas. Essa técnica é capaz de determinar com grande precisão a presença de certas vitaminas não detectáveis por meio dos métodos em diferentes amostras.

Importância da identificação das vitaminas nos alimentos

O interesse crescente em relação à demanda orgânica de nutrientes, o estabelecimento de padrões nutricionais de ingestão, a preocupação mundial quanto à confiabilidade dos valores desses nutrientes declarados nos rótulos dos alimentos enriquecidos e vitaminados e a possível toxicidade de alguns deles têm ressaltado a necessidade de se determinar a composição química dos micronutrientes em alimentos. Impõe-se, assim, o desenvolvimento de metodologias seletivas e apropriadas ao reconhecimento de formas com distintas bioatividade e biodisponibilidade (LEHNINGER; NELSON; COX, 1995; BORENSTEIN; BENDICH; WAYSEK, 1988; PARKER, 2000).

A estreita relação entre dieta e saúde faz com que aumente a preocupação dos consumidores em ingerir alimentos nutritivos ou de alta qualidade, como os fortificados ou enriquecidos e os vitaminados (BORENSTEIN; BENDICH; WAYSEK, 1988).

A padronização de métodos para determinação das vitaminas em alimentos é dificultada em razão da diversidade de procedimentos descritos na literatura (SUBBULAKSHMI; CHITRA, 1996; BALL, 1988) e da morosidade de aplicação da técnica oficial da Association Official of Analytical Chemistry (AOAC). Isso faz com que os organismos oficiais de fiscalização e a própria indústria fiquem impedidos de exercer um melhor controle de qualidade nos processos tecnológicos e nos produtos desenvolvidos (MACHLIN, 1984; PARKER, 2000; BALL, 1988).

De acordo com Vieira (2003), as vitaminas são conhecidas como compostos energéticos e são sinônimo de saúde e vigor físico, independentemente de seu caráter obrigatório na alimentação. No entanto, esses compostos atuam principalmente como cofatores de reações bioquímicas, e não como substrato das reações.

Cada vitamina constitui, portanto, um elo importante para manter uma saúde plena e evitar doenças graves, daí que tenha sido concebida uma porcentagem de dose diária recomendada (DDR). Essa dose diária varia ligeiramente consoante o sexo, o estado de saúde, a idade e outros fatores.

A ingestão diária recomendada (IDR) ou referência de ingestão diária (RID), do inglês *reference daily intake* (RDI), é o nível de ingestão diária de um nutriente que é considerado suficiente para atender às exigências de 97 a 98% de indivíduos saudáveis em todos os lugares dos Estados Unidos (onde foi desenvolvido, mas, desde então, tem sido utilizado em outros lugares).

Para cada vitamina e estado nutricional existe uma IDR recomendada e a falta dessas substâncias pode representar desequilíbrio do organismo, baixa imunidade e até mesmo o desenvolvimento de algumas patologias.

Cada vitamina desempenha funções próprias e específicas, por isso o excesso de uma vitamina não pode ser usado para compensar a falta de outra. O excesso de vitaminas hidrossolúveis é excretado principalmente na urina, pois o organismo não tem capacidade para as armazenar. O consumo excessivo de vitaminas lipossolúveis pode conduzir à sua acumulação nos depósitos de gordura, o que tem poucas vantagens funcionais, podendo mesmo assumir proporções de toxicidade no caso de um consumo excessivo prolongado. No grupo das lipossolúveis, incluem-se as vitaminas A, D, E e K, sendo que todas as vitaminas restantes fazem parte do grupo de vitaminas hidrossolúveis. As vitaminas contêm a presença de grupos bioquímicos que não são fabricados no organismo e cujo consumo externo é da maior importância. Porém, não é por causa disso que elas podem ser consumidas livremente: a quantidade de vitaminas para equilibrar as necessidades diárias varia em função de fatores como: qualidade da alimentação, qualidade da absorção, nível de equilíbrio da flora intestinal e o estado do metabolismo.

Considerando-se que a indústria de alimentos e a comunidade científica ressaltam benefícios de minerais e vitaminas à saúde humana e o foco da atenção é o mercado de alimentos fortificado, é necessário que órgãos de saúde normatizem a fortificação de alimentos e que o consumo destes cumpra necessidades dietéticas, adequações qualitativa e quantitativa da dieta, hábitos alimentares e disponibilidade de alimentos. Diante disso, torna-se fundamental adequar a legislação aos produtos fortificados, para que os objetivos nutricionais possam ser alcançados.

De acordo com a Agência Nacional de Vigilância Sanitária (Anvisa), alimento enriquecido ou fortificado é todo aquele ao qual for adicionado um nutriente com a finalidade de reforçar seu valor nutricional, seja repondo quantitativamente os nutrientes destruídos durante o processamento do alimento, seja suplementando-os com nutrientes em nível superior ao seu conteúdo normal. A fortificação de alimentos tem sido utilizada para corrigir a manifestação de deficiências e assegurar que a ingestão de vitaminas e minerais atinja os níveis recomendados.

A suplementação do alimento com vitamina e/ou sais minerais, obedecerá ao critério de correlação entre o consumo médio diário recomendado de um certo alimento e a necessidade diária recomendada desses nutrientes. Os alimentos enriquecidos de vitaminas e/ou sais minerais, para que assim possam ser denominados, devem fornecer na porção média diária ingerida 60%, no mínimo, da quota diária recomendada para adultos, dos nutrientes citados.

É permitida a adição de até 100% a mais de vitaminas, exceto vitamina D, para compensar as perdas eventuais decorrentes do tempo de armazenamento do alimento. Esse excesso de adição deve ter sua necessidade comprovada e ser declarado em relatório de fórmula que acompanha o processo de registro do alimento.

Os alimentos enriquecidos de vitaminas deverão trazer no rótulo a expressão *enriquecido de vitaminas*, ou *vitaminado*, e trazer no rótulo o teor total de vitaminas que contém.

Saiba mais

Como as vitaminas são sensíveis ao calor, à humidade, ao ar e à luz, podem ser destruídas durante o processamento. A maior parte das perdas é provocada pelo calor, bem como nos processos de enlatamento e congelamento, pois, mesmo os alimentos congelados, são primeiro escaldados, a fim de destruir as enzimas e os microrganismos. No caso da vitamina C, tanto com a cozedura tradicional como num forno de micro-ondas, ocorre uma perda grave. Além disso, manter um prato pronto aquecido por muitas horas pode provocar perdas adicionais de até 75%.

Referências

BADOLATO, M. L. C. B. et al. Estudo comparativo de métodos analíticos para determinação de ácido ascórbico em sucos de frutas naturais e industrializadas. *Ciência e Tecnologia de Alimentos*, v. 16, n. 3, p 206-210, 1996.

BALL, G. F. M. Em fat-soluble vitamin assays in food analysis: a comprehensive review. 2. ed. England: Elsevier Science Publishers, 1988.

BLAKE, C. J. Status of methodology for the determination of fat-soluble vitamins in foods, dietary supplements, and vitamin premixes. *Journal of AOAC International*, v. 90, n. 4, p. 897- 910, 2007a.

BLAKE, C. J. Analytical procedures for water-soluble vitamins in foods and dietary supplements: a review. *Analytical and Bioanalytical Chemistry*, n. 389, p. 63-76, 2007b.

BORENSTEIN, B.; BENDICH, A.; WAYSEK, E. H. Vitamin bioavailability in fortified foods. *Food Technology*, v. 42, 226-228, 1988.

CHAMPE, P. C.; HARVEY, R. A.; FERRIER, D. R. *Bioquímica ilustrada*. 3. ed. Porto Alegre: Artmed, 2006.

CHEN, P.; WOLF, W. R. LC/UV/MS-MRM for the simultaneous determination of water--soluble vitamins in multi-vitamin dietary supplements. *Analytical and Bioanalytical Chemistry*, v. 387, n. 7, p. 2441-2448, 2007.

CITOVÁ, I. et al. Comparison of a novel ultraperformance liquid chromatographic method for determination of retinol and α-tocoferol in human serum with conventional HPLC using monolithic and particulate columns. *Analytical and Bioanalytical Chemistry*, v. 388, n. 3, p. 675-681, 2007.

JENKE, D. R. Chromatographic method validation: a review of current practices and procedures. II. Guidelines for primary validation parameters. *Journal of Liquid Chromatography & Related Technologies*, v. 19, n. 12, p. 737-757, 1996.

KLIMCZAK, I.; GLISZCZYŃSKA-ŚWIGLO, A. Comparison of UPLC and HPLC methods for determination of vitamin C. *Food Chemistry*, v. 175, p. 100-105, 2015.

LEENHEER, A. P. et al. Chromatography of fatsoluble vitamins in clinical chemistry. *Journal of Chromatography*, v. 429, p. 3-58, 1988.

LEHNINGER, A. L.; NELSON, D. L.; COX, M. M. *Principles of biochemistry*. 2. ed. New York: Worth Publishers, 1995.

MACHLIN, L. J. *Handbook of vitamins*: nutritional, biochemical and clinical aspects. 2. ed. New York: Marcell Dekker, 1984.

MALDANER, L.; JARDIM, I. C. S. F. O estado da arte da cromatografia líquida de ultra eficiência. *Química Nova*, v. 32, n. 1, p. 214-222, 2009.

MOTTA, V. T. *Bioquímica clínica:* métodos e interpretações. 2. ed. Rio de Janeiro: Editora Médica Missau, 2009.

PAIXÃO, J. A.; STAMFORD, T. L. M. *Resumos do 4th International Congress on Chemistry of Cuban Society of Chemistry*. Havana, Cuba: [s.n.], 2001.

PARKER, R. S. Methodological considerations in determining vitamin a and carotenoid bioactivity in humans. *Food Nutrition Bulletin*, v. 21, n. 2, p. 124-129, 2000.

SUBBULAKSHMI, G.; CHITRA, L. Methods for determining nutrients in foods: a critical appraisal. *Journal of Food and Science Technology*, v. 33, p. 267-284, 1996.

VANNUCCHI, H.; ROCHA, M. M. *Funções plenamente reconhecidas de nutrientes ácido ascórbico (vitamina C)*. São Paulo: ILSI Brasil, 2012. (Série de Publicações ILSI Brasil, v. 12).

VIEIRA, R. *Fundamentos de bioquímica*. Belém: UFPA, 2003.

Leituras recomendadas

BACILA, M. *Bioquímica veterinária*. 2. ed. São Paulo: Varela, 2003.

BIANCHI, M. L. P.; SILVA, C. R.; TIRAPEGUI, J. Vitaminas. In: TIRAPEGUI, J. *Nutrição:* fundamentos e aspectos atuais. São Paulo: Atheneu, 2000.

CIENFUEGOS, F.; VAITMANS, D. *Análise instrumental*. Rio de Janeiro: Interciência, 2000.

EITENMILLER, R. R. Strengths and weaknesses of assessing vitamin content of foods. *Journal of Food Quality*, v. 13, p. 7-20, 1990.

FOOD AND AGRICULTURE ORGANIZATION OF THE UNITED NATIONS. *Codex Alimentarius Comission*. 2. ed. Rome, 1994. Disponível em: <www.fao.org/input/download/report/250/nf00_01e.pdf>. Acesso em: 22 out. 2018.

GONZÁLEZ, F. H.; SILVA, S. C. *Introdução à bioquímica veterinária*. 2. ed. Porto Alegre: Editora da UFRGS, 2006.

HIRANO, Z. M. B. et al. *Bioquímica:* manual prático. Blumenau, SC: EDIFURB, 2001.

MURRAY, R. K. et al. *Harper*: bioquímica ilustrada. 8. ed. São Paulo: Atheneu, 1998.

RUCKER, R. B.; MORRIS, J. G. The vitamins. In: KANEKO, J. J.; HARVEY, J. W.; BRUSS, M. L. *Clinical biochemistry of domestic animals*. 5. ed. San Diego: Academic Press, 1997. p. 703-739.

WILSON, N.; SHAH, N. P. Review paper: microencapsulation of vitamins. *ASEAN Food Journal*, v. 14, n. 1, p. 1-14, 2007.

Fibras alimentares: classificação, propriedades e análise

Objetivos de aprendizagem

Ao final deste texto, você deve apresentar os seguintes aprendizados:

- Reconhecer a classificação dos diferentes tipos de fibras e suas propriedades.
- Identificar os métodos de análise da composição química das fibras.
- Explicar a inserção da quantidade de fibras em rótulos nutricionais e sua relação com a saúde.

Introdução

Segundo a legislação brasileira, fibra alimentar é qualquer material combustível que não seja hidrolisado pelas enzimas endógenas do trato digestivo humano (BRASIL, 2003). Elas também não fornecem qualquer tipo de nutriente para o organismo. São importantes, pois atuam no bom funcionamento intestinal.

As fibras alimentares podem ser classificadas como solúveis e insolúveis. As fibras solúveis retardam o esvaziamento gástrico, diminuem a taxa de absorção de carboidratos e lipídeos, apresentam alta viscosidade e são fermentáveis. Por outro lado, as fibras insolúveis não são fermentáveis e aceleram o trânsito intestinal por meio do aumento do bolo fecal.

O teor de fibras é um item obrigatório nas tabelas nutricionais dos alimentos e deve ser apresentado em gramas, como fibra total. A passagem das fibras alimentares pelo trato digestivo resulta em diversos efeitos fisiológicos importantes, sendo os mais conhecidos o bom funcionamento do intestino e a prevenção de algumas doenças.

Neste capítulo, você vai conhecer as propriedades e a classificação das fibras e os principais métodos utilizados para identificação e quantificação desses compostos em alimentos. Além disso, vai identificar as leis relacionadas à rotulagem e sua importância para a saúde

Classificação e propriedades das fibras

Segundo a *Association of Official Analytical Chemists* (AOAC), órgão americano, fibra alimentar é a parte comestível das plantas ou análogos aos carboidratos que são resistentes à digestão e absorção pelo intestino delgado humano, com fermentação parcial ou total no intestino grosso (COPPINI, 2004).

De acordo com a Resolução RDC nº. 40, de 21 de março de 2001, da Agência Nacional de Vigilância Sanitária (Anvisa), fibra alimentar é qualquer material comestível que não seja hidrolisado pelas enzimas endógenas no trato digestivo humano (FILISETTI; LOBO, 2005).

A fibra alimentar, também denominada fibra dietética, é constituída de polímeros de carboidratos, com três ou mais unidades monoméricas, e mais a lignina — um polímero de fenilpropano (ANDERSON et al., 2009; HOWLETT et al., 2010).

Os efeitos positivos da fibra alimentar estão relacionados, em parte, ao fato de que uma parcela da fermentação de seus componentes ocorre no intestino grosso, o que produz impacto sobre a velocidade do trânsito intestinal, sobre o pH do cólon e sobre a produção de subprodutos com importante função fisiológica (DEVRIES, 2003).

A classificação das fibras de acordo com sua solubilidade em água tem sido o critério mais utilizado, dividindo as fibras em solúveis e insolúveis. Pectinas, gomas, mucilagens e algumas hemiceluloses são exemplos de fibras solúveis, cujas fontes principais são frutas, verduras, farelo de aveia, cevada e leguminosas (feijão, grão-de-bico, lentilha e ervilha). As fibras solúveis retardam o esvaziamento gástrico e o trânsito intestinal, apresentam alta viscosidade e são fermentáveis. Já as fibras insolúveis, como a celulose, a lignina e algumas hemiceluloses, têm como fontes principais o farelo de trigo, os grãos integrais e as verduras. Essas fibras contribuem para a redução de peso, uma vez que induzem a saciedade mais precocemente e estimulam o peristaltismo intestinal por meio do aumento do bolo fecal (PAPATHANASOPOULOS; CAMILLERI, 2010).

Também é possível classificar as fibras de acordo com suas propriedades físico-químicas, tais como viscosidade (ou capacidade hidrofílica) e fermentabilidade. As pectinas, as gomas, as mucilagens e os amidos resistentes são exemplos de fibras com alta viscosidade, pois têm alta afinidade pela água e formam material gelatinoso no intestino delgado. Em geral, quanto mais solúvel for uma fibra, maior será o seu grau de fermentação. Ainda, as fibras podem ser classificadas como polissacarídeos estruturais (celulose, hemicelulose, pectina e amido resistente), polissacarídeos não estruturais (gomas e mucilagens) e compostos não polissacarídeos, como a lignina e outras substâncias (inulina, FOS e amidos resistentes).

Fibras solúveis

De acordo com Mondini e Monteiro (1995), as fibras alimentares solúveis são, em geral, viscosas e gomosas, com alta capacidade de absorção de água. As fibras solúveis estão presentes em vários produtos que têm exclusivamente esse tipo de fibras, com destaque para a goma acácia, a pectina (presente nos vegetais) e a goma xantana (de origem bacteriana), mas também nos produtos: flocos vegetais, flocos de aveia, cevada e leguminosas (feijão, lentilha, soja e grão-de-bico), embora em quantidade muito menor à das fibras insolúveis (MONDINI; MONTEIRO, 1995)

A principal fibra solúvel é a pectina, encontrada em frutas (laranja e maçãs), vegetais (cenoura), farelos de aveia e leguminosas. É classificada como solúvel por reter água formando uma estrutura em forma de gel. A maioria de concentrados de fibras tem uma parte solúvel e outra, geralmente bem menor, insolúvel. Ao lado delas, existem os polissacarídeos e os oligossacarídeos resistentes à digestão e não precipitáveis, porém com propriedades fisiológicas semelhantes às das fibras solúveis. Entre tais, se destacam a inulina, a oligofrutose e a goma acácia (CHO; DEVRIES; PROSKY, 1997).

O primeiro aspecto importante das fibras solúveis é o aumento do tempo de exposição dos nutrientes no estômago, proporcionando melhora na digestão, em particular, dos açúcares e das gorduras (MONDINI; MONTEIRO, 1995). Buckeridge e Tiné (2001) explicam que as fibras solúveis participam ativamente nessa função mecânica, mas, além disso, por apresentarem solubilidade mais alta em água e alta viscosidade, dificultam o trânsito de moléculas dentro do bolo alimentar. Por esse motivo, essas fibras "capturam" açúcares simples, gorduras, vitaminas, entre outras substâncias, por um tempo longo, e evitam que elas sejam absorvidas.

Acredita-se que quando nos alimentamos de fibras solúveis, forma-se uma camada viscosa na superfície interna do intestino, que exerce a função de "filtrar" o que é absorvido naquele local. Se esse efeito é bom ou ruim para quem ingere tal tipo de fibra, depende de quanto e de qual o tipo de fibra solúvel. Dependendo da proporção de fibra solúvel na alimentação, uma menor quantidade de açúcares e gorduras será absorvida pelo organismo. Por um lado, isso pode ser bom, pois previne ou ameniza os efeitos daquelas substâncias sobre o diabetes (açúcares) e tende a diminuir a incidência de doenças cardiovasculares (gorduras).

As fibras solúveis podem contribuir, ainda, para uma diminuição na incidência de certos tipos de câncer, tais como o câncer de cólon (intestino grosso), estômago e mama. Por outro lado, é importante lembrar que se houver consumo muito alto de fibras na alimentação, haverá uma tendência de aumento na fermentação destas pelas bactérias da flora intestinal, resultando em produção de gases em excesso (BUCKERIDGE; TINÉ, 2001).

Fibras insolúveis

As fibras alimentares insolúveis não são fermentadas completamente e realizam esse processo de forma lenta. Uma das principais características dessas fibras é sua capacidade de reter água, o que ajuda na eliminação das fezes e previne a constipação intestinal. Além disso, essas fibras ajudam no aumento do bolo fecal e estimulam o funcionamento adequado do intestino. As fibras insolúveis são compostas principalmente por celulose, hemicelulose e lignina, componentes estruturais de plantas (DREHER, 1999). A celulose é um homopolissacarídeo linear formado de unidades de glicose unidas por ligações glicosídicas (NING; VILLOTA; ARTZ, 1991). As hemiceluloses compreendem um grupo de polissacarídeos ramificados (SILVA; FRANCO; GOMES, 1997) e a lignina constitui um polímero, não carboidrato, aromático, composto de resíduos de fenilpropano distribuídos ao acaso, formando uma estrutura tridimensional (SILVA; FRANCO; GOMES, 1997).

O farelo de cereais e os grãos de cereais propriamente ditos são as principais fontes de fibras insolúveis. Outras fontes de fibras insolúveis são cereais como a farinha de trigo integral e os vegetais feijão e soja (DREHER, 1999),

As fibras insolúveis em solução enzimática aquosa atuam de maneira mais intensa com uma ação mecânica durante o trânsito digestivo. Em razão de sua hidrofobicidade, as fibras insolúveis também absorvem carcinogênicos hidrofóbicos, como derivados de pirenos e aminas aromáticas heterocíclicas.

Segundo Dreher (1999), essas fibras ajudam na prevenção de algumas doenças, como a constipação, a diverticulite, as hemorroidas e o câncer colorretal. A principal função desse tipo de fibra é aumentar a velocidade do trânsito intestinal. Assim, diminuem a exposição do cólon a agentes que provocam câncer, fazendo com que dietas ricas em fibras insolúveis atuem diminuindo o risco de ocorrência de câncer nesse local.

> **Saiba mais**
>
> O consumo exagerado de fibras pode causar absorção excessiva de água, provocar desconforto intestinal, saciedade e constipação. O recomendado é que o consumo alto de fibras seja acompanhado da ingestão de uma grande quantidade de água.

Métodos de análise da composição química das fibras

A quantificação da fibra alimentar é importante, uma vez que contribui para conhecer o valor nutricional da alimentação, detectar adulterações e, ainda, verificar a qualidade do produto.

Apesar das divergências relacionadas à sua definição, do ponto de vista químico, a fibra alimentar consiste de polissacarídeos não amido e lignina, os quais não são metabolizados pelas enzimas intestinais do homem. Esses polissacarídeos são representados por compostos quimicamente diversos como hemicelulose, celulose, pectina, carragena, goma guar e ágar, entre outros (FREITAS et al., 2011).

As propriedades físico-químicas de cada fração da fibra, assim como o grau de desintegração durante o processamento e a mastigação, influem em seus efeitos fisiológicos no organismo. A maioria dos métodos analíticos determina as fibras alimentares levando em conta o conceito químico. Poucos tentam medir o conceito fisiológico, que é basicamente a propriedade de não serem hidrolisadas por enzimas do trato digestivo (FREITAS et al., 2011).

Os métodos analíticos de determinação de fibras têm vindo a sofrer alterações à medida que a definição de fibra alimentar evolui (IFST, 2007). Os atuais métodos preconizados para a determinação desse parâmetro vêm na sequência dos métodos desenvolvidos na década de 70 e que vieram a ser validados pela AOAC.

Não existe um só método analítico que permita determinar todos os componentes da fibra alimentar. Como tal, os métodos e as técnicas existentes complementam-se e têm vindo a ser estudados e melhorados com o objetivo de aumentar a sua precisão e rapidez e diminuir custos.

As metodologias adotadas atualmente para a determinação dos diferentes componentes da fibra podem dividir-se em dois grupos fundamentais: métodos gravimétricos e métodos químicos. A determinação pode envolver tratamentos enzimáticos, no sentido de permitir uma análise mais completa, sendo esses métodos denominados por enzimático-gravimétricos e enzimático-químicos. Estes últimos incluem os métodos enzimático-colorimétricos e enzimático--cromatográficos (CG/HPLC). Quando não é efetuada a digestão enzimática, caso dos métodos não enzimático-gravimétricos, não se recupera, para a maioria dos alimentos, uma porção significativa do que é considerado fibra alimentar total (LEE, s/d).

Os métodos gravimétricos determinam somente a fração insolúvel de fibra alimentar e podem superestimar os valores de fibra por incluir valores de amido e proteína não solubilizados. No método enzímico-gravimétrico, o alimento é tratado com diversas enzimas fisiológicas (semelhante ao processo que ocorre no intestino delgado) permitindo separar e quantificar o conteúdo total de fibra e frações solúvel e insolúvel. Esse é o método recomendado pelo Ministério da Saúde no Brasil para rotulagem de alimentos.

Os métodos enzímico-químicos medem os constituintes da fibra diretamente por meio da extração dos açúcares de baixo peso molecular, remoção enzimática do amido, hidrólise ácida dos polissacarídeos e determinação dos resíduos de monossacarídeos por espectrofotometria ou cromatografia.

As técnicas de fracionamento (métodos enzimático-cromatográficos) em conjunto com os métodos colorimétricos permitem dosear grande parte dos componentes da fibra alimentar. Essas diferentes metodologias devem ser avaliadas no que diz respeito às limitações do método a ser utilizado, à precisão analítica, à repetitividade e, ainda, ao custo.

Atualmente, os métodos mais aceitos pela comunidade internacional e as entidades reguladoras são os enzimático-gravimétricos. No caso de alimentos mais ricos em alguns componentes específicos de fibra, deve recorrer-se, em complemento, a métodos que permitam a determinação destes por via enzimática, colorimétrica e cromatográfica, como é o caso dos métodos mais recentes AOAC 2009.01 e AOAC 2011.25.

Em 2000, seguiu-se a recomendação de que o procedimento de referência para a análise de fibra alimentar passasse a ser um método internacional AOAC. Os métodos enzimático-gravimétricos mais utilizados são os métodos AOAC 985.29, 991.43 e 991.42. O método de Southgate (1969) foi utilizado durante muitos anos, estando os resultados incluídos em trabalhos padrão sobre informação nutricional, tal como o de McCance e Widdowson (1991). É uma técnica de fracionamento que isola a maior parte dos componentes da fibra dos cereais, como a celulose, a hemicelulose e a lignina. Tem como desvantagem o fato de ser demorado. O método desenvolvido por Englyst et al. (1992) determina a fibra alimentar correspondente aos polissacarídeos não amiláceos (*non starch polysaccharides* [NSP]) estando também os seus resultados em McCance e Widdowson. Esse método é complicado, não sendo, portanto, utilizado em análises de rotina.

O método enzimático-gravimétrico AOAC 985.29 tem sido adotado por agências governamentais de vários países para análise rotineira da rotulagem nutricional, uma vez que é simples e barato. Este quantifica a fibra alimentar total, contudo, os valores obtidos por este método em alguns alimentos são superiores aos obtidos por meio de métodos enzimático-químicos e não possibilita a quantificação de alguns componentes da fibra alimentar.

Rotulagem das fibras em alimentos e sua relação com a saúde

Rotulagem

Atualmente, existem dois principais modos de transmissão de informações de caráter nutricional nos rótulos. Uma é a informação nutricional complementar (INC) que utiliza denominações como *rico em fibras,* entre outras, as quais aparecem na maioria das vezes na parte anterior e mais visível da embalagem, de acordo com a Resolução nº. 54/2012 (GIRALDI; MÜCKE; CÂNDIDO, [201-?]). A outra é a informação nutricional obrigatória ou usualmente na parte posterior da embalagem e relata sobre calorias, carboidratos, proteínas, gorduras totais saturadas e trans, teor de fibras, sódio, entre outros nutrientes (CELESTE, 2001).

Os órgãos de vigilância devem estar sempre preocupados com o monitoramento da rotulagem e também ter instrumentos legais para promover a fiscalização, a fim de tornar o produto fidedigno à descrição do rótulo (FREITAS; MORETTI, 2006). No Brasil, a Anvisa é o órgão responsável pela regulação da rotulagem de alimentos. As informações que um rótulo deve conter são estabelecidas por meio da Resoluções da Diretoria Colegiada (RDC) nº. 54 (BRASIL, 2012).

No contexto mundial, somente outros países do Mercosul (Argentina, Uruguai, Chile, Bolívia e Paraguai), Estados Unidos, Canadá, Austrália, Israel e Malásia dispõem de legislação semelhante (MONTEIRO, 2001).

De acordo com a RDC nº. 54, de 12 de novembro de 2012, que dispõe sobre o regulamento técnico sobre informação nutricional complementar, no subitem 5.1, o qual trata do conteúdo absoluto de propriedades nutricionais, os alimentos fontes de fibras são aqueles com pelo menos 3 g de fibras em 100 g ou 100 ml de produto final, ou mesmo pelo menos 2,5 g destas por porção do produto. Os alimentos que apresentam a expressão *alto teor* de fibras no rótulo, por sua vez, devem apresentar um mínimo de 6 g destas por 100 g ou 100 ml de produto pronto ou 5 g de fibras por porção deste (BRASIL, 2012).

De acordo com a Anvisa, na tabela nutricional deve ser declarada a quantidade de fibras alimentares e pode vir a alegação de que o produto auxilia o funcionamento do intestino somente se contiver, no mínimo, 3 g de fibra por porção (se tratando de um produto sólido). Além disso, quando a fibra alimentar for apresentada isolada em cápsulas, tabletes, comprimidos, pós e similares, deve constar no rótulo do produto a seguinte frase: "O consumo deste produto deve ser acompanhado da ingestão de líquidos".

Relações das fibras com a saúde

As fibras alimentares têm ocupado uma posição de destaque em razão dos resultados divulgados em estudos científicos, os quais demonstram a sua ação benéfica no organismo e a relação entre a ingestão em quantidades adequadas e a prevenção de doenças (TATE & LYLE, 2008).

A presença de fibra nos alimentos é de grande interesse na área da saúde, já que têm sido relatados numerosos estudos que relacionam o papel da fibra alimentar com a prevenção de certas enfermidades como diverticulite, câncer de cólon, obesidade, problemas cardiovasculares e diabetes (ANDERSON et al., 2000; DERIVI; MENDEZ, 2001; MEYER et al., 2000).

Segundo Viuniski (2003), os benefícios do consumo de fibras são bem conhecidos, dentre eles a melhora das funções intestinais. Mesmo não fornecendo nutrientes para o organismo, elas são essenciais na dieta. Mondini e Monteiro (1995) relatam que a passagem das fibras pelo trato digestivo resulta em diversos efeitos fisiológicos importantes para a saúde. No entanto, nem todas as fibras atuam da mesma forma, compondo fundamentalmente duas categorias, tecnicamente classificadas como: insolúveis e solúveis.

O papel da ingestão das fibras tornou-se mais estudado nos últimos anos (HAUNER et al., 2012; HUR; REICKS, 2012). O consumo adequado de fibras na dieta usual parece reduzir o risco de desenvolvimento de algumas doenças crônicas como: doença arterial coronariana (DAC) (LIU et al., 1999), acidente vascular cerebral (AVC) (STEFFEN et al., 2003), hipertensão arterial (WHELTON et al., 2005), diabetes melito (DM) (MONTONEN et al., 2003) e algumas desordens gastrointestinais (PETRUZZIELLO et al., 2006). Além disso, o aumento na ingestão de fibras melhora os níveis dos lipídeos séricos (BROWN et al., 1999; WILLIAMS; STROBINO, 2008), reduz os níveis de pressão arterial (WHELTON et al., 2005), melhora o controle da glicemia em pacientes com DM (ANDERSON et al., 2004), auxilia na redução do peso corporal (BIRKETVEDT et al., 2005) e, ainda, atua na melhora do sistema imunológico (WATZL; GIRRBACH; ROLLER, 2005).

As fibras conseguem regular o funcionamento intestinal por servirem como matéria-prima para fermentação de bactérias da flora intestinal, então elas regulam o fluxo intestinal por meio do aumento do bolo fecal e aumento da viscosidade, graças à sua capacidade de reter água associada à fermentação pela flora bacteriana. A fermentação de bactérias da flora intestinal também produz vitaminas essenciais para o bom funcionamento do organismo e podem evitar doenças do coração, câncer, diabetes, entre outros. No intestino, as fibras se ligam aos sais biliares e, dessa maneira, reduzem a absorção de gorduras, sendo este o mecanismo pelo qual elas diminuem o colesterol. Elas também fazem com que o estômago demore mais tempo para se esvaziar entre as refeições, causando uma sensação de saciedade e diminuindo o apetite.

As fibras sofrem fermentação colônica, tendo como resultado a formação de ácidos graxos de cadeia curta (acético, propiônico e butírico) e alguns gases (metano, hidrogênio e dióxido de carbono). Os ácidos graxos de cadeia curta estão particularmente envolvidos na regulação da divisão e na morte celular, sustentando o ritmo normal de renovação, essencial para garantir as trocas constantes do epitélio digestivo. Além disso, as fibras, especialmente as solúveis, aumentam a viscosidade do conteúdo entérico, sendo essa viscosidade um dos estímulos para a divisão celular.

Outro importante efeito das fibras no organismo humano se refere à flora bacteriana colônica. As fibras influenciam o crescimento e a composição da flora bacteriana, sendo, por sua vez, as responsáveis pela fermentação e consequente formação dos ácidos graxos de cadeia curta. Assim, sempre que ocorrem mudanças na dieta ingerida, tornam-se necessários diversos dias para a flora se adaptar aos novos substratos e fermentá-los eficientemente. Os ácidos graxos de cadeia curta estão associados com melhor evolução de diversas doenças colônicas, prevenção de translocação bacteriana e regressão de diarreias, em razão do fato de ser fonte de energia para os colonócitos, ter efeitos reguladores na proliferação celular do cólon, aumentar o fluxo sanguíneo no cólon, melhorar a absorção de água e sódio e aumentar a secreção digestiva, incentivando o sistema nervoso e os hormônios do trato digestivo, bem como regulando o trânsito intestinal.

Dentre os inúmeros efeitos das fibras, também se destaca a regulação dos lipídios séricos. As fibras alimentares têm uma grande atuação no sentido de garantir a redução das concentrações do colesterol sérico. O mecanismo responsável por esse efeito hipolipidêmico é a capacidade das fibras em absorver ácidos biliares, o que provoca o aumento do desvio de colesterol endógeno para uma síntese de ácidos biliares. Também se observa um aumento significativo de gordura fecal no consumo de uma dieta rica em fibras, concluindo-se que sua absorção está diminuída.

Uma dieta alimentar rica em fibras também pode reduzir o risco de desenvolver diabetes tipo II, o tipo mais comum do diabetes. No intestino delgado, as fibras alimentares, em particular as insolúveis, aumentam o conteúdo intestinal que age na diminuição do tempo de trânsito intestinal, reduzindo o tempo de contato entre os alimentos e as substâncias indesejáveis (carcinogênicos, por exemplo) com a mucosa do intestino delgado. Com isso, a velocidade de absorção dos nutrientes é diminuída. Isso é especialmente significativo para os diabéticos, visto que uma absorção mais lenta de glicose significa que o nível de glicose no sangue após uma refeição não se eleva muito rápido e a resposta insulínica é reduzida.

Ademais, uma dieta com alto conteúdo de fibras alimentares também pode ajudar na perda de peso. Alimentos com alto teor de fibra geralmente requerem mais tempo de mastigação, dando tempo ao organismo de registrar a saciedade mais precocemente.

As recomendações atuais de ingestão de fibra alimentar na dieta variam de acordo com a idade, o sexo e o consumo energético, sendo a ingestão diária recomendada (IDR) para fibra alimentar de 25 g, considerando uma dieta de 2.000 kcal (BRASIL, 2003).

Por outro lado, é importante também conhecer o tipo de fibra presente em cada alimento, pelo menos quanto a sua solubilidade em água, tendo em vista que, embora haja efeitos fisiológicos relacionados com a fração de fibra total, existem outros, como a redução da colesterolemia e da glicemia, que têm sido mais relacionados com a fração solúvel da fibra (CHERBUT et al., 1997).

Apesar dos diversos benefícios provenientes do consumo de fibras alimentares, vale ressaltar que elas fazem parte de um grupo de compostos que são denominados antinutricionais, pois estes interferem na digestibilidade, absorção ou utilização de outros nutrientes. Dessa maneira, seu consumo deve ser controlado (COUTINHO; GENTIL; TORAL, 2008; COLLETE; ARAÚJO; MADRUGA, 2010; ARAÚJO et al., 2011).

Referências

ANDERSON, J. W. et al. Health benefits of dietary fiber. *Nutrition Reviews*, v. 67, n. 4, p. 188-205, 2009.

ANDERSON, J. W. et al. Carbohydrate and fiber recommendations for individuals with diabetes: a quantitative assessment and meta-analysis of the evidence. *Journal of the American College of Nutrition*, v. 23, n. 1, p. 5-17, 2004.

ANDERSON, J. W. et al. Whole grain foods and heart disease risk. *Journal of the American College of Nutrition*, v. 19, p. 291-299, 2000.

ARAÚJO, W. M. C. et al. *Alquimia dos alimentos*. 2. ed. Brasília, DF: SENAC, 2011.

BIRKETVEDT, G. S. et al. Experiences with three different fiber supplements in weight reduction. *Medical Science Monitor*, v. 11, n. 1, p. 15-18, 2005.

BRASIL. Agência Nacional de Vigilância Sanitária. *Resolução da diretoria colegiada — RDC nº. 54, de 12 de novembro de 2012*. Dispõe sobre o Regulamento Técnico sobre Informação Nutricional Complementar. Brasília, DF, 2012. Disponível em: <http://portal.anvisa.gov.br/documents/%2033880/2568070/rdc0054_12_11_2012.pdf/c5ac23fd-974e-4f2c-9fbc-48f7e0a31864>. Acesso em: 18 nov. 2018.

BRASIL. Agência Nacional de Vigilância Sanitária. *Resolução — RDC nº. 360, de 23 de novembro de 2003*. Brasília, DF, 2003. Disponível em: <http://portal.anvisa.gov.br/documents/33880/2568070/res0360_23_12_2003.pdf/5d4fc713-9c66-4512-b3c1--afee57e7d9bc>. Acesso em: 18 nov. 2018.

BROWN, L. et al. Cholesterol-lowering effects of dietary fiber: a meta-analysis. *American Journal of Clinical Nutrition*, v. 69, n. 1, p. 30-42, 1999.

BUCKERIDGE, M. S.; TINÉ, M. A. S. Composição polissacarídica: estrutura da parede celular e fibra alimentar. In: BUCKERIDGE, M. S.; TINÉ, M. A. S. *Fibra dietética in Iberoamérica*: tecnologia y salud. São Paulo: Sarvier, 2001. p. 27-38.

CELESTE, R. K. Análise comparativa da legislação sobre rótulo alimentício do Brasil, Mercosul, Reino Unido e União Européia. *Saúde Pública da USP*, v. 35, p. 217-223, 2001.

CHERBUT, C. et al. Digestive and metabolic effects of potato and maize fibres in human subjects. *British Journal of Nutrition*, v. 77, n. 1, p. 33-46, 1997.

COLLETE, V. L.; ARAÚJO, C. L.; MADRUGA, S. W. Prevalência e fatores associados à constipação intestinal: um estudo de base populacional em Pelotas, Rio Grande do Sul, Brasil, 2007. *Cadernos de Saúde Pública*, v. 26, n. 7, p. 1391-1402, jul. 2010.

COUTINHO, J. G.; GENTIL, P. C.; TORAL, N. A desnutrição e obesidade no Brasil: o enfrentamento com base na agenda única da nutrição. *Cadernos de Saúde Pública*, v. 24, n. 2, p. 332-340, 2008.

COPPINI, L. Z. et al. Fibras alimentares e ácidos graxos de cadeia curta. In: WAITZBERG, D. L. *Nutrição oral, enteral e parenteral na prática clínica*. 3. ed. São Paulo: Atheneu, 2004. p. 79-94.

DERIVI, S. C. N.; MENDEZ, M. H. M. Uma visão retrospectiva da fibra e doenças cardiovasculares. In: LAJOLO, F. M. et al. (Ed.). *Fibra dietética en iberoamérica*: tecnología y salud. São Paulo: Livraria Varela, 2001. p. 411-430.

DEVRIES, J. W. On defining dietary fibre. *Proceedings of the Nutrition Society*, v. 46, n. 3, p. 112-129, 2003.

DREHER, M. *Food sources and uses of dietary fiber*: complex carbohydrates in foods. New York: Marcel Dekker, 1999.

FILISETTI, T. M. C. C.; LOBO, A. R. Fibra alimentar e seu efeito na biodisponibilidade de minerais. IN: COZZOLINO, S. M. F. *Biodisponibilidade de nutrientes*. Barueri, SP: Manole, 2005. p. 174-212.

FREITAS, S. C. et al. *Coletânea de métodos analíticos para determinação de fibra*. Rio de Janeiro: Embrapa Agroindústria de Alimentos, 2011.

FREITAS, D. G.; MORETTI, R. H. Caracterização e avaliação sensorial de barras de cereais funcional de alto teor proteico e vitamínico. *Revista Ciência Tecnologia de Alimentos*, v. 26, n. 2, p. 318-324, 2006.

GIRALDI, C.; MÜCKE, N.; CÂNDIDO, L. M. B. *Informação nutricional complementar*: estudo comparativo entre a resolução n°. 54 de 12 de novembro de 2012 e a portaria n°. 27. [201-?]. Disponível em: <http://www.ital.sp.gov.br/tecnolat/anais/tl230513/Arquivos/GIRALDI.pdf>. Acesso em: 18 nov. 2018.

HAUNER, H. et al. Evidence-based guideline of the German Nutrition Society: carbohydrate intake and prevention of nutrition-related diseases. *Annals of Nutrition and Metabolism*, v. 60, supl. 1, p. 1-58, 2012.

HOWLETT, J. F. et al. The definition of dietary fiber — discussions at the Ninth Vahouny Fiber Symposium: building scientific agreement. *Food & Nutrition Research*, v. 54, p. 5750, 2010.

HUR, I. Y.; REICKS, M. Relationship between whole-grain intake, chronic disease risk indicators, and weight status among adolescents in the National Health and Nutrition Examination Survey, 1999-2004. *Journal of the American Dietetic Association*, v. 12, n. 1, p. 46-55, 2012.

LIU, S. et al. Whole-grain consumption and risk of coronary heart disease: results from the Nurses' Health study. *American Journal of Clinical Nutrition*, v. 70, n. 3, p. 412-419, 1999.

MEYER, K. A. et al. Carbohydrates, dietary fiber, and incident type 2 diabetes in older women. *American Journal of Clinical Nutrition*, v. 71, n. 4, p. 921-930, 2000.

MONDINI, L.; MONTEIRO, C. *Mudanças no padrão de alimentação*. São Paulo: Hucitec, 1995.

MONTEIRO, R. A. *Propostas de estratégias de consumo saudável para o Brasil*. Brasília, DF: Departamento de Políticas de Alimentação e Nutrição do Ministério da Saúde, 2001. Relatório.

MONTONEN, J. et al. Whole-grain and fiber intake and the incidence of type 2 diabetes. *American Journal of Clinical Nutrition*, v. 77, n. 3, p. 622-629, 2003.

NING, L.; VILLOTA, R.; ARTZ, W. E. Modification of corn fiber through chemical treatments in combination with twin-screw extrusion. *Cereal Chemisty*, v. 68, p. 632-636, 1991.

PAPATHANASOPOULOS, A.; CAMILLERI, M. Dietary fiber supplements effects in obesity and metabolic syndrome and relationship to gastrointestinal functions. *Gastroenterology*, v. 138, p. 65-72, 2010.

PETRUZZIELLO, L. et al. Review article: uncomplicated diverticular disease of the colon. *Alimentary Pharmacology & Therapeutics*, v. 23, n. 10, p. 1379-1391, 2006.

SILVA, R.; FRANCO, C. M. L.; GOMES, E. Pectinases, hemicelulases e celuloses, ação, produção e aplicação no processo de alimentos. *Boletim SBCTA*, v. 31, n. 2, p. 249-260, 1997.

STEFFEN, L. M. et al. Associations of whole-grain, refined grain, and fruit and vegetable consumption with risks of all-cause mortality and incident coronary artery disease and ischemic stroke: the Atherosclerosis Risk in Communities (ARIC) Study. *American Journal of Clinical Nutrition*, v. 78, n. 3, p. 383-390, 2003.

TATE & LYLE. Dossiê: fibras alimentares. *Food Ingredients Brasil*, n. 3, 2008. Disponível em: <http://www.revista-fi.com/materias/63.pdf>. Acesso em: 18 nov. 2018.

WATZL, B.; GIRRBACH, S.; ROLLER, M. Inulin, oligofructose and immunomodulation. *British Journal Nutrition*, v. 93, supl. 1, p. S49-S55, 2005.

WHELTON, S. P. et al. Effect of dietary fiber intake on blood pressure: a meta-analysis of randomized, controlled clinical trials. *Journal of Hypertension*, v. 23, n. 3, p. 475-481, 2005.

WILLIAMS, C. L.; STROBINO, B. A. Childhood diet, overweight, and CVD risk factors: the Healthy Start project. *Preventive Cardiology*, v. 11, n. 1, p. 11-20, 2008.

Açúcares, mel e adoçante

Objetivos de aprendizagem

Ao final deste texto, você deve apresentar os seguintes aprendizados:

- Descrever os diferentes tipos de açúcares, mel e adoçantes.
- Identificar os diferentes métodos de análise da composição química desses produtos.
- Avaliar os resultados obtidos pelos métodos químicos de análise da composição química.

Introdução

O *açúcar* é um termo genérico para carboidratos simples cristalizados comestíveis, principalmente sacarose, obtido a partir da cana-de-açúcar ou da beterraba. O mel é considerado um fluido viscoso, aromático e doce elaborado a partir do néctar das flores e de secreções de partes vivas de determinadas plantas. Já os adoçantes são os produtos que tem por finalidade conferir o sabor doce aos alimentos e às bebidas, em substituição à sacarose.

Existem diversos tipos de açúcares, mel e adoçantes que podem ser analisados por diferentes métodos analíticos capazes de identificar e quantificar a presença desses compostos em alimentos. Neste capítulo, você vai conhecer os principais tipos de açúcares, mel e adoçantes, os principais métodos utilizados para análise desses compostos e suas estruturas químicas.

Diferentes tipos de açúcares, mel e adoçantes

Açúcar

De acordo com Castro (2013), o açúcar é produzido por todos os vegetais clorofilados, por meio de um processo conhecido como fotossíntese. A composição básica do açúcar comercial comum é a sacarose ($C_{12}H_{24}O_{12}$), que é um dissacarídeo formado por uma molécula de glicose e outra de frutose.

As matérias-primas empregadas para produção de açúcar industrial são a cana-de-açúcar e a beterraba. O açúcar de beterraba é muito comum nas regiões mais frias do planeta.

O açúcar refinado produzido industrialmente é uma das substâncias mais puras que se conhece, aproximadamente 99,96% de sacarose, e isso se deve principalmente ao desenvolvimento e aperfeiçoamento dos processos de refinação provocados pela engenharia química aplicada à indústria.

No Brasil, os dois tipos de açúcar mais fabricados em escala industrial são o açúcar cristal branco e o açúcar demerara. O açúcar cristal branco caracteriza-se por ser um açúcar de alta polarização (99,3 °S a 99,9 °S). O processo utilizado na sua produção utiliza um sistema de clarificação mais eficiente do que o empregado para a produção do açúcar demerara (MACHADO, 2012).

A diferença básica entre os dois processos situa-se na fase de clarificação do caldo. Para o açúcar demerara, a clarificação é realizada empregando-se apenas leite de cal, enquanto para o açúcar cristal branco, são empregados leite de cal e anidrido sulfuroso. Além do açúcar cristal branco e o demerara, vários tipos de açúcar são encontrados no mercado, tanto na forma sólida como na forma líquida.

O açúcar sólido é um composto orgânico cuja denominação química é sacarose. Ele pode ser produzido na forma cristal ou refinado. O açúcar líquido trata-se de um produto com o mesmo perfil de sabor e poder adoçante do açúcar sólido comum, sendo, por esses motivos, altamente requisitado pelas indústrias produtoras de bebidas carbonatadas.

Tipos de açúcares sólidos:

- **Açúcar refinado granulado:** puro, sem corantes, com baixo teor de umidade ou empedramento, com cristais bem definidos e granulometria homogênea. É mais usado na indústria farmacêutica, em confeitos, xaropes de alta transparência e misturas secas. Características: pureza elevada, granulometria uniforme (final, média ou grossa) e muitíssimo branco.
- **Açúcar cristal:** açúcar em forma cristalina produzido sem refino. É muito utilizado na indústria alimentícia para confecção de bebidas, biscoitos e confeitos, dentre outros.
- **Açúcar demerara:** produto de cor escura, que não passou pelo refino. Os cristais contêm melaço e mel residual da própria cana-de-açúcar. Com textura firme, não se dissolve facilmente.

- **Açúcar branco (tipo exportação):** há dois tipos para exportação, o branco para consumo humano direto, com baixa cor e sem refino, e o branco para reprocessamento no destino, usina, sem refino e com cor mais escura.
- **Açúcar mascavo:** úmido e de cor amarronzada, não passa pelo processo de branqueamento, cristalização e refino. Tem sabor mais forte, assim como o melaço, semelhante ao da rapadura. É utilizado para a produção de pães, bolos, biscoitos integrais e granolas.
- **Açúcar orgânico:** açúcar de granulação uniforme, produzido sem qualquer aditivo químico tanto na fase agrícola como na industrial, disponível nas versões clara e dourada (visualmente similar ao demerara). Segue padrões internacionais e certificação por órgãos competentes.
- **Açúcar refinado amorfo:** é o mais utilizado no consumo doméstico, por sua brancura, granulometria fina e dissolução rápida, sendo usado na confecção de bolos, confeitos, caldas transparentes e incolores e misturas sólidas de dissolução instantânea
- **Açúcar *very high polarization* (VHP):** o açúcar VHP é o tipo mais exportado pelo Brasil. É mais claro que o demerara e apresenta cristais amarelados. No seu branqueamento, não há a utilização de anidrido sulfuroso.
- **Açúcar de confeiteiro:** tem grânulos bem finos, mais que o refinado, e é cristalino. É destinado à indústria alimentícia, sendo muito utilizado no preparo de bolos, glacês, coberturas, suspiros, etc.
- **Açúcar *light*:** é constituído pela mistura de açúcar refinado e edulcorantes. Tem proporcionalmente menor conteúdo calórico e maior poder adoçante do que o açúcar refinado.
- **Açúcar colorido:** é elaborado a partir de dois tipos de açúcares: cristal e granulado. É adicionado de corantes alimentícios para obtenção de diferentes cores.

Tipos de açúcares líquidos:

- **Xarope de açúcar invertido:** o açúcar líquido invertido é um adoçante natural constituído pela mistura de glicose, frutose e sacarose. Pode ser produzido a partir de inversão ácida, inversão enzimática e inversão catiônica (resinas). Apresenta-se na forma líquida em uma solução límpida e ligeiramente amarelada, com odor e sabor característicos e com alto poder adoçante. Em geral, tem concentração de 76 a 78% de açúcar sólido diluído (Brix). Tem um alto grau de resistência à contaminação

microbiológica. De poder umectante e anticristalizante, é utilizado na indústria alimentícia principalmente para a produção de bebidas.
- **Xarope simples ou açúcar líquido:** o açúcar líquido é um adoçante natural de sacarose apresentado na forma líquida em uma solução inodora, límpida e cristalina, obtido pela dissolução de açúcar sólido em água, com posterior purificação e descoloração, o que garante a esse produto alta transparência e limpidez. É usado pela indústria farmacêutica e alimentícia, aplicado onde a ausência de cor é essencial, como bebidas claras, balas e outros confeitos. Em geral, tem concentração de 66,7 a 67,3% de sólidos de açúcar solúveis em água (Brix). (MACHADO, 2012).

Mel

Segundo o Ministério da Agricultura Pecuária e Abastecimento (MAPA), mel é o produto alimentício produzido pelas abelhas melíferas, a partir do néctar das flores ou das secreções procedentes de partes vivas das plantas ou de excreções de insetos sugadores de plantas que ficam sobre partes vivas de plantas, que as abelhas recolhem, transformam, combinam com substâncias específicas próprias, armazenam e deixam madurar nos favos da colmeia.

O mel é classificado de acordo com as plantas utilizadas na sua elaboração. Portanto, este pode ser monofloral, ou seja, produzido a partir do néctar de uma única flor, ou polifloral, ou seja, produzido a partir do néctar de diversas espécies florais. Na hora de fazer o rótulo do mel, citando a origem botânica, é necessário que essa planta esteja em pelo menos 80% de dominância no mel.

Tipos de mel

No Brasil, existem muitas variedades do produto. Mas são 12 os tipos de méis que se destacam por sua peculiaridade. Alguns deles são raros e difíceis de encontrar no mercado convencional.

Segundo Cristiano Menezes, pesquisador da Embrapa Amazônia Oriental e conselheiro da Associação Brasileira de Estudo das Abelhas (ASSOCIAÇÃO BRASILEIRA DE ESTUDOS DAS ABELHAS, 2017, documento on-line), embora o número seja maior, são 12 os tipos de méis que mais se destacam por sua peculiaridade. "Eles possuem características distintas e mudam de acordo com a planta de onde é extraído o néctar, a localização geográfica dessas vegetações e das espécies de abelha produtoras. Sendo assim, o mel pode apresentar consistências, sabores e cores diferentes".

Basicamente, eles se dividem em duas categorias: os produzidos pelas abelhas Apis e os produzidos pelas abelhas sem ferrão.

Mel da abelha Apis melífera

O mel é consistente, pois tem em torno de 80% de açúcares ou mais. Geralmente as abelhas africanizadas (*Apis mellifera*) são transportadas para áreas específicas durante floradas intensas de uma espécie de planta e assim visitam praticamente um único tipo de flor. Portanto, a característica do mel produzido, nesse caso, depende da planta visitada pela abelha.

- **Laranjeira:** mel claro, muito valorizado pelos consumidores brasileiros em razão do aroma e da coloração, predominantemente produzido em São Paulo e Minas Gerais.
- **Eucalipto:** mel relativamente escuro, rico em minerais, geralmente utilizado como expectorante. Produzido nas regiões Sul e Sudeste.
- **Cipó-uva:** mel transparente que costuma agradar os consumidores por sua coloração e seu aroma, predominantemente produzido em áreas de Cerrado, em Minas Gerais.
- **Bracatinga:** mel não floral, ou melato, produzido a partir de cochonilhas, insetos sugadores que secretam um líquido açucarado no tronco da Bracatinga, árvore nativa das regiões mais frias do Sul do Brasil. Sabor muito autêntico e peculiar, muito escuro e rico em minerais. É possível produzir mel das flores também, geralmente com sabor bem amargo.

Mel das abelhas sem ferrão

Mel mais fluido porque, em geral, tem 70% de açúcares. As abelhas sem ferrão costumam visitar diversos tipos de plantas ao mesmo tempo, por isso, a característica do mel é influenciada mais pelo tipo de abelha produtora do que pela espécie de planta visitada.

- **Uruçu:** mel claro e amarelado, levemente ácido, produzido no Nordeste brasileiro.
- **Mandaçaia:** mel claro, às vezes transparente, não ácido, com sabor característico do material de construção usado nas colônias, produzido no Sul e no Sudeste.
- **Jataí:** mel claro, levemente ácido, muito usado na cultura popular por suas propriedades medicinais, produzido no Brasil todo.

- **Uruçu-amarela:** mel muito ácido, produzido no Pará, considerado o melhor mel do Brasil no concurso de mel organizado pela Ame-Rio.
- **Tiúba ou uruçu cinzenta:** mel muito doce, geralmente transparente, produzido no Maranhã e no Pará.
- **Borá:** mel bastante peculiar, pois é levemente salgado e tem aroma que lembra o sabor de queijo, sendo ótimo para temperar saladas. Produzido na região Sudeste.
- **Jandaíra:** mel levemente ácido, usado na cultura nordestina como produto medicinal, produzido na região do Semiárido do Rio Grande do Norte.
- **Mandaguari:** mel levemente amargo e mais viscoso, produzido no Sul e no Sudeste (ASSOCIAÇÃO BRASILEIRA DE ESTUDOS DAS ABELHAS, 2017).

Adoçantes

Os adoçantes são aditivos alimentares de sabor extremamente doce, utilizados em alimentos e bebidas industrializados com o objetivo de substituir total ou parcialmente o açúcar.

De acordo com Torloni et al. (2007), os adoçantes são substitutos naturais ou artificiais do açúcar que conferem o sabor doce com menor número de calorias por grama. Os adoçantes são compostos por substâncias edulcorantes (que adoçam) e por um agente de corpo, que confere boa aparência, textura e durabilidade ao produto final. São classificados em dois grupos conforme a origem: os naturais e os artificiais.

Segundo Ortolani et al. (2008), as substâncias naturais são normalmente extraídas de frutas e vegetais e os artificiais são produzidos em laboratório. Ou, ainda, são classificados de acordo com o valor nutricional: em nutritivos, os quais fornecem energia e textura aos alimentos, e não nutritivos, sendo aqueles que têm elevado poder de doçura e não têm calorias, com exceção do aspartame, que, embora tenha calorias, seu elevado poder de doçura as torna desprezíveis.

Tipos de adoçantes

Existem vários tipos de adoçantes utilizados com a finalidade de conferir sabor doce em substituição ao açúcar. Esses produtos diferenciam-se entre si em razão da fonte de extração e dos processos de obtenção.

Considerando a forma de obtenção, os adoçantes podem ser classificados como naturais (esteviosídeo, sorbitol, manitol e sucralose) e artificiais (sacarina, aspartame, ciclamato e acessulfame-K).

- **Esteviosídeo:** é produzido com as folhas de uma planta conhecida como *Stevia*, encontrada em alguns lugares da América do Sul. Seus testes foram realizados em 2008 e a Organização Mundial da Saúde (OMS) reconhece seu uso. Pode ser utilizado como adoçante de uso geral e como substituto do açúcar para produtos assados.
- **Sorbitol:** pertence à categoria dos polialcoóis (forma alcoólica da sacarose). Está presente em várias frutas e apresenta poder edulcorante relativo com valor calórico equivalente ao da sacarose. Utilizado em geleias, gomas de mascar, balas e panetones.
- **Manitol:** pertence à categoria dos polialcoóis (forma alcoólica da manose). Está presente em várias frutas e apresenta poder edulcorante relativo com valor calórico equivalente ao da sacarose. Utilizado em gomas de mascar e balas.
- **Sucralose:** foi aprovada para utilização como adoçante de uso geral em 1999, sob algumas condições de uso. É encontrada em alimentos como: produtos de padaria, bebidas, chicletes, gelatinas e sobremesas congeladas à base de leite. É um substituto do açúcar para produtos assados.
- **Sacarina:** foi descoberta em 1879. Está aprovada para utilização em produtos industrializados e como adoçante de uso geral. Pode ser utilizada também em preparações assadas.
- **Aspartame:** foi aprovado em 1981. Atualmente seu uso está liberado como adoçante de uso geral, mas não deve ser utilizado para alimentos que necessitem ser assados. Não pode ser utilizado por pessoas que contenham fenilcetonúria, pois um de seus componentes é a fenilalanina.
- **Ciclamato:** ciclamato foi um dos primeiros adoçantes descobertos, sendo que a sua aprovação também contou com a análise de inúmeros estudos científicos. Hoje, seu consumo é permitido em mais de 50 países. Pode ser utilizado como substituto do açúcar e para utilização em produtos assados.
- **Acessulfame de potássio (acessulfame-K):** foi aprovado pela primeira vez em 1988. Geralmente aparece nos rótulos dos alimentos como: acessulfame-K, acessulfame de potássio ou ace-K. Em 2003, foi aprovado como adoçante de uso geral e intensificador de sabor em alimentos,

sob algumas condições de uso. Pode ser utilizado como substituto do açúcar em produtos assados.

Métodos de análise de açúcares, mel e adoçantes

Análise de açúcares

A análise dos açúcares nos alimentos tem alta importância no controle de qualidade dos produtos finais. Os açúcares são classificados como carboidratos, tendo subclassificações de acordos com suas características químicas. Bruice (2014) esclarece que os carboidratos são classificados de duas formas: os carboidratos simples, que são os monossacarídeos, e os carboidratos complexos, que são compostos por dois ou mais monossacarídeos ligados entre si. Os complexos que têm apenas dois monossacarídeos ligados entre si são classificados como dissacarídeos. Entre 3 a 10 monossacarídeos ligados entre si, classificam-se como oligossacarídeos, acima disso, os carboidratos complexos são classificados como polissacarídeos.

Dentre os carboidratos classificados como monossacarídeos, encontram-se principalmente a glicose, a frutose e a galactose. A sacarose, a maltose e a lactose são exemplos de dissacarídeos e o amido é um exemplo de polissacarídeo (BRUICE, 2014). A sacarose, açúcar proveniente da cana-de-açúcar, é composta por uma molécula de glicose ligada a uma molécula de frutose, ambos monossacarídeos (BRUICE, 2014).

Existem diversos métodos analíticos capazes de identificar e quantificar a presença de açúcares em alimentos, sendo os principais deles:

- **Refratometria:** é a técnica mais difundida e aplicada no controle industrial na determinação quantitativa e qualitativa de açúcares, segundo Caldas et al. (2015). É um método indireto, físico, não seletivo que determina a concentração de sólidos solúveis totais e, por isso, não faz nenhuma distinção entre os tipos de açúcares presentes e suas concentrações.
- **Espectrofotometria:** ao contrário da refratometria, métodos espectrofotométricos permitem a determinação não somente de açúcares totais, mas é possível distinguir os açúcares redutores (AR) dos não redutores (ANR). As técnicas de espectrofotometria também são denominadas de

técnicas colorimétricas. A diferença entre elas está baseada nos reagentes utilizados, já que todas podem ser feitas pelo mesmo espectrofotômetro.
- **Análise titulométrica:** na aplicação da titulometria à determinação de açúcares, a amostra contendo açúcares redutores é o agente titulante. Os métodos titulométricos são mais grosseiros do que os demais utilizados para determinação de AR e, por isso, são mais inexatos.
- **Cromatografia líquida de alta eficiência (CLAE):** a cromatografia é um processo mais complexo e preciso do que as metodologias que envolvem refratometria, espectrofotometria e titulometria. Seu diferencial é a seletividade em relação aos diferentes monossacarídeos e dissacarídeos que são quantificados simultaneamente em uma única análise. A CLAE é uma técnica popularmente empregada na análise simultânea de diferentes açúcares, como a glicose, a frutose e a sacarose.
- **Polarimetria:** na indústria de alimentos, é possível quantificar sacarose, glicose e frutose em soluções pela polarimetria, que é utilizada no controle de qualidade de produtos. De acordo com Rodrigues et al. (2000), as técnicas de polarimetria e refratometria são comumente usadas no setor de produção de cana-de-açúcar, que tem grande extensão no Brasil. Na indústria canavieira, deseja-se sempre o mais elevado teor de sacarose na cana-de-açúcar, pois isso determina a pureza da cana para posterior processamento, e o mesmo é válido para a produção de beterraba.

Análise de mel

O mel é uma solução aquosa concentrada de açúcares, geralmente com predominância de frutose e glucose, e de pequenas quantidades de dextrinas, enzimas, ceras, óleos voláteis, ácidos orgânicos, éteres, substâncias gomosas, albuminoides e minerais. A principal forma de falsificação do mel é pela adição de açúcar comercial, glucose e dextrinas. Além disso, pode ocorrer no comércio mel artificial, que é constituído por açúcar com adição de substâncias aromáticas e/ou de mel natural. A análise do mel tem por finalidade descobrir se o produto é genuíno, artificial ou falsificado.

Os métodos de análise que permitem detectar as adulterações, determinar o estado de conservação ou submissão a processos de aquecimento baseiam-se essencialmente em determinações usuais, tais como hidroximetilfurfural (HMF), atividade diastásica, acidez total e reações de Lund e Fiehe.

HMF: é formado pela reação de desidratação das hexoses em presença de ácidos. O teor de HMF é utilizado para avaliar a qualidade do mel, pois o mel fresco não contém concentrações de HMF e aumenta o teor durante o seu armazenamento ou acondicionamento (ZAPPALÁ et al., 2005), ou, ainda, com a elevação da temperatura, para diminuir a viscosidade e/ou crescimento de microrganismos indesejáveis. O HMF pode ser uma indicação de alteração das propriedades químicas e organolépticas ou tensão elevada de calor do material contendo açúcar. O aquecimento é essencial nas diversas fases de extração e manipulação do mel, porém, o calor excessivo é prejudicial, conduzindo a produção de HMF, o qual provoca escurecimento, gerando menor qualidade do produto. As temperaturas em torno de 71 a 77°C servem para destruir a maior parte das leveduras osmofílicas presentes, porém modificam a cor do mel e reduzem a cristalização (SCHWEITZER, 2001). O HMF é um indicador de qualidade no mel, quando seu teor está elevado, indica uma queda no seu valor nutritivo, pela destruição, por meio de aquecimento, de algumas vitaminas e enzimas que são termolábeis (VERÍSSIMO, 1991; RÊGO; XIMENES; CAREIRO, 2002).

O limite estabelecido pela legislação brasileira para HMF em méis é de 60 mg.kg-1 (BRASIL, 2000). A recomendação do Codex Alimentarius prevê uma taxa máxima de 80 mg.kg-1 de HMF para méis provenientes de países tropicais, pois nos países quentes o teor de HMF do mel tende a aumentar mais rapidamente durante o armazenamento (BOGDANOV; MARTIN; LÜLLMANN, 1997).

A maioria das análises de HMF em alimentos utiliza técnicas espectrofotométricas (WHITE JR., 1979; WINKLER, 1955) e cromatografia líquida com detector ultravioleta (FERRER et al., 2002; MENDES et al., 1998; VIÑAS; CAMPILLO; CÓRDOBA, 1992; ZAPPALÀ et al., 2005), que permite a análise simultânea de outros compostos (NOZAL et al., 2001).

Existem três métodos oficiais recomendados pela International Honey Commission (BOGDANOV, 1999, 2002) e pela European Honey Commission (BOGDANOV; MARTIN; LÜLLMANN, 1997) para a determinação de HMF em méis: dois métodos espectrofotométricos (WHITE JR., 1979; WINKLER, 1955) usados em análises de rotina, e um por cromatografia líquida de alta eficiência (CLAE) (JEURING; KUPPERS, 1980). A metodologia indicada pela legislação brasileira (BRASIL, 2000) consiste na verificação do HMF utilizando-se método espectrofotométrico a 284 a 336 nm, conforme o método 980.23 da AOAC (ASSOCIATION OF OFFICIAL ANALYTICAL CHEMISTS, 1998).

Atividade diastásica: a diastase (a-amilase) é uma das enzimas presentes no mel, formada principalmente pelas glândulas hipofaringeanas das abelhas, sendo encontrada também, em baixa proporção, nos grãos de pólen. Sua função é digerir a molécula de amido, estando, possivelmente, envolvida na digestão do pólen. Existe uma perfeita correlação entre a quantidade de pólen no mel e a atividade da diastase. Sua relevância principal para o mel é que essa enzima apresenta maior sensibilidade ao calor que a enzima invertase (responsável pela transformação da sacarose em glicose e frutose), sendo recomendada para avaliar a qualidade do mel.

A determinação da atividade diastásica é um parâmetro utilizado em conjunto com outras análises para avaliar a identidade e a qualidade do mel. A diastase é uma enzima relativamente sensível ao calor, e a ausência total ou parcial de sua atividade é indicativa de superaquecimento ou de um longo armazenamento do mel em más condições de temperatura (SANTOS; MALASPINA; PALMA, 2003) ou até de adulteração (fraude). As legislações brasileira e internacional recomendam que o mel não sofra aquecimento, uma vez que as suas enzimas perdem a atividade quando ele é aquecido acima de 70°C (PEREIRA et al., 1983).

Na determinação da atividade diastásica, em tubos de ensaio, mistura-se 5 mL de solução de mel a 20% mais 5 mL de água destilada e 1 mL de solução de amido 1%. Incuba-se em banho-maria a 45°C por 1 hora exatamente e, então, acrescenta-se 1 mL da solução de lugol. O teste deve ser positivo, formando-se uma coloração parda clara, indicando que o mel é legítimo e que tem atividade diastásica. Caso contrário, adquirindo cor azul, representa um mel sem atividade diastásica, pois mel artificial não hidrolisa o amido.

Acidez total: a acidez do mel, para além de contribuir para o seu sabor, também é responsável por conferir estabilidade, impedindo a degradação microbiana e, assim, influenciar a sua conservação. Este parâmetro depende de vários fatores, destacando-se a origem floral (KÜÇÜK et al., 2007) e a época de colheita (OJEDA DE RODRIGUEZ et al., 2004). Estudos sobre a acidez no mel e o seu pH indicam que este está compreendido entre 3,5 e 4,5 (BOGDANOV; RUOFF; ODDO, 2004).

A acidez no mel é proveniente da variação dos ácidos orgânicos, em que a enzima glicose-oxidase, ao agir sobre a glicose, origina o ácido glicônico. Essa enzima mantém sua ação mesmo após processamento e armazenamento, portanto, esses ácidos permanecem dissolvidos na solução aquosa do mel e produzem íons de hidrogênio que promovem a acidez, sendo possível indicar as condições de armazenamento e fermentação (SILVA; QUEIROZ; FIGUEI-

REDO, 2004). Valores elevados de acidez são indicativos de fase adiantada de fermentação no mel.

A acidez total é conseguida por meio da determinação da acidez livre e da acidez lactônica. O teor de acidez livre pode ser determinado pelo método titulométrico que se fundamenta na neutralização por solução de NaOH 0,05N até a solução atingir um pH de 8,5. Em seguida, aplica-se a fórmula: Acidez livre = (mL de NaOH 0,05N utilizados na bureta — mL branco) x 50. Para o cálculo da acidez lactônica, após a solução alcançar o pH de 8,5, imediatamente pipeta-se 10 mL de hidróxido de sódio 0,05N e, utilizando ácido clorídrico (HCl) 0,05N, deve-se fazer uma titulação de retorno até pH 8,3 com a ajuda de uma bureta. Acidez lactônica = (10,00 — mL de HCl 0,05N utilizados na bureta) x 50; Acidez total = acidez livre + acidez lactônica.

Reações de Fiehe: a reação qualitativa de Fiehe indica a presença de açúcar comum, uma adulteração do mel, ou o aquecimento acima de 40% do produto, o que pode eliminar algumas de suas propriedades nutritivas.

A reação de Fiehe baseia-se numa reação colorimétrica qualitativa, cujo resultado positivo exibe uma coloração vermelha em razão da reação com resorcina em meio ácido (INSTITUTO ADOLFO LUTZ, 2008).

Reações de Lund: a reação de Lund baseia-se na determinação de substâncias albuminoides precipitáveis (componentes normais no mel) e que são precipitados pelo ácido tânico. Na presença de mel natural, esse precipitado forma um depósito, no entanto, a reação não ocorre em mel artificial e, no caso de mel adulterado, o volume do precipitado aparecerá em menor quantidade. Essa reação é considerada positiva quando o precipitado variar de 0,6 a 3,0 mL no fundo da proveta (INSTITUTO ADOLFO LUTZ, 2008).

Análise de adoçantes

De modo a assegurar a segurança do consumidor, é, não só necessário, mas essencial controlar o conteúdo de edulcorantes nos alimentos. A utilização de métodos analíticos baseados em diferentes princípios de aplicação estão disponíveis para a obtenção de informação do conteúdo dos alimentos, permitindo verificar se os limites máximos de utilização definidos por lei são cumpridos (WASIK; MCCOURT; BUCHGRABER, 2007).

De acordo com Zygler Wasik e Namieśnik (2009) e Wasik, Mccourt e Buchgraber (2007) o processo de desenvolvimento de um determinado método analítico para a determinação de adoçantes depende de uma série de fatores, nomeadamente do tempo e equipamento disponível, da complexidade da matriz alimentar para a qual se pretende aplicar o método, se é pretendido determinar esse edulcorante individualmente ou em simultâneo com outros edulcorantes intensos e se o desenvolvimento do método faz parte de um programa de investigação ou se tem por objetivo ser utilizado em análises de controlo de qualidade de rotina num laboratório.

Embora exista necessidade de desenvolver métodos analíticos para a determinação simultânea de vários edulcorantes intensos presentes em combinações nas mais variadas matrizes alimentares, a maioria dos métodos disponíveis são específicos para cada tipo de edulcorante. Os edulcorantes com décadas de história como o ciclamato podem ser determinados por todas as técnicas analíticas atualmente disponíveis (ZYGLER; WASIK; NAMIEŚNIK, 2009).

De todos os métodos disponíveis e aplicados para a determinação de adoçantes, em diferentes matrizes alimentares, os métodos cromatográficos têm sido alvo de elevado destaque científico, principalmente o método de cromatografia líquida de alta resolução (HPLC) (KOKOTOU et al., 2000).

Embora vários métodos de HPLC tenham sido desenvolvidos, apenas os que utilizam detectores de MS permitem a identificação e a quantificação de múltiplos edulcorantes (até 7 ou 9). No entanto, necessitam de equipamentos mais caros e de analistas com elevada especialização nesse tipo de metodologias, podendo tornar a sua aplicação inviável ou pouco atrativa em análises de rotina na indústria alimentar (ZYGLER; WASIK; NAMIEŚNIK, 2009; ZYGLER et al., 2011).

Para além dos métodos de HPLC, têm sido desenvolvidos outros métodos com o mesmo objetivo. Alguns métodos cromatográficos, como é o caso da cromatografia iônica, de camada fina e gasosa, têm sido desenvolvidos com sucesso (ZYGLER; WASIK; NAMIEŚNIK, 2009). A aplicação da cromatografia iônica tem se apresentado, em alguns casos, superior ao HPLC, em razão do seu elevado poder de separação, reduzido tempo de análise e baixo consumo de solventes (ZHU et al., 2005). A cromatografia de camada fina requer equipamento simples, flexíveis e de baixo custo (BARANOWSKA; ZYDRON; SZCZEPANIAK, 2004).

Devido ao fato de permitirem obter resultados em tempo mínimo, os métodos de análise por injeção em fluxo (FIA) (ROCHA et al., 2005), eletroquímicos (MEDEIROS et al., 2008) e espectroscópicos (ARMENTA; GARRIGUES; GUARDIA, 2004) têm sido utilizados. Os métodos de FIA apresentam-se muito úteis em análises automatizadas, especialmente quando apenas se pretende determinar um ou dois edulcorantes num grande número de amostras de forma contínua. As técnicas eletroquímicas permitiram de forma versátil a determinação de vários edulcorantes diretamente das amostras. Os métodos de separação espectroscópicos têm igualmente sido utilizados, maioritariamente com detecção UV (ZYGLER; WASIK; NAMIEŚNIK, 2009).

Não obstante o fato de esses métodos constituírem uma alternativa viável e com potencial de desenvolvimento, os métodos com base na utilização de HPLC têm apresentado predominância na determinação de ciclamato e outros edulcorantes em alimentos e bebidas nos últimos anos (KOKOTOU et al., 2000). A grande variedade de colunas cromatográficas com diferentes mecanismos de separação e a diversidade de detectores que podem ser utilizados tornam a aplicação dessa tecnologia universal. Os métodos analíticos com recurso da tecnologia de HPLC têm boa capacidade para identificar múltiplos analitos, boa compatibilidade com as propriedades físico-químicas dos edulcorantes e oferecem elevada sensibilidade e robustez (HERRMANN; DAMAWANDI; WAGMANN, 1983). Evitam sobrestimações do teor do edulcorante na amostra, o que pode ocorrer em alguns métodos menos específicos (KOKOTOU et al., 2000). Em alguns casos, reduz a complexidade do pré-tratamento das amostras e permite realizar a detecção e quantificação de analitos em concentrações muito baixas, o que sucede no caso dos edulcorantes na maioria das matrizes alimentares (KOKOTOU et al., 2000, ZYGLER; WASIK; NAMIEŚNIK, 2009). Essas vantagens têm justificado a predominância do desenvolvimento de métodos para a determinação de ciclamato e outros edulcorantes com base em métodos de HPLC (ZYGLER; WASIK; NAMIEŚNIK, 2009).

Analise da composição química de açúcares, mel e adoçantes

Composição química de açúcares

A composição nutricional e as características sensoriais dos açucares variam de acordo com alguns atributos inerentes ao sistema de produção, tais como: condições de crescimento, estação do ano, entre outros, mas essa variável também pode ser afetada pelo transporte e pela estocagem.

Quimicamente, os açúcares são enquadrados na classe dos carboidratos ou hidratos de carbono, com fórmula molecular $(CH2O)n$. Eles são encontrados na forma de monossacarídeos, dissacarídeos ou polissacarídeos. O carboidrato encontrado em maior proporção no açúcar é a sacarose, um dissacarídeo formado por glicose e frutose.

A sacarose é constituída de duas moléculas, uma de frutose e uma de glicose. Em outras palavras, é um dissacarídeo, ou seja, um composto formado pela união de dois monossacarídeos: a glicose e a frutose. Veja a seguir a Figura 1.

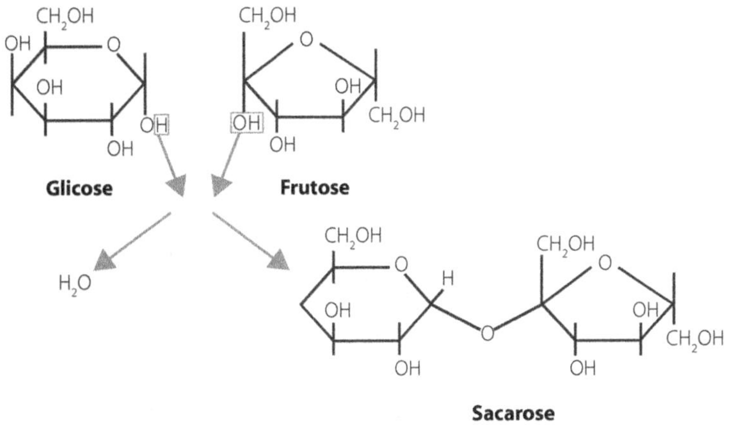

Figura 1. Síntese da sacarose.

A sacarose é um dissacarídeo formado por duas moléculas de monossacarídeos, que são a glicose e a frutose. A glicose e a frutose são carboidratos ou glicídios, classificados como *oses*, pois não sofrem hidrólise.

A hidrólise da sacarose que se processa pela ebulição contínua, pela ação de ácidos fracos ou pela enzima invertase produz quantidades equivalentes de glicose e frutose. O resultado dessa reação é denominado *açúcar invertido* (Figura 2).

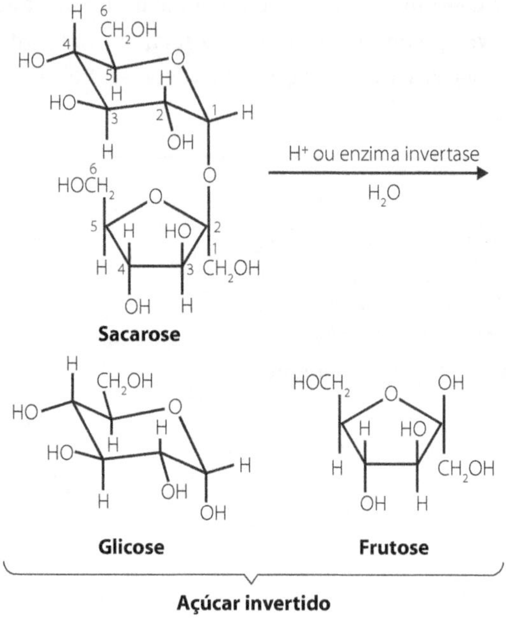

Figura 2. Hidrólise da sacarose.

O açúcar invertido é muito usado em indústrias de doces, pois a combinação de glicose e frutose tem um sabor muito mais adocicado que o açúcar comum (sacarose). Assim, eles hidrolisam a sacarose e gastam menos açúcar. Além disso, em chocolates com recheio líquido ou pastoso, o recheio ainda sólido é misturado com sacarose, água e invertase e depois se coloca a cobertura, com ele ainda sólido. Até chegar ao consumidor, a sacarose já reagiu e, como a frutose e a glicose são mais solúveis na água do que a sacarose, o recheio passa a ser líquido.

Um cristal é um sólido constituído de íons, átomos ou de moléculas, organizados segundo um plano regular e repetitivo. Assim, esse material apresenta características particulares, como a forma e a cor. No estado cristalizado, o açúcar não apresenta nenhuma característica particular, nem odor nem cor. Cristaliza sob a forma de um prisma anidro de 15 facetas e cujos eixos de simetria são ligeiramente inclinados. Porém, esses cristais perfeitos são raramente encontrados. Em um pequeno grão de açúcar observado com uma lupa, ou em um cristal gigante, observa-se somente 8 a 10 facetas. O açúcar comercializado é puro a mais de 99,8%. Os 0,2% restantes são constituídos essencialmente de água, de minerais em quantidades diminutas e de glicose.

Um cristal de açúcar esquentado a seco começa a derreter em torno de 160 a 170°C, mas seu ponto de fusão é exatamente 186°C. Acima dessa temperatura, começa a formar compostos caramelizados.

Composição química de mel

A composição física e química e as características sensoriais, como sabor e cor do mel, podem sofrer variações de acordo com a sua origem floral e, por esse motivo, para fins de comercialização, o mel pode ser classificado de acordo com sua origem botânica e procedimento de obtenção (CRANE, 1983; BRASIL, 2000).

A composição do mel depende, principalmente, das fontes vegetais das quais ele é derivado, mas também de diferentes fatores, como o solo, a espécie da abelha, o estado fisiológico da colônia, o estado de maturação do mel, as condições meteorológicas quando da colheita, entre outros.

A qualidade do mel é dependente das características que ele apresenta, tais como: cor, sabor, aroma, cristalização, umidade, viscosidade, entre outras.

- **Cor:** a coloração do mel depende quase que exclusivamente da origem da flor, podendo ser claro, vermelho, dourado ou escuro. Dependendo da coloração, o sabor e o aroma sofrem alterações, preservando o valor nutritivo. Quanto mais escuro o mel, maior quantidade de minerais ele apresenta, porém, menor valor comercial, pois a coloração clara é mais aceita no mercado mundial, sendo vendido com maior preço. Nos méis de diferentes origens botânicas, foi encontrada predominância da cor clara sobre a escura.
- **Sabor:** o mel pode ter sabor doce, ácido e até mesmo amargo. Os sabores irão variar de acordo com a planta que produziu o néctar para as abelhas. O mel com sabor delicado é sempre luminoso e os escuros normalmente têm um sabor forte, indicando que a cor pode oferecer informações sobre o sabor.
- **Aroma:** é variável de acordo com a origem da planta, o clima, o solo e até mesmo a manipulação do apicultor.
- **Cristalização:** a cristalização ocorre em razão da separação da glicose, que é menos solúvel em água do que a frutose, e é influenciada pela origem botânica, pela temperatura ambiente e pela umidade. O mel pode passar pelo processo de descristalização com o aquecimento

controlado de 45 a 50°C em banho-maria. Geralmente o mel cristaliza em temperaturas de 25 a 26°C. É importante ressaltar que apenas o mel puro cristaliza e isso provoca a alteração de cor do mel, deixando-a mais opaca.

- **Teor de umidade:** o teor de umidade é uma característica importante para determinar a qualidade do mel. De acordo com a legislação brasileira, o teor de umidade não deve ser inferior a 16,8% nem superior a 20%. O mel maduro geralmente apresenta teor de umidade de 18%. Isso é importante porque o teor de umidade influencia outras características, tais com viscosidade, peso, conservação, sabor, palatabilidade e cristalização.
- **Viscosidade:** a viscosidade de um fluido é basicamente uma medida de quanto ela gruda. Por exemplo, a água é um fluido com pequena viscosidade, enquanto o mel tem densidade maior. A viscosidade também depende da temperatura. É menos viscoso a temperaturas mais altas do que quando está frio. A viscosidade também pode ser influenciada pela composição do mel e, principalmente, pelo teor de água.
- **HMF:** o mel, mesmo depois de extraído, continua passando por modificações que afetam a qualidade do produto. O HMF é um composto químico formado pela reação de certos açúcares com ácidos, servindo como indicador de qualidade no mel, pois, quanto mais elevado for o teor HMF, menor será o valor nutricional do mel, em razão da destruição, por meio de aquecimento de determinadas vitaminas e enzimas.
- **Teor de cinzas:** o teor de cinzas indica a quantidade de minerais encontrados no mel. É influenciado pela origem botânica da flor, expressando a riqueza do mel em minerais. O teor de cinzas muito alto indica que o mel sofreu adulterações.
- **pH:** também é influenciado pela origem da flor, constituinte das cinzas. O pH ideal para o mel é aquele inferior a 4,0.

Composição química de adoçantes

Os adoçantes podem conter e ser formulados à base de edulcorantes naturais e/ou artificiais e seus respectivos veículos permitidos na legislação, tais como água, álcool etílico, amido, amido modificado, dextrinas, dextrose, fruto-oligossacarídeos, frutose, glicerina ou glicerol, isomalte, lactose, maltitol e seu xarope, maltodextrina, manitol, polidextrose, polietileno glicol, propileno glicol, sacarose e sorbitol em pó ou solução.

Os edulcorantes são substâncias artificiais ou naturais geralmente centenas de vezes mais doces do que o açúcar de cana. Conferem o sabor doce no adoçante e não são calóricos, com exceção do aspartame, embora seu poder de adoçamento torne suas calorias desprezíveis.

Os edulcorantes aprovados no Brasil para uso em adoçantes dietéticos são: sacarina, ciclamato, aspartame, esteviosídeo, acessulfame-K e sucralose. Os edulcorantes apresentam características físico-químicas diferenciadas, de acordo com a sua origem. O Quadro 1 apresenta as características de alguns tipos de edulcorantes.

Quadro 1. Características de alguns tipos de adoçantes

Característica	Artificial	Artificial	Artificial	Natural	Artificial	Artificial
IDA* mg/kg	5,0	11,0	40,0	5,5	15,0	15,0
Poder adoçante	500 vezes	40 vezes	200 vezes	300 vezes	200 vezes	600 vezes
Metabolização	Não	Não	Sim	Não	Não	Não
Sensibilidade ao calor	Não	Não	Sim	Não	Não	Não
pH	Estável	Estável	Estável	Estável	Estável	Estável
Ano de descoberta	1879	1939	1965	1905	1960	1976
Calorias (unidade)	0	0	4	0	0	0
Principais produtores	Monsanto	Abbot	Searle Nutras-weet	Vários	Pfizer	Ta

Fonte: Adaptado de Porfírio e Oliveira (2006).

Sacarina: trata-se de um edulcorante sintético obtido a partir da reação química entre os ácidos acetacético e sulfâmico. Seu poder adoçante é 200 a 300 vezes maior em relação ao açúcar comum (sacarose).

A sacarina, que apresenta grupo funcional de sal orgânico, tem elevada solubilidade em água e deixa um forte sabor residual amargo quando ingerido. É um edulcorante que tem uma boa estabilidade quando submetido ao calor, sendo comumente utilizado em alimentos e bebidas dietéticas.

Acessulfame-K: trata-se de um edulcorante sintético obtido a partir da reação química entre os ácidos acetacético e sulfâmico. Seu poder adoçante é 200 a 300 vezes maior do que o do açúcar comum (sacarose).

O composto apresenta grupos funcionais de sal orgânico. Tem, ainda, boa solubilidade em água e deixa sabor residual desagradável no alimento. Quando utilizado, deve ser misturado com outros componentes para diminuir o sabor amargo.

Esteviosídeo: trata-se de um edulcorante de origem natural obtido a partir de uma planta denominada *Stevia* (*Stevia rebaudiana*), sendo seu poder adoçante 300 vezes maior do que o do açúcar comum (sacarose).

O composto apresenta grupos funcionais de álcool e ácido carboxílico. É um edulcorante que não apresenta uma boa solubilidade em água, sendo bastante estável ao aquecimento.

Aspartame: trata-se de um edulcorante sintético obtido a partir da reação química entre a fenilalanina e o ácido aspártico, sendo seu poder adoçante 100 a 200 vezes maior em relação ao açúcar comum (sacarose).

O composto apresenta grupos funcionais de ácido carboxílico, amina, amida e éter. Em temperatura ambiente, é um sólido branco que apresenta boa solubilidade em água, não deixando um sabor residual amargo na boca.

Trata-se de um edulcorante termossensível, ou seja, não é estável em temperaturas acima de 45°C. Assim, não é utilizado em alimentos que devem sofrer aquecimento.

Sorbitol: trata-se de um edulcorante natural que pode ser encontrado em frutas. Seu poder adoçante é menor do que o do açúcar comum (sacarose).

O composto apresenta grupos funcionais de álcool, sendo, então, um poliol. Em temperatura ambiente, é um sólido esbranquiçado com alta solubilidade em água e gera a produção de apenas 4 kcal/g.

Xilitol: o xilitol é um edulcorante produzido em baixíssimas concentrações em frutas, vegetais e animais. Comercialmente, ele é obtido a partir da hidrogenação de uma substância orgânica denominada xilose.

O composto apresenta grupos funcionais de álcool, sendo, então, um poliol. Em virtude da presença de tantas hidroxilas, é bastante solúvel em água, além de ser bastante estável quando submetido a aquecimento.

Sucralose: trata-se de um edulcorante sintético obtido a partir da reação de cloração da sacarose. Seu poder adoçante é 600 vezes maior do que o do açúcar comum.

O composto apresenta grupos funcionais de álcool, haleto orgânico e éter. Tem boa solubilidade em água e compatibilidade química com outros componentes presentes nos alimentos.

Saiba mais

Segundo a Anvisa, existem dois tipos de adoçantes, um dietético e o outro não. Os adoçantes dietéticos têm doçura, mas não levam sacarose na composição. Eles são feitos especialmente para pessoas com restrição de carboidratos simples, os diabéticos. Já os demais adoçantes não dietéticos têm como base a sacarose (açúcar de cana) como principal elemento. Ambos, no entanto, são formulados para conferir sabor doce aos alimentos e às bebidas.

Referências

ASSOCIAÇÃO BRASILEIRA DE ESTUDOS DAS ABELHAS. *21 de junho*: dia do mel. 2017. Disponível em: <https://abelha.org.br/21-de-junho-dia-do-mel-2/>. Acesso em: 17 nov. 2018.

ASSOCIATION OF OFFICIAL ANALYTICAL CHEMISTS. *Official methods of analysis of the Association of Official Analytical Chemistry*. 16. ed. Maryland: AOAC, 1998.

ARMENTA, S.; GARRIGUES, S.; GUARDIA, M. de. la. Sweeteners determination in table top formulations using FT-Raman spectrometry and chemometric analysis. *Analytica Chimica Acta*, v. 56, p. 521-527, 2004a.

BARANOWSKA, I.; ZYDRON, M.; SZCZEPANIAK, K. TLC in the analysis of food additives. *Journal of Planar Chromatography Modern TLC*, v. 17, p. 54-57, 2004.

BOGDANOV, S.; RUOFF, K. E.; ODDO, L. P. Physico-chemical methods for the characterisation of unifloral honeys: a review. *Apidologie*, v. 35, p. S4-S17, 2004.

BOGDANOV, S.; MARTIN, P.; LÜLLMANN, C. Harmonised methods of the European Honey Commission. *Apidologie*, nesp., p. 1-59, 1997.

BOGDANOV, S. Honey quality and international regulatory standards: review by International Honey Comission. *Bee World*, v. 80, n. 2, p. 61-69, 1999.

BOGDANOV, S. *Harmonized methods of the International Honey Commission*. Bern, Switzerland: Swiss Bee Research Centre, 2002.

BRASIL. Ministério da Agricultura. *Instrução normativa 11, de 20 de outubro de 2000*. Regulamento técnico de identidade e qualidade do mel. Brasília, DF, 2000. Disponível em: <http://www.cidasc.sc.gov.br/inspecao/files/2012/08/IN-11-de-2000.pdf>. Acesso em: 17 nov. 2018.

BRUICE, P. Y. *Fundamentos de química orgânica*. 2. ed. São Paulo: Pearson Education do Brasil, 2014. E-book.

CALDAS, B. S. et al. Determinação de açúcares em suco concentrado e néctar de uva: comparativo empregando refratometria, espectrofotometria e cromatografia líquida. *Scientia Chromatographica*, v. 7, n. 1, p. 53-63, 2015. Disponível em: <https://www.researchgate.net/publication/282522125_Determinacao_de_acucares_em_suco_concentrado_e_nectar_de_uva_comparativo_empregando_refratometria_espectrofotometria_e_cromatografia_liquida>. Acesso em: 17 nov. 2018.

CASTRO, H. F. *Processos químicos industriais*: indústria açucareira. Apostila I. 2013. Disponível em: <http://sistemas.eel.usp.br/docentes/arquivos/5840855/LOQ4023/Apostila1--Industriaacucareira2013.pdf>. Acesso em: 17 nov. 2018.

CRANE, E. *O livro do mel*. São Paulo: Noel, 1983.

FERRER, E. et al. High-performance liquid chromatographic determination of furfural compounds in infant formulas: Changes during heat treatment and storage. *Journal of Chromatography A*, v. 947, n. 1, p. 85-95, 2002.

HERRMANN, A.; DAMAWANDI, E.; WAGMANN, M. Determination of cyclamate by HPLC with indirect photometry. *Journal of Chromatography*, v. 280, p. 85-90, 1983.

INSTITUTO ADOLFO LUTZ. *Métodos físico-químicos para a análise de alimentos*. 4. ed. São Paulo: IAL, 2008.

JEURING, H. J.; KUPPERS, F. J. High performance liquid chromatography of furfural and hydroxymethylfurfural in spirits and honey. *Journal Association of Official Analytical Chemists*, v. 63, n. 6, p. 1215-1218, 1980.

KOKOTOU, M. G. et al. (Ed.). *Food analysis by HPLC*. 2. ed. New York: Marcel Dekker, 2000.

KÜÇÜK, M. et al. Biological activities and chemical composition of three honeys of different types from Anatolia. *Food Chemistry*, v. 100, p. 526-534, 2007.

LAWRENCE, J. F.; CHARBONNEAU, C. F. Determination of seven artificial sweeteners in diet food preparations by reverse-phase liquid chromatography with absorbance detection. *Journal of the Association of Official Analytical Chemists*, v. 71, p. 934-937, 1988.

MACHADO, S. S. *Tecnologia da fabricação do açúcar*. Santa Maria, RS: Universidade Federal de Santa Maria, 2012.

MEDEIROS, R. A. et al. Simultaneous square-wave voltammetric determination of aspartame and cyclamate using a boron-doped diamond electrode. *Talanta*, v. 76, p. 685-689, 2008.

MENDES, E. et al. Quality evaluation of portuguese honey. *Carbohydrate Polymers*, v. 37, p. 219-223, 1998.

NOZAL, M. J. et al. High-performance liquid chromatographic determination of methyl anthranilate, hydroxymethylfurfural and related compounds in honey. *Journal of Chromatography A*, v. 917, n. 1/2, p. 95-103, 2001.

ORTOLANI, B. G. et al. *Alimentos dietéticos*. 2008. Trabalho de aproveitamento (Graduação em Tecnologia de Alimentos)- Faculdade de Ciências Farmacêuticas, Universidade de São Paulo, São Paulo, 2008.

PEREIRA, J. G. et al. Mel de abelhas: análises de amostras comercializadas no município de Campo Grande, MS. *Higiene Alimentar*, v. 2, n. 4, p. 213-216, 1983.

PORFÍRIO, D. M.; OLIVEIRA, E. *A química dos adoçantes*. 2006. Disponível em: <https://www.crq4.org.br/quimica_viva__a_quimica_dos_adocantes>. Acesso em: 17 nov. 2018.

OJEDA DE RODRIGUEZ, G. et al. Characterization of honey produced in Venezuela. *Food Chemistry*, v. 84, n. 4, p. 499-502, 2004.

RÊGO, J. G. S.; XIMENES, R. S. S.; CAREIRO, J. G. M. Hidroximetilfurfural e dias tases em amostras de méis de A. mellifera. In. ENCONTRO SOBRE ABELHAS, 5., 2002, Ribeirão Preto. *Anais...* Ribeirão Preto: Universidade de São Paulo, 2002.

ROCHA, F. R. P. et al. A clean method for flow injection spectrophotometric determination of cyclamate in table sweeteners. *Analytica Chimica Acta*, v. 547, p. 204-208, 2005.

RODRIGUES, M. V. N. et al. Produção de xarope de açúcar invertido obtido por hidrólise heterogênea, através de planejamento experimental. *Ciência e Tecnologia de Alimentos*, v. 20, n. 1, p. 103-109, 2000. Disponível em: <https://www.researchgate.net/publication/26356400_Producao_de_xarope_de_acucar_invertido_obtido_por_hidrolise_heterogenea_atraves_de_planejamento_experimental>. Acesso em: 17 nov. 2018.

SANTOS, K. S.; MALASPINA, O.; PALMA, M. S. Cinética da diastase em méis de diferentes origens florais: um novo protocolo experimental. *Revista Mensagem Doce*, n. 70, p. 2-8, mar. 2003.

SCHWEITZER, M. P. Qualidade do mel. *Mensagem Doce*, n. 61, maio 2001.

SILVA, C. L. D.; QUEIROZ, A. J. D. M.; FIGUEIREDO, R. M. F. D. Caracterização físicoquímica de méis produzidos no estado do Piauí para diferentes floradas. *Revista Brasileira de Engenharia Agrícola e Ambiental*, v. 8, n. 2/3, p. 260-265, 2004.

TORLONI, M. R. et al. O uso de adoçantes na gravidez: uma análise dos produtos disponíveis no Brasil. *Revista Brasileira de Ginecologia e Obstetrícia*, v. 29, n. 5, p. 267-275, 2007.

VERÍSSIMO, M. T. L. Saiba o que é o HMF. *Apicultura no Brasil*, v. 4, n. 24, p. 31, 1991.

VIÑAS, P.; CAMPILLO, N.; CÓRDOBA, M. H. Simultaneous liquid chromatographic analysis of 5-(hidroxymethyl)-2-furfuraldehyde and methyl anthranilate in honey. *Food Chemistry*, v. 44, n. 1, p. 67-72, 1992.

WASIK, A.; MCCOURT, J.; BUCHGRABER, M. Simultaneous determination of nine intense sweeteners in foodstuffs by high performance liquid chromatography and evaporative light scattering detection: development and single-laboratory validation. *Journal of Chromatography A*, v. 1157, p. 187-196, 2007.

WHITE JR., J. W. Spectrophotometric method for hydroxymethylfurfural in honey. *Journal Association of Official Analytical Chemists*, v. 62, n. 3, p. 509-514, 1979.

WINKLER, O. Beitrag zum nachweis und zur bestimmung von oxymethylfurfurol in honig und kunsthonig. *Zeitschrift für Lebensmitteluntersuchung und Forschung A*, v. 102, n. 3, p. 161-167, 1955.

ZAPPALÁ, M. et al. Methods for the determination of HMF in honey: a comparison. *Food Control*, n. 16, p. 273-277, 2005.

ZHU, Y. et al. Separation and simultaneous determination of four artificial sweeteners in food and beverages by ion chromatography. *Journal of Chromatography A*, v. 1085, p. 143-146, 2005.

ZYGLER, A.; WASIK, A.; NAMIEŚNIK, J. Analytical methodologies for determination of artificial sweeteners in foodstuffs. *Trends in Analytical Chemistry*, v. 28, p. 1092-1102, 2009.

ZYGLER, A. et al. Determination of nine high-intensity sweeteners in various foods by high-performance liquid chromatography with mass spectrometric detection. *Journal of Analytical and Bioanalytical Chemistry*, v. 400, p. 2159-2172, 2011.

Bebidas alcoólicas e não alcoólicas e sucos de frutas

Objetivos de aprendizagem

Ao final deste texto, você deve apresentar os seguintes aprendizados:

- Definir a classificação das bebidas alcoólicas e não alcoólicas e dos sucos de frutas.
- Descrever os itens analisados em cada tipo de bebida.
- Aplicar os diferentes métodos de análise da composição química nas diferentes bebidas.

Introdução

A legislação brasileira define bebida alcoólica como um produto refrescante, aperitivo ou estimulante, destinado à ingestão humana no estado líquido, sem finalidade medicamentosa e contendo mais de meio grau Gay-Lussac de álcool etílico. Por outro lado, as bebidas denominadas não alcoólicas podem apresentar no máximo meio grau Gay-Lussac de álcool etílico.

A bromatologia é a ciência utilizada para avaliar e quantificar diversos parâmetros em alimentos que possam identificar sua qualidade e composição. Tais parâmetros são determinados de acordo com as características de cada produto e para isso utilizam-se métodos analíticos específicos, padronizados por órgãos como o Ministério da Agricultura, Pecuária e Abastecimento (MAPA), o Instituto Adolfo Lutz e, internacionalmente, a AOAC.

Neste capítulo, você vai conhecer as principais bebidas alcoólicas e não alcoólicas, os parâmetros considerados para análise desses produtos e seus respectivos métodos.

Classificação das bebidas alcoólicas e não alcoólicas e dos sucos de frutas

O art. 10 do Decreto no 2.314, de 1997 (BRASIL, 1997), conceitua como bebida "[...] todo produto industrializado, destinado à ingestão humana, em estado líquido, sem finalidade medicamentosa ou terapêutica" e classifica as bebidas em: a) bebida não alcoólica: é a bebida com graduação alcoólica até 0,5% em volume, a 20°C, de álcool etílico potável (podendo ser bebida não fermentada não alcoólica ou bebida fermentada não alcoólica); e b) bebida alcoólica: é a bebida com graduação alcoólica acima de 0,5% em volume até 55%, a 20°C (podendo ser bebida alcoólica fermentada, bebida alcoólica destilada, bebida alcoólica retificada ou bebida alcoólica por mistura).

Segundo a legislação brasileira, o registro, a padronização, a classificação e, ainda, a inspeção e a fiscalização da produção e do comércio de bebidas, em relação aos seus aspectos tecnológicos, competem ao MAPA (BRASIL, 1994).

Bebidas alcoólicas

Bebida alcoólica é definida como um produto refrescante, aperitivo ou estimulante destinado à ingestão humana no estado líquido, sem finalidade medicamentosa e contendo mais de meio grau Gay-Lussac de álcool etílico potável (BRASIL, 1997).

As bebidas alcoólicas são geralmente classificadas em dois grandes grupos: fermentadas e destiladas. As primeiras são produzidas com o auxílio de micro-organismos que se alimentam dos açúcares da matéria-prima (por exemplo, a uva), liberando álcool e gás carbônico. As destiladas, por sua vez, são obtidas depois de passar pela evaporação e posterior condensação do líquido que vai dar origem à bebida, processo no qual são eliminadas as impurezas.

Segundo Ribeiro e Reis (2009), a fermentação alcoólica pode ser definida como o processo de transformação de açúcares em álcool etílico (etanol) e gás carbônico (CO2) pela ação de um determinado grupo de organismos unicelulares denominados leveduras. Os mais importantes e usados na produção do etanol são os do gênero Saccharomyces. Esses organismos são desenvolvidos para propiciar fermentação uniforme, rápida e com alto rendimento em etanol.

A fermentação alcoólica é um processo biológico no qual utiliza açúcares, como a glicose, a frutose e a sacarose, que são convertidos em energia celular com produção de etanol e dióxido de carbono como resíduos metabólicos (OUGH, 1992). O processo fermentativo se inicia assim que a levedura entra em contato com o mosto e é dividido em três fases: fase preliminar ou pré-

-fermentação, caracterizada pela adaptação das leveduras e pela multiplicação celular; fase da fermentação principal e tumultuosa com desprendimento abundante de gás e produção de etanol; e fase de fermentação complementar ou pós-fermentação, na qual se observa a redução brusca da atividade fermentativa (CLETON; MUTTON, 2004).

A destilação é o processo de separação de um líquido de um sólido (ou de outro líquido) por evaporação do líquido em um recipiente e posterior à condensação, em outro recipiente, do vapor resultante.

A legislação brasileira faz ainda uma classificação mista das bebidas alcoólicas: fermentadas, por mistura e fermento-destiladas, sendo estas últimas ainda subdivididas em destiladas e destilo-retificadas.

- Bebida alcoólica fermentada: é a bebida alcoólica obtida por processo de fermentação alcoólica.
- Bebida alcoólica destilada: é a bebida alcoólica obtida por processo de fermento destilação, pelo rebaixamento do teor alcoólico de destilado alcoólico simples, pelo rebaixamento do teor alcoólico do álcool etílico potável de origem agrícola ou pela padronização da própria bebida alcoólica destilada;
- Bebida alcoólica retificada: é a bebida alcoólica obtida por processo de retificação do destilado alcoólico, pelo rebaixamento do teor alcoólico do álcool etílico potável de origem agrícola ou pela padronização da própria bebida alcoólica retificada.
- Bebida alcoólica por mistura: é a bebida alcoólica obtida pela mistura de destilado alcoólico simples de origem agrícola, álcool etílico potável de origem agrícola e bebida alcoólica, separadas ou em conjunto, com outra bebida não alcoólica, ingrediente não alcoólico ou sua mistura.

As principais bebidas alcoólicas destiladas são:

- Uísque: bebida obtida a partir da destilação de cereais envelhecidos e milho especial. Teor alcoólico: 43-55°GL.
- Pinga: é a famosa aguardente, tem como matéria prima a cana-de-açúcar, e a destilação do mosto (caldo de cana) é que dá forma à bebida. Teor alcoólico: 38-54°GL.
- Conhaque: bebida preparada por meio da destilação do vinho. O curioso é que primeiro se obtém o vinho por fermentação e, em seguida, o líquido é destilado para a fabricação do conhaque. Teor alcoólico: 40-45°GL.

- Vodca: bebida originária das matérias-primas batata e trigo. Teor alcoólico: 40-50°GL.

As principais bebidas alcoólicas fermentadas são:

- Vinho: bebida tradicional obtida a partir da fermentação do suco de uva. As uvas são esmagadas no lagar (tanque de madeira) e deixadas em repouso para fermentarem. Teor alcoólico: 12°GL.
- Cerveja: bebida popular obtida a partir da fermentação de cereais: lúpulo, cevada e cereais maltados. Teor alcoólico: 3-5°GL.
- *Champagne*: bebida sofisticada para brindar momentos especiais. A matéria-prima para obtenção é a mesma do vinho, a uva, mas, neste caso, a fermentação só ocorre na garrafa, ou seja, o suco de uva é engarrafado e em seguida armazenado, a partir daí é que se tem a bebida fermentada. Teor alcoólico: 11°GL.
- Sidra: ela tem características que imitam a *champagne*, mas com a diferença de que a bebida é obtida pela fermentação da maçã. Teor alcoólico: 4-8°GL.

Bebidas não alcoólicas

Bebidas não alcoólicas são as bebidas com graduação alcoólica até 0,5% em volume, a 20°C, de álcool etílico potável. Estas podem ser fermentadas ou não fermentadas (BRASIL, 1997), classificadas comorefrigerante, refresco, água de coco, fermentado acético, preparados sólido e líquido para refresco e refrigerante, néctar, chá, suco e polpa.

As bebidas não alcoólicas podem ser classificadas, ainda, como não lácteas, lácteas e bebidas à base de soja.

Bebidas não lácteas

A seguir, você pode ver os exemplos de bebidas não lácteas:

- Águas minerais: produto extraído direto de fontes naturais que simplesmente são envazadas e comercializadas, podendo ser com ou sem gás, este já proveniente da própria fonte.
- Águas minerais gaseificadas: produto extraído de fontes naturais que sofrem processo de carbonatação e, após, são envazadas.

- Águas aromatizadas: basicamente, são águas levemente aromatizadas com ou sem corantes, acidulantes e conservantes. Podem apresentar carbonatação ou não e, ainda, ser adicionada de partículas saborizantes.
- Refrescos: produtos obtidos por meio da diluição de sucos de frutas, que, após tratamentos químicos e térmicos, são envazados para comercialização. Obrigatoriamente, deve apresentar um mínimo de 2% de suco de frutas, podendo chegar até 10%, dependendo do sabor, e podem ser acrescidos de aromas, corantes, acidulantes, conservantes, estabilizantes e espessantes.
- Refrigerantes: são produtos obtidos por meio da diluição de um xarope concentrado de açúcar, sucos de frutas/extratos vegetais, corantes, aromas, acidulantes e conservantes, carbonatados e envazados.
- Água de coco: produto extraído do coco verde, que sofre tratamento químico e/ou térmico antes do envase para aumentar seu *shelf life*. Pode-se adicionar conservantes, como o metabissulfito de sódio, para evitar a oxidação (pois ela é gordurosa), o sorbato de potássio e o benzoato de sódio.
- Sucos de frutas: produtos obtidos a partir da extração direta das frutas, que, após tratamentos químicos e térmicos, são envazados para comercialização. Obrigatoriamente, deve apresentar unicamente a fruta.
- Néctares de frutas: produtos obtidos por meio da diluição de sucos de frutas, que, após tratamentos químicos e térmicos, são envazados para comercialização. Obrigatoriamente, deve apresentar um mínimo de 20% de suco de frutas, podendo chegar até 30%, dependendo do sabor. Contêm acidulantes, espessantes, aromas, antiespumantes, estabilizantes e conservantes.
- Bebidas energéticas: produtos que contêm grande quantidade de carboidrato, o que a caracteriza como "bebida energizante". São hipertônicas e têm grande concentração de açúcar, por isso estimulam a sede. Apresentam também vitaminas hidrossolúveis, como as do complexo B. É a bebida que estimula o metabolismo, uma combinação de metilxantinas, vitaminas B e ingredientes de ervas exóticas, que têm por finalidade fornecer energia. Essas bebidas contêm cafeína, guaraná, taurina, *ginseng*, maltodextrina, inositol, carnitina, creatina, glucoronolactona e *ginkgo biloba*. Enquanto algumas versões contêm altos teores de açúcar, outras são adocicadas artificialmente.
- Bebidas isotônicas: são soluções cuja concentração de moléculas (osmolalidade) é semelhante aos fluidos do nosso corpo (280-340 mosmol/kg) e, portanto, podem ser incorporados e transferidos para a

corrente sanguínea pelo processo osmótico. São usadas principalmente para repor água e sais minerais perdidos pela transpiração ou outras formas de excreção, pois não interferem no equilíbrio hidroeletrolítico do corpo. São bebidas isotônicas o soro caseiro, água de coco e outros isotônicos industrializados, como Gatorade, SportDrink, Marathon, SportFluid, SportAde, etc., que contém nutrientes e sais minerais em sua composição.

Bebidas lácteas

A bebida láctea é um alimento composto de soro de leite e leite, cuja composição láctea não é inferior a 51% da massa total do produto.

- Leites aromatizados: são produtos obtidos por meio da aromatização e coloração do leite. Podem ou não sofrer tratamento químico ou térmico para aumentar seu *shelf life* e conter estabilizantes.
- Leites maltados/achocolatados: são produtos obtidos por meio da adição de malte e/ou cacau. Podem ou não sofrer tratamento químico ou térmico para aumentar seu *shelf life* e conter estabilizantes e espessantes.
- Bebidas lácteas neutras: são produtos obtidos por meio do preparo de misturas entre leite in natura ou reconstituído, soro de leite com sucos de frutas, aromas, corantes, acidulantes, estabilizantes e espessantes, que podem ou não sofrer tratamento químico ou térmico para aumenta seu *shelf life*.
- Bebidas lácteas fermentadas: são produtos obtidos por meio da mistura de leite previamente fermentado com sucos de frutas, aromas, corantes, acidulantes, que podem ou não sofrer tratamento químico ou térmico para aumentar seu *shelf life*.
- Bebidas lácteas ácidas: são produtos obtidos por meio da mistura de leite in natura ou reconstituído, soro de leite e iogurte previamente fermentado com sucos de frutas, aromas, corantes, acidulantes, espessantes e estabilizantes, que podem ou não sofrer tratamento químico ou térmico para aumentar seu *shelf life*.
- Iogurte bebível: são produtos obtidos por meio do batimento do iogurte após fermentação e adição de sucos de frutas, aromas, corantes, acidulantes, espessantes, estabilizantes e conservantes, que podem ou não sofrer tratamento químico ou térmico para aumentar seu *shelf life*.
- Bebidas à base de iogurte: são produtos obtidos por meio da mistura de iogurte após fermentação com leite in natura ou reconstituído, soro

de leite e adição de sucos de frutas, aromas, corantes, acidulantes, espessantes, estabilizantes e conservantes que podem ou não sofrer tratamento químico ou térmico para aumentar seu *shelf life*.

Bebidas à base de soja

São produtos obtidos por meio da mistura de leite de soja com sucos de frutas, aromas, corantes, acidulantes, espessantes, estabilizantes, mono e diglicerídeos de ácidos graxos como antiespumante e conservantes, que podem ou não sofrer tratamento químico ou térmico para aumentar seu *shelf life*. Podem, ainda, ser adoçadas com sacarose ou edulcorantes + agentes de corpo, no caso das bebidas diet, light ou 0% açúcar.

Sucos de frutas

O art. 5º da Lei nº. 8.918 (BRASIL, 1994, documento on-line) define que "[...] suco ou sumo é bebida não fermentada, não concentrada e não diluída, obtida da fruta madura e sã, ou parte do vegetal de origem, por processamento tecnológico adequado, submetida a tratamento que assegure a sua apresentação e conservação até o momento do consumo".

Apesar disso, suco de fruta, propriamente, é apenas aquele que apresenta 100% de suco de fruta em sua composição, excetuando-se as frutas que requerem a diluição de sua polpa. Os demais são bebidas à base de frutas.

Essa definição vem do Decreto nº. 6.871, de 6 de junho de 2009, que regulamenta a Lei nº. 8.918, de 14 de julho de 1994 (BRASIL, 2009). O Decreto prevê que bebidas de frutas só podem ser rotuladas como sucos caso a embalagem contenha 100% de sucos de frutas, salvo as exceções de frutas muito viscosas que necessitam de alguma diluição, como a manga e a goiaba.

Quando o suco for composto por mais de uma fruta processada, a nomenclatura correta é sucos compostos ou *blends*. Adição de açúcar é permitida, desde que mencionado no rótulo "adoçado" e fica proibida a adição de aromas e corantes artificiais.

Os sucos podem ser classificados como:

- Tropical: os sucos tropicais têm uma legislação específica e são bebidas obtidas pela dissolução em água potável da polpa de fruta de origem tropical. Os sucos de açaí, cupuaçu e manga são exemplos de sucos tropicais obtidos por meio da polpa da fruta. No entanto, sucos de caju, maracujá e abacaxi deverão ser obtidos sem dissolução em água. Os teores de polpas de frutas utilizados na elaboração do suco tropical deverão ser superiores aos estabelecidos para o néctar das respectivas frutas.

- Integral: o único suco industrializado 100% suco de fruta é o que contém no rótulo a denominação suco integral. Este se encontra na concentração original de suco extraído da fruta, sem adição de água e açúcar.
- Desidratado: o desidratado é o suco no estado sólido, obtido pela desidratação do suco integral e, no geral, mantidos os teores de sólidos solúveis originais do suco integral. A bebida em pó só pode ser considerada suco se não contiver aromatizantes químicos.
- Reconstituído: é o suco obtido pela hidratação do suco concentrado ou desidratado e deve manter os teores de sólidos solúveis originais do suco integral ou o teor de sólidos solúveis mínimo estabelecido nos respectivos padrões de identidade e qualidade para cada tipo de suco.

Saiba mais

Quanto menor a quantidade de polpa de fruta presente na bebida, menor o seu valor nutricional. Os sucos, do ponto de vista nutricional, são mais ricos que os néctares, que têm quantidades menores da fruta em sua composição. Em último lugar, encontram-se os refrescos e os refrigerantes com sucos de frutas.

Itens analisados em bebidas alcoólicas, não alcoólicas e suco de frutas

Bebidas alcoólicas

O que caracteriza uma bebida alcoólica é a sua passagem pelo processo fermentativo, responsável pela extração de todos os princípios ativos existentes e necessários em suas devidas proporções, o que resultará em uma união de substâncias que darão caráter peculiar de acordo com a matéria-prima utilizada no desenrolar da produção, e que, se necessário, serão melhoradas durante o processo de envelhecimento, que é opcional, e trará por fim as características corretas para sua classificação (AQUARONE, 2001).

A graduação alcoólica é o principal controle de qualidade, nas bebidas fermentadas e/ou destiladas. São produtos de consumo cada vez mais crescente e é necessária a avaliação de suas características, para fins de qualidade, visando à investigação e caracterização das possíveis diferenças entre rótulos e teor alcoólico real.

Durante todo o processo de fabricação de bebida alcoólica são formados diversos compostos, dentre eles aldeídos, álcoois, ácidos e ésteres, denominados componentes secundários. Tais compostos, embora presentes em baixas concentrações (abaixo de 0,5%), são importantes na determinação da qualidade do produto final (BOZA; HORII, 1999; BRASIL, 1997).

As bebidas alcoólicas apresentam características e composição química diversas, o que resulta em diferentes parâmetros utilizados para o controle de qualidade desses produtos. A seguir, são citados alguns dos principais parâmetros analisados em bebidas alcoólicas:

- Álcool: a graduação alcoólica de uma bebida é definida pela percentagem volumétrica de álcool puro nela contido. As bebidas alcoólicas normalmente contêm de 3 a 45% de álcool (etanol). De acordo com a legislação, o teor alcoólico deve estar declarado no rótulo das embalagens de bebidas alcoólicas.
- Dióxido de enxofre: sulfitos são formados naturalmente no processo de produção de vinhos e cervejas. Se, por um lado, os sulfitos são desejados na produção de cerveja por seu efeito antioxidante e sua capacidade de unir os compostos de carbonila que são responsáveis pelo sabor de mofo característico, por outro lado o teor de sulfitos elevado pode provocar um sabor desagradável. Qualquer alimento com mais de 10 mg/L ou 10 mg/kg de sulfitos indica o uso de agentes sulfitantes e requer uma declaração no rótulo.
- Ácidos voláteis: o ácido acético do vinho, geralmente, é denominado como contaminação por acidez volátil ou vinagre, é gerado quando se acumulam muitas leveduras e bactérias que alteram o vinho. Elas podem ser fruto de um subproduto da fermentação ou geradas na deterioração do vinho acabado. As bactérias acetogênicas produzem altos níveis de ácido acético. O limite sensorial do ácido acético no vinho é > 700 mg/L, tornando-se desagradável em concentrações acima de 1,2 a 1,3 g/L.
- Proteínas: as proteínas fornecem os aminoácidos essenciais necessários para ajudar na formação e na manutenção dos tecidos corporais. O método Kjeldahl é o método de referência mundial para a determinação de nitrogênio e proteína.

Uma das frequentes indagações diante das condições encontradas é em relação à biota e à composição química das bebidas, que pode ser alterada, e também o permanente risco de esse produto servir como alvo de fraudes durante seu processamento, ao qual alterará o seu índice alcoólico, ou mesmo a adição ou remoção de qualquer outra substância química própria ou estranha como água, álcool ou corantes, que poderão alterar outros parâmetros físico-químicos, o que resulta em efeitos adversos para a saúde (OGA, 2003).

Bebidas não alcoólicas

Em razão da grande diversidade de bebidas consideradas como não alcoólicas, vários parâmetros são utilizados para analisá-las, os quais devem ser selecionados de acordo com as características do produto.

As substâncias empregadas no preparo dos refrigerantes, embora quantitativamente variáveis, em função das matérias-primas e do tipo de refrigerante a ser produzido, constituem o conjunto de sólidos dissolvidos nele. Na fabricação dos refrigerantes à base de açúcar, uma das formas mais empregadas para o controle de processo de produção pelo controle de qualidade das indústrias é por meio do Brix da bebida, o qual garante que todos os componentes da formulação estejam em conformidade com a legislação e com o padrão previamente estabelecido para cada tipo de refrigerante, garantindo assim suas características organolépticas e microbiológicas.

Brix é a porcentagem em massa de sólidos solúveis contida em uma solução de açúcar, quimicamente pura (OLIVEIRA, 2007). A densidade do refrigerante é função da quantidade desses sólidos dissolvidos, portanto, sua determinação possibilita a obtenção direta do valor do extrato.

Além disso, parâmetros como extrato, acidez e cor são utilizados também para permitir a obtenção de refrigerantes que atendam aos padrões preestabelecidos para cada tipo de produto (MANUAL..., 1997).

Um dos parâmetros considerados relevantes na análise de água mineral é a presença de composto nitrogenado em seus diferentes estados de oxidação (nitrogênio amoniacal, nitrito e nitrato), pois estes podem apresentar riscos à saúde humana (ALABURDA; NISHIHARA, 1998). A presença do nitrogênio na água pode ser de origem natural, como matéria orgânica e inorgânica e chuvas, e antrópica, como esgotos domésticos e industriais. O nitrato, um dos mais encontrados em águas naturais, apresenta-se em baixos teores nas águas superficiais, podendo alcançar altas concentrações em águas profundas, como nas fontes minerais, por ser altamente lixiviante nos solos, contaminando corpos d'água e aquíferos subterrâneos (ALABURDA; NISHIHARA, 1998).

Na RDC nº. 274 (BRASIL, 2005a) o nitrato deve apresentar valor máximo permissível (VMP) de 50 mg/L em águas minerais naturais. Seu consumo está diretamente relacionado com a caracterização de dois fatores adversos à saúde, como indução à metemoglobinemia e a formação potencial de nitrosaminas e nitrosamidas carcinogênicas.

O íon fluoreto, encontrado em águas minerais deve apresentar concentrações abaixo de 1 mg/L, conforme a legislação. Sua ingestão acima de 2 mg/L é considerada inadequada para lactentes e crianças com até 7 anos de idade, podendo acarretar o surgimento de fluorose dental e óssea. Por outro lado, a presença de fluoreto em água de consumo, em níveis recomendados, é a forma mais eficiente e coletiva para a prevenção de cáries (BRANDÃO; VALSECKI JÚNIOR, 1998; BULCÃO; REBELO, 2009).

Metais também podem comprometer a qualidade da água. Silva et al. (1999) afirmam que a intoxicação por metais se desenvolve lentamente e muitas vezes só pode ser identificada após anos ou decênios, e sua presença reduz a capacidade autodepurativa da água em razão da ação tóxica sobre os micro-organismos que realizam esse processo.

Algumas bebidas não alcoólicas também são avaliadas em relação à presença e/ou ausência de cafeína em sua composição, a fim de atender os regulamentos próprios para cada produto. O teor de cafeína residual está diretamente relacionado à composição química do produto e ao seu processo de descafeinização. De acordo com o regulamento RDC nº. 277 da Anvisa, para que um produto seja considerado descafeinado, o teor de cafeína deve ser menor ou igual a 0,1% (g/100 g), e para produtos solúveis descafeinados deve ser menor ou igual a 0,3% (g/100 g).

Sucos de frutas

De acordo com a legislação brasileira, os sucos deverão apresentar características de odor e sabor próprios de cada fruta. A coloração varia entre os sabores, ou seja, para o suco de abacaxi, variando do branco ao marfim, para o suco de maracujá, da cor amarela à alaranjada, e para o de caju, da cor branca à amarelada. É bem conhecido que as composições de sucos de frutas variam de acordo com variedades ou espécie de fruta, com maturidade e com resultado de efeitos ambientais e climáticos da estação de crescimento (BROWN; KATZ; COHEN, 1988).

A mesma Instrução Normativa nº. 12/03 (BRASIL, 2003) estabelece parâmetros de qualidade para os sucos processados que estão associados às suas propriedades físico-químicas de acidez, pH, sólidos solúveis, açúcares, cor, viscosidade e vitamina C.

A determinação de acidez pode fornecer um dado valioso na apreciação do estado de conservação dos sucos. A análise de acidez mais comum é a quantitativa, que determina a acidez total por titulação. A acidez total titulável é a quantidade de ácido de uma amostra que reage com uma base de concentração conhecida.

Na literatura, encontra-se menção ao fato de que quanto maior o conteúdo de carboidratos de bebidas à base de frutas, menor sua acidez (TAYLOR, 2005). Para tal quantificação, sugere-se o emprego da avaliação do teor de sólidos solúveis totais (TAYLOR, 2005). O esclarecimento dessa relação entre o conteúdo de sacarose e a acidez se torna especialmente relevante considerando a disponibilidade de produtos com maior ou menor acidez, em razão da diluição ou não da polpa extraída da fruta, e que podem ou não ser adoçados.

A legislação brasileira padroniza os valores de pH, acidez, sólidos solúveis e vitamina C para cada tipo de suco. Por exemplo, o Padrão de Identidade e Qualidade (PIQ), definido pelo MAPA, n°. 17, de janeiro de 2000, estabelece os seguintes critérios, considerando uma massa de 100 g de suco de laranja: concentração mínima de sólidos solúveis de 10,50°Brix a 20°C; relação mínima de sólidos solúveis por ácido cítrico anidro equivalente a 7,0; concentração mínima de ácido ascórbico de 25,00 mg, quantidade máxima de açúcares totais naturais da laranja de 13 g e limite máximo de 0,035% (volume/volume) de óleo essencial (BRASIL, 2000).

Métodos de análise da composição química de bebidas

A análise bromatológica, dentro do contexto da química analítica aplicada, desempenha importante papel avaliador da qualidade e segurança dos alimentos. Em determinados momentos, a sua utilização torna-se decisiva para equacionar e resolver problemas de saúde pública e também para definir e complementar ações de vigilância sanitária. Atua, também, como coadjuvante nas inovações tecnológicas de alimentos. Em razão da complexidade da sua constituição orgânica, os alimentos muitas vezes são considerados matrizes difíceis de serem manipuladas. Assim, em alguns casos, um determinado método pode ser apropriado para um tipo de alimento e não fornecer bons resultados em um outro tipo. A complexidade da matriz do alimento comandará a escolha do método analítico.

Dentre os requisitos essenciais para evidenciar a qualidade de um trabalho laboratorial e fornecer confiabilidade aos resultados emitidos, a escolha adequada de metodologia analítica é, sem dúvida nenhuma, de grande relevância.

Bebidas alcoólicas

O Manual de Métodos de Análises de Bebidas e Vinagres Ministério da Agricultura, Pecuária e Abastecimento (MAPA) estabelece métodos de análise físico-químicas que podem ser utilizados para o controle de qualidade e fiscalização de bebidas alcoólicas.

Em razão da grande diversidade de bebidas alcoólicas, os métodos devem ser aplicados de acordo com as características de cada produto e com os parâmetros considerados para a análise. Contudo, os principais métodos físico-químicos aplicados em bebidas alcoólicas são:

- Avaliação do potencial hidrogeniônico (pH): é realizada por meio de pHmetro (BRASIL, 2005b). E tem por finalidade avaliar a acidez e/ou neutralidade. É utilizada para controle da fermentação e avaliação da qualidade final do produto.
- Acidez total ou titulável: esta análise é realizada por titulometria com solução de NaOH 0,1 N padronizada. Fundamenta-se na reação de neutralização dos ácidos com solução padronizada de álcali, até o ponto de equivalência ou potenciômetro até pH 8,2 (BRASIL, 2005b).
- Acidez volátil: o princípio desta determinação baseia-se na titulação dos ácidos voláteis, com solução de NaOH 0,1 N padronizada (indicador fenoftaleína), separados da amostra por meio de arraste do vapor d'água e retificação dos vapores (BRASIL, 2005b).
- Grau alcoólico real: a graduação alcoólica de uma bebida é definida pela percentagem volumétrica de álcool puro nela contido. Para determinação do grau alcoólico real, deve-se utilizar um destilador de álcool, a fim de se obter a extração do álcool da amostra por destilação, à temperatura de 60°C. Em seguida, pode-se determinar o grau alcoólico real por meio da densidade relativa do destilado a 20°C com auxílio de picnômetro (BRASIL, 2005b) .
- Açúcares totais: a determinação do açúcar é feita pelo método titulométrico (Método Eynon Lane). Esse método baseia-se no princípio de que os açúcares não redutores sofrem hidrólise prévia em meio ácido, quebrando a ligação glicosídica dos dissacarídeos e produzindo os monossacarídeos correspondentes. Os monossacarídeos presentes em

solução reagem com os íons cúpricos da solução de Fehling, reduzindo-
-os a íons cuprosos, sob a ação do calor em meio alcalino. Ao reagir
com os íons cúpricos, os açúcares sofrem oxidação, enquanto o Cu (II)
é reduzido a Cu (I), formando-se um precipitado vermelho de óxido
cuproso (BRASIL, 2005b).

Para cervejas, são indicadas principalmente análises referentes ao teor
alcoólico, extrato seco total, cor e determinação da densidade relativa de acordo
com as especificações salientadas pelo MAPA (BRASIL, 2005.

Dentre as análises atualmente utilizadas para o controle de qualidade do
vinho, podemos destacar o pH e a acidez, que contribuem na fermentação do
mosto, bem como participam das características organolépticas dos vinhos,
influenciando diretamente na coloração e estabilidade (SILVA et al., 1998). A
acidez volátil do vinho se deve à presença de ácidos voláteis e o ácido acético
é o principal componente. O baixo teor de acidez volátil indica um vinho de
boa qualidade (BLASI, 2004; SILVA; MURATORE, 2003).

Bebidas não alcoólicas

O grupo das bebidas denominadas não alcoólicas apresenta grande diversidade
de seus produtos e consequentemente dos métodos utilizados para a análise
e o controle.

Por exemplo, as determinações realizadas para refrigerantes, refrescos e
bebidas dietéticas e de baixa caloria são: dióxido de carbono (em refrigerantes),
acidez total, pH, densidade, resíduo seco, glicídios totais em sacarose, cinzas,
corantes orgânicos artificiais, cafeína, tanino, quinina, sacarina, ciclamato e
outros edulcorantes, ácido benzoico e outros aditivos.

Já para os preparados sólidos para refrescos recomenda-se as seguintes
determinações: substâncias voláteis a 105°C, acidez total, glicídios totais em
sacarose, cinzas, corantes orgânicos artificiais, cafeína, sacarina, ciclamato
e outros aditivos.

No caso dos xaropes, devem ser realizadas as seguintes determinações:
graus Brix, acidez total, pH, glicídios redutores em glicose, glicídios não
redutores em sacarose, cinzas e corantes orgânicos artificiais.

Os repositores hidroeletrolíticos e energéticos devem ser avaliados com
relação ao resíduo seco a 105°C, acidez titulável, pH, glicídios redutores
em glicose, glicídios não redutores em sacarose, cinzas, corantes orgânicos
artificiais e outros aditivos, minerais e vitaminas.

Existem vários métodos que permitem a determinação do teor de extrato em refrigerantes, porém, as técnicas mais utilizadas são a picnométrica, a aerométrica e a refratométrica.

- Método picnométrico: é de execução demorada e trabalhosa, razão pela qual vem sendo substituído pelos métodos aerométrico e refratométrico. É, entretanto, o mais preciso, servindo de base para o controle dos demais métodos. O método picnométrico consiste na utilização de um picnômetro, o qual deve-se conhecer sua massa e volume específico, que possibilitará achar a densidade do produto analisado. É principalmente utilizado para determinar a densidade de amostras líquidas, mas eventualmente pode ser usado em amostras sólidas. São feitos de vidro resistente, com baixo coeficiente de expansão térmica.
- Método refratométrico: a determinação do extrato por meio do método refratométrico é muito utilizado nas rotinas de laboratório, dada sua praticidade de operação e obtenção de resultados satisfatórios. O método, porém, faz uso de equipamento de alto custo e necessita de mão de obra especializada. Por esse motivo, encontra aplicação somente nos laboratórios de controle de qualidade das grandes indústrias, enquanto que o controle de processo é feito, com maior frequência, por aerometria.
- Método aerométrico: a determinação do extrato por aerometria é um método simples, de fácil execução, que fornece resultados com relativa precisão. É frequentemente utilizado nas rotinas de laboratórios e principalmente no controle de produção.

Sucos de frutas

Os sucos de frutas são definidos pela legislação brasileira, Instrução Normativa nº. 136, em que estabelece os padrões de identidade e qualidade, como sendo suco de fruta límpido ou turvo extraído da fruta, por meio de processos tecnológicos adequados, não fermentados, de cor, aroma e sabor característicos, submetidos a tratamentos que asseguram a sua apresentação e conservação até o momento do consumo (BRASIL, 2005).

Os sucos de frutas podem ser elaborados a partir de uma grande diversidade de frutas que apresentam características físico-químicas diferenciadas e, por isso, os métodos de análise devem ser selecionados de acordo com o produto que será analisado. Em geral, os mais utilizados para sucos são:

- Avaliação do potencial hidrogeniônico (pH): realizado por meio da leitura em pHmetro para avaliar a acidez do produto. Segundo Franco (1996), nos sucos naturais ou concentrados, o pH depende do tipo do produto, ou seja, variando de fruta a fruta, como o suco de limão que contém pH de 2,4 e o suco de tomate com pH de 4,2. Vários fatores tornam importante a determinação do pH de um alimento, tais como influência na palatabilidade, desenvolvimento de micro-organismos, escolha da temperatura de esterilização, escolha do tipo de material de limpeza e desinfecção, escolha do equipamento com o qual se vai trabalhar na indústria, escolha de aditivos e vários outros (CHAVES, 1993).
- Conteúdo de umidade: para Aldrigue et al. (2002), a técnica mais utilizada para a determinação de umidade em alimentos é a gravimétrica com o emprego de calor e baseia-se na determinação da perda de peso de alimento que se decompõe ou inicia transformações a temperatura de 105°C. Para Oliveira et al. (1999), os frutos e consequentemente os sucos são alimentos que apresentam elevados teores de umidade, por isso estão sujeitos a sofrer inúmeras alterações, uma vez que a água é o principal veículo para o processamento de alterações de natureza química e bioquímica nos alimentos. A determinação de umidade é uma das medidas mais importante e utilizadas na análise de alimentos. A umidade de um alimento está relacionada com sua estabilidade, qualidade e composição e pode afetar o armazenamento, as embalagens e o processamento.
- Sólidos totais: os sólidos totais podem ser conceituados como sendo todos os constituintes das matérias-primas alimentícias que não a água e as substâncias mais voláteis que vaporizam a temperatura inferior ou igual a 105°C. A determinação de sólidos totais também pode ser denominada de graus Brix e avaliadas com o auxílio de um refratômetro que faz a leitura em porcentagem.

Os sólidos solúveis totais (graus Brix) são usados como índice de maturidade para alguns frutos e indicam a quantidade de substâncias que se encontram dissolvidas no suco, sendo, na sua maioria, açúcares. Gomes, Figueirêdo e Queiroz (2002) relatam que os açúcares solúveis presentes nos frutos na forma combinada são responsáveis pela doçura, pelo sabor e pela cor atrativa, como derivado das antocianinas, e pela textura, quando combinados adequadamente a polissacarídeos estruturais. Os principais açúcares em frutos são glicose, frutose e sacarose em proporções variadas, de acordo com a espécie. O teor de açúcares aumenta com a maturação dos frutos.

- Cinzas: as cinzas em alimentos se referem ao resíduo inorgânico remanescente da queima da matéria orgânica, sem resíduo de carvão. É importante observar que a composição das cinzas corresponde à quantidade de substâncias minerais presentes nos alimentos, em razão de perdas por volatilização ou mesmo pela reação entre os componentes. As cinzas são consideradas como medida geral de qualidade e frequentemente são utilizadas como critério na identificação dos alimentos. Para a destruição da matéria orgânica, utiliza-se o procedimento de digestão via seca que consiste na carbonização da amostra em chama direta seguida de calcinação usando um forno mufla a temperatura de 550°C por um tempo predeterminado.
- Vitamina C: segundo Aldrigue et al. (2002), o ácido ascórbico (vitamina C) tem função muito importante em razão da sua ação fortemente redutora. É largamente empregado como agente antioxidante para estabilizar a cor e o aroma do alimento. Além do emprego como conservante, o ácido ascórbico é utilizado pelo enriquecimento de alimentos ou restauração, a níveis normais, do valor nutricional perdido durante o processamento. Carvalho e Guerra (1995) relatam que a composição dos frutos depende de fatores tais como condições climáticas, cultivar tratos culturais, estádio de maturação, entre outros, podendo, inclusive, ser modificada pelo processamento e armazenamento, condições que vão interferir no conteúdo de ácido ascórbico. A determinação de vitamina C normalmente é realizada utilizando o método titulométrico a partir da oxidação do ácido ascórbico pelo iodato de potássio, preconizado pelas Normas Analíticas do Instituto Adolfo Lutz (2008).
- Acidez: a determinação da acidez é utilizada para quantificar a presença de ácidos na amostra é realizada por meio da titulação de amostras com solução NaOH 0,1 N, usando-se solução de fenolftaleína como indicador e os resultados expressos em percentagem conforme Normas do Instituto Adolfo Lutz (2008). A determinação de acidez pode fornecer um dado valioso na apreciação do estado de conservação dos sucos. A análise de acidez mais comum é a quantitativa, que determina a acidez total por titulação. A acidez total titulável é a quantidade de ácido de uma amostra que reage com uma base de concentração conhecida.
- Açúcares totais: os açúcares totais normalmente são determinados por meio do método de Fehling, que se baseia na redução de solução

alcalina de sulfato de cobre na presença de tartarato de sódio e potássio (MORETTO et al., 2008). Apesar de ser um método oficial, apresenta algumas desvantagens operacionais, como a necessidade de analista treinado para condução do experimento e identificação de viragem, elevado volume de reagentes, baixa precisão, necessidade de se fazer hidrólise da sacarose e tempo elevado de análise. Além da necessidade de a titulação ser conduzida sob ebulição para evitar a oxidação do cobre pelo ar, a titulação não pode exceder o tempo total de 3 minutos para evitar a degradação dos açúcares pelo calor. Atualmente existe a tendência de utilização.

Atualmente, existe a tendência de utilização de métodos mais eficientes, rápidos e precisos, como por meio das técnicas de separação. Rizelio et al. (2012) desenvolveram e validaram um método de eletroforese capilar para determinar açúcares (glicose, frutose e sacarose) em amostras de mel. O método desenvolvido mostrou-se adequado para aplicação nas amostras, além de ser um método rápido, com alta frequência analítica, baixo consumo de reagentes, baixa geração de resíduos, baixo consumo de amostra e simples preparo de amostras. Em razão dos bons resultados obtidos pelos autores, decidiu-se verificar a aplicabilidade do método para a matriz de suco de frutas.

Análises quantitativas, como titulação, precipitação e reações específicas, são demoradas e muitas vezes pouco precisas, por isso estão cada vez mais sendo substituídas por técnicas instrumentais, como: ressonância magnética nuclear, espectroscopia no infravermelho, espectroscopia no visível/ultravioleta, espectroscopia de massa, cromatografia, análise de injeção em fluxo, etc., que avaliam a velocidade de análise com uma boa qualidade de resultados. Entretanto, nessas técnicas instrumentais, não são obtidas as informações diretas do resultado, mas sim uma grande quantidade de sinais (curvas e picos) que podem ser tratados para uma possível quantificação das várias espécies presentes.

Além disso, os métodos físico-químicos são destrutivos e permitem somente a análise de um número representativo de frutos e quantidade de suco. Neste contexto, métodos não destrutivos apresentam uma alternativa para controle de qualidade. Por exemplo, a ressonância magnética nuclear de baixo campo (RMN-DT) é capaz de identificar danos internos nos frutos com base em mudanças nos valores do tempo de relaxação T2. Outra metodologia não invasiva que vem sendo aplicada é a espectroscopia de infravermelho e Raman por transformada de Fourier para análise de pectinas.

A espectroscopia na região do infravermelho é baseada no estudo da interação da radiação eletromagnética com a matéria. Essa espectroscopia determina os níveis de energia entre transições de espécies atômicas e moleculares em nível vibracional e rotacional. O espectro do infravermelho é dividido em radiação no infravermelho próximo (NIR), médio (MIR) e distante (FAR), sendo a maioria das aplicações relacionadas à identificação de compostos orgânicos, pois nessa região ocorrem essencialmente transições fundamentais e existe uma faixa espectral conhecida como região de impressão digital (1200 a 700 cm^{-1}). Nessa região, as mudanças significativas na distribuição das bandas de absorção são consequências de pequenas diferenças na estrutura e na constituição de uma molécula.

Referências

ALABURDA, J.; NISHIHARA, L. Presença de compostos de nitrogênio em águas de poços. *Revista de Saúde Pública*, v. 32, n. 2, p. 160-165, 1998. Disponível em: <http://www.scielo.br/pdf/rsp/v32n2/p160-165.pdf>. Acesso em: 17 dez. 2018.

ALDRIGUE, M. L. et al. *Aspecto da ciência e tecnologia de alimentos*. João Pessoa: Ed. UFPB, 2002. AQUARONE, E. Generalidades sobre bebidas alcoólicas. In: CARDOSO, M. G. (Ed.). *Produção de aguardente de cana-de-açúcar*. Lavras: UFLA, 2001. p. 19-50.

BLASI, T. C. *Análise do consumo e constituintes químicos de vinhos produzidos na quarta colônia de imigração italiana do Rio Grande do Sul e sua relação com as frações lipídicas sanguíneas*. 91 fls. 2004. Dissertação (Mestrado em Ciência e Tecnologia dos Alimentos), Universidade Federal de Santa Maria, Santa Maria, 2004. Disponível em: <https://repositorio.ufsm.br/bitstream/handle/1/5708/TEREZABLASI.pdf>. Acesso em: 17 dez. 2018.

BOZA, Y.; HORII, J. A destilação na obtenção da aguardente de cana de açúcar. *Boletim SBCTA*, v. 33, n. 1, p. 98-105, 1999.

BRANDÃO, I. M. G.; VALSECKI JÚNIOR, A. Análise da concentração de flúor em águas minerais na região de Araraquara, Brasil. *Revista Panamericana de Salud Pública*, v. 4, n. 4, p. 238-242, 1998. Disponível em: <https://scielosp.org/pdf/rpsp/1998.v4n4/238-242/pt>. Acesso em: 17 dez. 2018.

BRASIL. Agência Nacional de Vigilância Sanitária. *Resolução RDC nº. 274, de 22 de setembro de 2005*. Aprova o "Regulamento Técnico para Águas Envasadas e Gelo". Brasília, DF, 2005a. Disponível em: <http://portal.anvisa.gov.br/documents/33916/394219/RDC_274_2005.pdf/19d98e61-fa3b-41df-9342-67e0167bf550>. Acesso em: 17 dez. 2018.

BRASIL. Ministério da Agricultura, Pecuária e Abastecimento. *Decreto nº. 2314 de 4 de setembro de 1997*. Regulamenta a Lei nº. 8918, de 14-07-1994, que dispõe sobre a padronização, a classificação, o registro, a inspeção, a produção e fiscalização de bebidas. Brasília, DF, 1997. Disponível em: <http://www.agricultura.gov.br/assuntos/vigilancia--agropecuaria/ivegetal/bebidas-arquivos/decreto-no-2-314-de-4-de-setembro-de-1997.doc/view>. Acesso em: 17 dez. 2018.

BRASIL. Ministério da Saúde. Agência Nacional de Vigilância Sanitária. *Formulário Nacional*. Brasília, DF: ANVISA, 2005. Disponível em: <http://www.farmacotecnica.ufc.br/arquivos/FN_2005_RDC222.PDF>. Acesso em: 8 fev. 2019.

BRASIL. *Decreto nº. 6.871, de 4 de junho 2009*. Regulamenta a Lei nº. 8.918, de 14 de julho de 1994, que dispõe sobre a padronização, a classificação, o registro, a inspeção, a produção e a fiscalização de bebidas. Brasília, DF, 2009. Disponível em: <www.planalto.gov.br/ccivil_03/_Ato2007-2010/2009/Decreto/D6871.htm>. Acesso em: 8 fev. 2019.

BRASIL. *Lei nº. 8918, de 14 de julho de 1994*. Dispõe sobre a padronização, a classificação, o registro, a inspeção, a produção e a fiscalização de bebidas, autoriza a criação da Comissão Intersetorial de Bebidas e dá outras providências. Brasília, DF, 1994. Disponível em: <http://www.planalto.gov.br/ccivil_03/Leis/L8918.htm>. Acesso em: 17 dez. 2018.

BRASIL. Ministério da Agricultura. *Instrução Normativa nº. 1, de 07 de janeiro de 2000*. Aprova o Regulamento Técnico Geral para fixação dos Padrões de Identidade e Qualidade para Polpa de Fruta (e Suco de Fruta). Brasília, DF, 2000. Disponível em: <www.agricultura.gov.br/assuntos/vigilancia.../in-no-1-de-7-de-janeiro-de-2000.doc>. Acesso em: 17 dez. 2018.

BRASIL. Ministério da Agricultura, Pecuária e Abastecimento. *Instrução Normativa nº. 24, de 08 de setembro de 2005*. Aprova o manual operacional de bebidas e vinagre. Brasília, DF, 2005b. Disponível em: <http://www.agricultura.gov.br/assuntos/vigilancia--agropecuaria/ivegetal/bebidas-arquivos/in-no-24-de-8-de-setembro-de-2005.doc/view>. Acesso em: 17 dez. 2018.

BRASIL. Ministério da Agricultura, Pecuária e Abastecimento. *Instrução Normativa nº. 12, de 4 de setembro de 2003*. Brasília, DF, 2003. Disponível em: <http://www.agricultura.gov.br/assuntos/vigilancia-agropecuaria/ivegetal/bebidas-arquivos/in-no-12-de-4-de--setembro-de-2003.doc/@@download/file/IN%20N%C2%BA%2012%20de%204%20de%20setembro%20de%202003.doc>. Acesso em: 17 dez. 2018.

BROWN, M. B.; KATZ, B. P.; COHEN, E. Statistical procedures for the identification of adulteration in fruit juices. In: NAGY, S.; ATTAWAY, J. A.; RHODES, M. E. (Ed.). *Adulteration of fruit juice beverages*. New York: Marcel Dekker, 1988.

BULCÃO, L. N.; REBELO, M. A. B. Evaluation of the fluoride concentration in mineral water and guaraná-based soft drinks in Manaus, Amazonas. *Revista Odonto Ciência*, v. 24, n. 3, p. 240-243, 2009. Disponível em: <http://revistaseletronicas.pucrs.br/ojs/index.php/fo/article/view/4481/4504>. Acesso em: 17 dez. 2018.

CARVALHO, I. T.; GUERRA, N. B. Suco de acerola: estabilidade durante o armazenamento. In: SÃO JOSÉ, A. R.; ALVES, R. E. (Org.) *Cultura da acerola no Brasil: produção e mercado*. Vitória da Conquista: DFZ/UESB, 1995. p. 102-105.

CHAVES, J. B. P. *Noções de microbiologia e conservação de alimentos*. Viçosa, MG: UFV, 1993.

CLETO, F. V. G.; MUTTON, M. J. R. Rendimento e Composição das aguardentes de cana, laranja e uva com utilização de lecitina no processo fermentativo. *Ciência e Agrotecnologia*, v. 28, n. 3, p. 577-584, 2004. Disponível em: <https://repositorio.unesp.br/bitstream/handle/11449/30134/S1413-70542004000300013.pdf?sequence=1&isAllowed=y>. Acesso em: 17 dez. 2018.

FRANCO, B. D. G. M. *Microbiologia de alimentos*. São Paulo: Atheneu, 1996.

GOMES, P. M. de. A.; FIGUEIRÊDO, R. M. F.; QUEIROZ, A. J. de. M. Caracterização e isotermas de adsorção de umidade da polpa de acerola em pó. *Revista Brasileira de Produtos Agroindustriais*, v. 4, n. 2, p. 157-165, 2002.

INSTITUTO ADOLFO LUTZ. *Métodos químicos e físicos para análise de alimentos*. São Paulo: Instituto Adolfo Lutz, 2008.

MORETTO, E. et al. *Introdução à ciência de alimentos*. 2. ed. ampl. rev. Florianópolis: Editora da UFSC, 2008.

OGA, S. *Fundamentos de toxicologia*. 2. ed. São Paulo: Atheneu, 2003.

OLIVEIRA, E. A. *Controle de qualidade em refrigerante*. 2007. Monografia (Especialização em Engenharia de Produção com enfoque em Pesquisa Operacional) — Universidade Estadual de Londrina, Londrina, 2007.

OLIVEIRA, M. E. B. et al. Avaliação de parâmetros de qualidade físicoquímicos de polpas congeladas de acerola, cajá e caju. *Ciência e Tecnologia de Alimentos*, v. 19, n. 3, p. 326-332, 1999.

OUGH, C. S. *Winemaking basics*. New York: Food Products Press, 1992.

RIBEIRO, E.; REIS, H. Influencia conjunta do Ph, temperatura e concentração de sulfito em fermentação alcoólica de mostos de sacarose. In: ENCONTRO INTERNO, 9.; SEMINÁRIO DE INICIAÇÃO CIENTIFICA, 13., 2009. *Anais eletrônicos...* Disponível em: <https://ssl4799.websiteseguro.com/swge5/seg/cd2009/PDF/IC2009-0129.pdf>. Acesso em: 17 dez. 2018.

RIZELIO, V. M. et al. Development of a fast capillary electrophoresis method for determination of carbohydrates in honey samples. *Talanta*, v. 93, p. 62-66, 2012.

TAYLOR, B. Fruit and juice processing. In: ASHURST, P. R. *Chemistry and technology of soft drinks and fruit juices*. 2. ed. Bodmin: Blackwell, 2005. p. 35-67.

SILVA, T. G. et al. Diagnóstico vinícola do sul de Minas Gerais I. Caracterização físico-química dos vinhos. *Ciência & Agrotecnologia*, v. 23, v. 3, p. 632-637, jul./set., 1999.

SILVA, G. A.; MURATORE, L. Influência da fermentação malolática espontânea sobre a evolução da acidez volátil em vinhos cabernet sauvignon. In: SIMPÓSIO NACIONAL DE FERMENTAÇÕES, 14., 2003, Florianópolis. *Trabalhos...* Florianópolis: UFSC, 2003.